事例別 医事法Q&A 第6版

高田・小海法律事務所
高田利廣・小海正勝 著

日本医事新報社

6版序文

　第5版発行後5年が経過し，その間，医療に関する法律・政令・省令および通知等が種々改正され，また，医療を取り巻く環境も大きく変化した。それらをふまえ，第5版全体を見直しかつ修正を加えたほか，新たに，医療法改正により設けられた医療事故調査制度に関して「医療事故調査制度の概要」と「医療事故調査・支援センターへ報告する医療事故・事項」を，ならびに，保健師助産師看護師法の改正により設けられた看護師の特定行為に関して「看護師の特定行為に係る研修制度」をそれぞれ追加した。

　また，個人情報保護法の改正法が平成27年9月9日に公布されているが，施行は公布の日から2年を超えない範囲内で政令が定める日からとなっていて，まだ未施行であるが，重要な改正であるので，改正後の概要と重要な条文を追加して記載した。

　何かあったときのとっさのお役に立てれば幸いである。

平成28年9月

小海正勝

初版序文

　医療は，医学法則に従って行われるものであるから法令とは無縁かというと，医療が人の生命，健康に直接する行為であるところから，多くの法令による制約を受ける。したがって，医師は診療に従事する以上，これらの法令を知っていることが望ましく，また，ある法令は知っていなければならない。たとえば，医師にとって，医師法，医療法，各施行規則の概略くらいは知っていなければならないし，近年の医療事故の多発を考えると，医療過誤の法的側面，民法，刑法の関係部分は知っていることが望ましい。

　実際に臨床では，これら法令の行政解釈，行政指導を知っておくことは，医療を適切に自由に行い得る限界を知ることになり，医師の行動範囲も広くなるはずである。

　『日本医事新報』誌には，質疑応答欄があるが，筆者はこの法律関係面の一部を担当して久しい。読者の質問は多種多様であるが，同種，または類似質問も少なくはないように思われる。臨床家としての実務上，経験上の質問であるから，自ら質問の範囲（法令面）が同一になるのも当然かも知れない。そうすると，何か医家の手元にあって，利用しやすい質疑応答集が一応まとめられているならば，まずはそれにより一応の理解が得られるのではないか，その意味でお役に立ち得るのではないか，といった考えから，本書をまとめることになったという次第である。

　回答内容は，努めて通説，行政解釈に従ったつもりであり，各質問の紙数の関係上，不十分と思われることも多いかも知れないがお許しを願いたい。幸いにしてこれはこれなりに多少ともお役に立ち得るならば，筆者にとって望外の幸いである。

　なお，参考書として，厚生省健康政策局編『健康政策六法』（中央法規出版，1995）と野田　寛　著『医事法』＜上・中巻＞（青林書院，1984, 1987）をお勧めしたい。

平成7年9月

高田利廣

CONTENTS

❶ 診療義務 ……… 3

- Q1　電話による無診察治療 ……… 4
- Q2　自宅での診療 ……… 6
- Q3　強制採尿令状と医師の応諾義務 ……… 8
- Q4　応招義務の内容 ……… 10
- Q5　予約診療と応招義務 ……… 12
- Q6　時間外診療拒否の法的責任 ……… 14
- Q7　満床を理由に救急患者を異性病室へ収容することは許されるか ……… 16
- Q8　救急外来の入院受入れ拒否の法的根拠 ……… 18
- Q9　患者家族による退院拒否 ……… 20
- Q10　検案応招（需）義務の存否 ……… 22
- Q11　病院転送時における救急車への医師添乗 ……… 24

❷ 診療行為と医療事故 ……… 27

- Q12　保険診療と業務規則 ……… 28
- Q13　診察の有効期間と投薬量 ……… 30
- Q14　診療行為と委任 ……… 32
- Q15　回診の法的義務 ……… 34
- Q16　医師の自己診療 ……… 36
- Q17　往診専門医師の法的問題① ……… 38
- Q18　往診専門医師の法的問題② ……… 40
- Q19　病院長を解任できるのは誰か ……… 42
- Q20　非医師が「院長」を名乗れるか ……… 44
- Q21　管理者の職務権限と開設者の責任 ……… 46
- Q22　管理者の事故責任 ……… 48

Q23	在宅医療・訪問看護の事故責任	50
Q24	医薬品事故と医師の注意義務	52
Q25	患者側の暴力・いやがらせへの対応	54
Q26	患者の事情・素因と医療事故責任	56
Q27	妊婦の子宮破裂と医師の責任	58
Q28	麻酔医と麻酔事故	60
Q29	緊急輸血の際の交差適合試験の省略	62
Q30	性転換手術への対応	64
Q31	インスリン自己注射の代行	66
Q32	生保社医の採血と医療法	68
Q33	無免許医業で処罰された判例	70
Q34	結核予防法の廃止と感染症予防法への統合	72
Q35	予防接種裁判上の白木四原則	74
Q36	予防接種の医師間免責協定	76
Q37	医師の過失・因果関係の認定はどのようにしてなされるか	78
Q38	損害賠償の対象となる過失とは何か	80
Q39	医療過誤における損害賠償金の算定基準	82
Q40	交通事故における損害賠償金の算定基準	84
Q41	医療過誤訴訟における過失の推定	86
Q42	医療過誤の消滅時効	88
Q43	医師法21条における異状死届出	90
Q44	医療事故調査制度の概要	92
Q45	医療事故調査・支援センターへ報告する医療事故・事項	94
Q46	被虐待児・高齢者を診察・検案した場合の取扱い	96
Q47	産科医療補償制度	98
Q48	健診・検診過誤の賠償責任者	100
Q49	家族による乳幼児へのエピネフリン注射	102
Q50	在宅における家族の医行為	104

Q51	救急救命士が行える救急救命処置	106
Q52	クロス・マッチテストの判定ミスと医師の責任	108
Q53	コンタクトレンズ販売と無許可医業	110
Q54	救急車による死者搬送	112
Q55	法定健診項目外の異常値の報告	114
Q56	保護者の付添いがない小学生への診療の可否	116
Q57	医療法における標榜可能診療科名	118
Q58	混合診療に関する最近の判例	120

❸ 患者の同意 ……………………………………………………… 123

Q59	手術同意書の意義	124
Q60	手術同意書と証明問題	126
Q61	意識不明患者手術時の手術同意書の取扱い	128
Q62	後見人による認知症患者等の手術承諾	130
Q63	同一印による手術同意書	132
Q64	癌の告知と家族の同意	134
Q65	入院患者の病状説明の対象となる親族	136
Q66	インフォームド・コンセントに関する最高裁判決	138
Q67	強制退院の可否	140
Q68	患者の身体拘束	142
Q69	治療法選択における患者の判断能力	144
Q70	患者の未収金と残置物の処理	146
Q71	医療ADR	148
Q72	開業医の裁判員辞退について	150

❹ 診療記録類の取扱い ……………………………………………… 153

| Q73 | 法的証拠としての診療録の意義 | 154 |
| Q74 | 診療諸記録の証拠保全 | 156 |

Q75	診療記録類の保存期間	158
Q76	勤務医のカルテ不正使用	160
Q77	点滴等指示のカルテ不記載と責任	162
Q78	看護記録の作成・記載内容の法的根拠	164
Q79	X線写真の貸し出し	166
Q80	廃院時の診療記録類の取扱い	168
Q81	診療所閉院に伴う診療録等の保存と事後対応	170
Q82	処方せんの交付が必要とされない具体的ケースとは	172
Q83	診療報酬請求書の請求者捺印の印章	174
Q84	保険証不携行の旅行者と診療費の扱い	176
Q85	引取人のいない患者遺体の埋葬	178
Q86	診療記録類の開示請求	180
Q87	不正診療報酬請求とされる基準・法的根拠	182

❺ 診断書の取扱い … 185

Q88	診療録，診療報酬請求書，明細書等の記載事項の訂正加除の仕方	186
Q89	競技参加と健康診断	188
Q90	無理な診断書の作成	190
Q91	院長名義の診断書作成	192
Q92	病名虚偽記載の問題	194
Q93	死亡診断書と死体検案書	196
Q94	市立病院勤務医の診断書手数料の取扱い	198
Q95	交通事故診断書の交付拒否	200
Q96	保険金請求のための書類に対する文書料の請求	202
Q97	出生証明書の虚偽記載	204
Q98	診断書の有効期間	206
Q99	要介護認定と主治医意見書	208

6 守秘義務 ··· 211
- Q100 医療機関と個人情報保護法 ·· 212
- Q101 個人情報保護法に配慮した外来での患者呼び出し ············· 218
- Q102 診断書交付と秘密漏示 ·· 220
- Q103 弁護士による病歴照会 ·· 222
- Q104 損保会社からの電話照会 ·· 224
- Q105 守秘義務と警察への通報 ·· 226
- Q106 死者のプライバシー ·· 228
- Q107 健康診断と守秘義務 ·· 230
- Q108 コンピューターに入力された個人の医療情報の保護 ············· 232
- Q109 刑法134条以外の守秘義務 ·· 234
- Q110 インターネット上の症例開示と守秘義務 ······························· 236

7 医療従事者 ·· 239
- Q111 看護という言葉の法律上の定義はあるのか ····························· 240
- Q112 看護部長・総看護師長の職制 ·· 242
- Q113 非医師による血圧測定 ·· 244
- Q114 看護師による動脈注射 ·· 246
- Q115 看護師の静脈注射をめぐる判決と行政解釈の効力の優劣 ······· 248
- Q116 看護師の特定行為に係る研修制度 ·· 250
- Q117 C型肝炎を発症した看護師による医行為 ································ 254
- Q118 助産師による医療行為 ·· 256
- Q119 保健師による保健指導 ·· 258
- Q120 看護師等のX線撮影 ·· 260
- Q121 X線装置の遠隔操作等 ·· 262
- Q122 保健師の証言拒絶権 ·· 264
- Q123 医業停止処分中の医師の臨床検査業務等の可否 ····················· 266
- Q124 臨床検査技師の採血行為 ·· 268

Q125	医業類似行為への事務職員の関与	270
Q126	眼底写真検査を行える医療関係職種	272
Q127	看護師の訪問先居宅での医行為	274
Q128	衛生検査所における病理組織診断と医療法	276
Q129	無資格者による看護・介護の法的問題	278

❽ 倫　理 …………………………………………………………… 281

Q130	死体からのペースメーカー摘出の適法性	282
Q131	植物状態患者に対する栄養補給中断	284
Q132	安楽死への対応	286
Q133	認知症患者の家族による終末期医療の事前指示書の効力	288
Q134	法律上の死の定義	290
Q135	胎児組織の取扱い	292
Q136	入院保証金の上限	294
Q137	患者からの金品の贈与	296

資料編：医師法 …………………………………………………………… 299
　　　：保健師助産師看護師法 ……………………………………… 308
　　　：産科医療補償制度標準補償約款第3条1項　別表第一 ………… 321
　　　：児童虐待の防止等に関する法律（抄） ……………………… 322
　　　：児童福祉法（抄） …………………………………………… 323
　　　：高齢者虐待の防止、高齢者の養護者に対する
　　　　支援等に関する法律（抄） ………………………………… 324
　　　：救急救命処置の範囲等について ……………………………… 325
　　　：医療法施行令（抄） ………………………………………… 329
　　　：裁判員の参加する刑事裁判に関する法律（抄） ……………… 331

索　引 ……………………………………………………………………… 332

Column 1	不応招と医療過誤の成立要件	7
Column 2	死体検案書の作成義務者	9
Column 3	医療施設内における禁煙違反者への対応	13
Column 4	傷害事件被疑者の診療拒否	17
Column 5	相当な病院への転医勧告義務	25
Column 6	診療所の専属薬剤師	29
Column 7	医療過誤賠償責任の分担	31
Column 8	管理者の債務保証責任	33
Column 9	診療所廃止後の学校医等の継続	39
Column 10	減点査定と医療過誤責任	41
Column 11	医師賠償責任保険の被保険者の範囲	49
Column 12	宿直医の事故責任	59
Column 13	休診日における診療所の賃貸	69
Column 14	因果関係の認定に関する判例	89
Column 15	医療訴訟の内容を知る方法	101
Column 16	既に死亡していた患者の往診料	113
Column 17	診療所管理者の他病院勤務	115
Column 18	遺骨の自宅保管の可否	129
Column 19	成年後見人等の選任基準	131
Column 20	老人ホーム内で行う無承諾のMRSA検査	133
Column 21	妊娠中絶における配偶者の承諾	137
Column 22	成年後見制度	145
Column 23	他医による誤診断定	157
Column 24	学生への定期健診結果の開示	165
Column 25	シュレッダーにかけてしまった診療録	171
Column 26	診断書等への署名・捺印	175
Column 27	診療録開示手数料と人件費	183

Column 28	検診業者のデータのみによる診断書の交付	191
Column 29	患者へ交付する診断書と原本	199
Column 30	患者希望による虚偽健康診断書作成	201
Column 31	グループホーム入居時の診断書	201
Column 32	診断書手数料	203
Column 33	休養期間日数の診断	207
Column 34	守秘義務違反とプライバシーの侵害	221
Column 35	病院待合室等への防犯カメラの設置	223
Column 36	他院宛患者紹介状の開披	225
Column 37	市役所からの診療内容照会への対応	227
Column 38	患者が他の患者の秘密を漏らした場合の法的問題	231
Column 39	インターネットによる無料医療相談・医業情報	237
Column 40	看護師・准看護師の職名表示	241
Column 41	看護師による予防接種	255
Column 42	看護助手や事務員の守秘義務	255
Column 43	看護助手の名称と業務範囲	267
Column 44	ナースキャップ着帽の法的根拠	271
Column 45	眼鏡店店員による屈折検査	273
Column 46	死体からの組織採取	293

事例別医事法
Q&A

凡 例

青色の語句	Reference を利用できる重要語句
アンダーライン	ポイント，参照条文，参照通知，判例のいずれかで解説されている語句
Point!	回答の要点をまとめており，問題点の把握に便利です。
参照条文	回答中に引用されている条文を原文で掲出しています。
参照通知	回答中に引用されている通知を原文で掲出しています。
判 例	質問内容に関連した主な判例をあげています。
Reference	重要語句がより詳しく解説されている頁を一目で検索できます。

① 診療義務

「医師でなければ，医業をなしてはならない」（医師法17条）。また，医業は医師の業務独占であり，同時に，医師の任務は「医療及び保健指導を掌ることによつて公衆衛生の向上及び増進に寄与し，もつて国民の健康な生活を確保するもの」である（同法1条）。すなわち，医師の任務は，公共性をもった業務独占とされる医業である。したがって，「診療に従事する医師は，診察治療の求があつた場合には，正当な事由がなければ，これを拒んではならない」とされる（同法19条1項）。これが，医師の診療義務（応招義務，応需義務）といわれるものである。

診療義務には，まず，初めて患者から診療を求められる場合の問題がある。たとえば，満床であっても入院を必要とする救急患者を収容（入院）させなければならないのか，あるいは，これを拒否しても差し支えないのか，医師が私用外出中，車中で急患と接して診療を求められた場合にこれに応じなければならないのか，夜間専門外の急患に診療を求められた場合どうなのか，等々，初めて患者より診療を求められた場合はまず応招義務の存否が問題になる。

次に，いったん診療を引き受けた患者，あるいは診療中の患者から，診療を求められた場合の問題がある。この場合は，既に医師と患者間に診療契約が成立しているから，法律上は診療契約履行上の問題になる（応需義務）。ここでは，主として，医師の善良な管理者としての注意義務の存否，内容，程度が検討されることになる（たとえば，在宅医療中の患者の病態急変に際しての絶対的応需義務，バックベッドの確保義務の存否の問題等）。また，医師の善良なる管理者の注意義務違反による医療事故（過誤）の法的責任問題は経営上も大きな負担として深刻である。

ところで，診療義務の法的性質として，従来から説かれていることは，診療義務は医師が国に対して負う公法上の義務であって，患者に対して負う私法上の義務ではないということである。いいかえると，国が医師に対して診療ないし診療契約締結を強制し得るだけであって，患者が医師に対して直接，診療ないし診療契約締結の請求権を有しないということである。したがって，患者が事実上診療を受けられるのは，医師のこの公法上の義務から生ずる反射的利益によると解されているのである。しかし，これは単なる反射的利益ではなく，法律が保護する利益（法益）であるとの主張もあり，事実上はいずれにしても医師は「正当な事由」がない限り，診療せざるを得ないわけであるから，どちらに解しても変わりはない。

この章では，こうした診療義務にまつわる事例をあげ，解説を加えている。

❶ 診療義務

Q―1 電話による無診察治療

? 医師の外出中に,以前より診療している患者が来院した場合,携帯電話等を利用し患者から直接愁訴,症状等を聞き,それを参考にして当直の看護師に命じて注射・投薬などを行わせることは,無診察治療に当たるのでしょうか。

A　1.　電話診察は,原則的には医師法20条〈無診察治療の禁止〉に抵触するおそれが大である。しかし,例外的には,前日まで相当期間にわたって診察を続けてきた慢性疾患,たとえば慢性胃炎といった患者で,その状態も特に急変が認められず,かつ同疾患の範囲内のことであると認められるような場合では,この程度の診察でも必ずしも同法にいう無診察にはならないであろうと解される。

2.　次に,注射・投薬という医療行為を医師が外出先から電話で看護師に命じて行わせることが許されるかどうかの問題である。保健師助産師看護師法によれば,看護師は医師の指示により診療の補助業務としてある範囲の医療行為を行うことができ,このケースではこのことを前提としているわけである。すなわち,保健師助産師看護師法37条に定める医師の指示に該当するかどうかである。

問題の複雑さを避けるため「注射・投薬」が具体的・内容的にみて絶対的医行為の範疇のものではなく,相対的医行為の場合であるとして考えると(絶対的医行為,たとえば動脈注射,調剤などの場合には医師の指示であっても,看護師が行うことは許されない),外出先からの電話の指示は同法37条にいう適法な医師の指示には該当しないのであり,したがって,看護師はかかる医療行為を行うことは許されないのである。なぜなら,このように医師が不在の場合には,医師は診療の補助者たる看護師の医療行為を指導・監督することができないの

みならず，急変，危険発生の場合（たとえば注射によるショック発生）に直ちに適切な対応，処置がとれないからである。

3．本件の趣旨は，医師法20条に違反するかどうか（違反ならば同法33条の2による罰則が適用される）の問題であり，無診察治療の結果の善し悪しを問わない問題であるが，実際問題としては，結果が悪い場合に想定される紛争（医療過誤訴訟）において医師の過失の責任が問われることになるであろう。すなわち，医師の注意義務違反の有無の問題となるわけである。

このようなケースで，治療が直ちに必要と考えられる際には，むしろ他医を受診するよう勧めるか，治療までに時間的余裕があると思われる場合には，医師の帰院時に再度来院するよう指示するなど慎重に対応することが肝要である。

医師法20条は「医師は，自ら診察しないで治療をし」てはならないと定めており，ここにいう「診察」とは，触診，聴診，問診，望診その他手段の如何を問わないが，通説では，現代医学からみて疾病に対して一応の診断を下し得る程度の行為でなければならない，とされている。通例の場合では，これらの各診察手段のどれか1つを行えばそれで足りるということではなく，いくつかの手段が互いに関連して行われてこそ適切な診察となり，同法でいう「診察」に該当すると解すべきである。

保健師助産師看護師法37条「保健師，助産師，看護師又は准看護師は，主治の医師又は歯科医師の指示があつた場合を除くほか，診療機械を使用し，医薬品を授与し，医薬品について指示をしその他医師又は歯科医師が行うのでなければ衛生上危害を生ずるおそれのある行為をしてはならない（略）」

▶ 診療の補助業務 ☞ 〈p244〉**Q113** 非医師による血圧測定

▶ 絶対的医行為 ☞ 〈p260〉**Q120** 看護師等のX線撮影

▶ 相対的医行為 ☞ 〈p260〉**Q120** 看護師等のX線撮影

❶ 診療義務

Q 1-2 自宅での診療

医院とは別の場所にある自宅に、昼食時帰宅した際、自宅付近の患者が診察してほしいと訪ねてきました。自宅にてカルテを作り、診察をし、処方せんを発行しても違法とならないでしょうか。医師には診療に応じる義務があるはずですが。

A

自宅付近の患者が診察してほしいと訪ねてきた場合、その患者が急患など直ちに診療を必要とする場合には、質問のように対処することはもとより違法ではない。しかし、急患でない場合には、患者に対して診療所で診療時間内に受診するようにとか、近医があればそこで受診するようにとか勧めて、昼食時帰宅中の診療の求めに応じなくとも、医師法19条第1項の「正当な事由」に該当し、応招義務違反にはならない。しかし、医師が「自宅に昼食帰宅中といえども、自宅において（急患でなくとも）一般患者を診療したいが、自宅診療は違法になるのか」というと、業となす限り診療所開設手続きが必要となろう。

Q17にも述べているが、医行為が反覆継続の意思をもって行われる場合、すなわち医業の場合であるが、この意思をもってなされる限り、1回の医行為でも医業とみなされるのであるから通例ではこの意思ありとされるであろう。病院、診療所は、公衆又は特定多数人のため医業を行う場所であるから（医療法1条の5）、自宅で診療するのであれば、自宅を診療所として開設しなければならない（医療法8条）。また、往診のみによって診療するのであれば、医療法5条により住所をもって診療所とみなされるから、同法8条の開設届けをしなければならないのである。

Point

「診療所とは，医師が…医業…を行う場所」(医療法1条の5)であり，換言すれば，医師は診療所において診療をなすのが原則なのである。患者が急患の場合にはこの例外になるにすぎない。したがって，自宅で，自宅付近の患者の診療を業(反覆継続して行うこと)として行うならば，自宅を診療所として診療所開設手続きが必要となると考えられるのである。

Reference

▶ 医師法19条第1項 ☞〈p10〉**Q4** 応招義務の内容
▶ 応招義務違反 ☞〈p14〉**Q6** 時間外診療拒否の法的責任

Column 1

不応招と医療過誤の成立要件

医療過誤が成立するには，主として因果関係と過失の成否が重点となる。不応招の場合についていえば，まず，正当な事由のない不応招という違法行為と病状の悪化とか死亡という結果との間に，相当因果関係がなければならない。たとえば，正当な事由のない不応招であっても，病状の悪化，死亡という結果が，その不応招と原因結果に関係なく生じたものであれば，法的責任は問題にならない。

また，病状の悪化，死亡という結果が，違法な不応招の存否にかかわらず，たとえば，直ちに診療されたとしても，そのような結果を生じたであろうという場合には，やはり，因果関係はないのであるから，法的責任は問題にならない。また，因果関係があっても相当性がなければならない。因果関係とは，いやしくもそうした種類の行為があれば，経験則上そうした結果を生ずるであろうと認められた場合であり，特別の事情によって生じた結果については，医師がその事情を予見し，または予見し得べかりし場合でなければならない。たとえば，手遅れが違法な不応招によって生じたものであっても，その手遅れがごく稀な場合であったり，医師の予見し得なかった特別の事情によって生じた場合には，相当性がない。相当因果関係がないならば，やはり法的責任は問題にならない。

次に，不応招自体に客観的注意義務の違反，すなわち，過失がなければならない。不応招と結果との間に相当因果関係があっても，その不応招自体に過失がなければ，法的責任は生じない。たとえば，正当な事由があっての不応招は，そのために病状が悪化しても，不幸にして死亡の結果を招いたとしても，法的責任はないのである。

❶ 診療義務

Q-3 強制採尿令状と医師の応諾義務

覚醒剤使用の被疑者（成人男子）の尿の採取の依頼が警察署よりあり，常勤の医師がこれを受けました。しかし，警官と被疑者が来院したときは非常勤医の当直時間であったため，非常勤医が採尿を実施。警察署は後日，答申書と実施報告書作成および署名・捺印を求めてきました。
1．一般的に，医師はこのような尿採取の依頼を拒否することはできないでしょうか。
2．最初に依頼を受けたのは常勤の医師であるから，非常勤当直医は採尿を実施する必要がなかった，あるいは，拒否できたでしょうか。
3．非常勤医が実施したとしても，その後の答申書や実施報告書は，最初に依頼を受けた常勤医が書くべきではないでしょうか。

A

本件は，いわゆる強制採尿令状による採尿について，警察官より依頼された場合に関してのものであるが，「強制採尿は医師をして医学的に相当と認められる方法により行わせること」が条件とされている。

1．本件のような依頼が医師法19条第1項の「診察治療の求」に該当するかどうかは別にして，医業の公共性，業務独占の重要性からみて，公共性の高い犯罪捜査に協力することは，それ自体きわめて正当なことであろう。しかしこれに応ぜず，令状の執行に協力しないからといって，医師が採尿を強制されたり，処罰されるということはない。

2．本件では，当直医自身，病院の業務としてこれを承諾して行ったのであろうと思われる。そもそも最初に依頼を受けた常勤医が依頼され承諾したということは，病院（正確には開設者）として依頼に応じ，採尿を目的とした契約を締結したものと考えられるから，当直医であってもこれを履行すべきであることになろう。したがって，警察が支払う採尿診療料は病院に帰属するはずである。

3. 答申書や実施報告書は採尿した医師が作成すべきである。それらの書類は採尿実施に関するものであるから、採尿した医師の作成でなければ、採尿が適法に行われたことの証拠としては価値を減ずることになる。もっとも作成に応じるかどうかは任意であるが、そのことで調書をとられたり、後日証人として出廷することになると、かえって迷惑ではないだろうか。

> **Point** 任意検査の場合には、被疑者の同意を得て採尿を行い、同意を得て警察に回答するのが妥当であり、同意の得られない場合は、医師には検査義務はない。強制採尿の場合は捜索令状が必要になり、医師は、この令状による捜査機関の依頼により実施することになる。令状は、被疑者に対しては強制処分であるが、医師に対する強制処分ではないから、医師には、依然として、診療(応招)義務を発生させるものではない。そこで、医師の立場は犯罪捜査協力ということになるが、医業の公共性をふまえると任意捜査の場合よりなお強く協力の必要性が増すことになろう。
>
> ただし、医業の公共性、業務独占の重要性からみて公共性の高い犯罪捜査に協力することは、それ自体きわめて正当なことであると考えられるものの、他方、被疑者の自己決定権、犯罪の黙秘権、医師の守秘義務を尊重することも必要であるから、具体的には、これらを比較衡量して医師の良識によって判断してよいと思われる。

▶ 犯罪捜査 〈p226〉 **Q105** 守秘義務と警察への通報
▶ 当直医 〈p59〉 **Column 12** 宿直医の事故責任

Column 2

死体検案書の作成義務者

医師法20条は「医師は、…自ら検案をしないで検案書を交付してはならない」と定めている。
死体検案書は、死体を検案した医師自らが作成すべきであり、病院長といえども、検案した医師でないならば死体検案書を作成できない。死体検案の内容、検案書の記載についての責任は、原則としてすべて検案者に帰属するのである。

❶ 診療義務

Q−4 応招義務の内容

医師法19条第1項のいわゆる応招義務について。「診療に従事する医師」「診察治療の求」「正当な事由」等は、それぞれ具体的にどのような内容を指しているのでしょうか。

医師法19条第1項は「診療に従事する医師は、診察治療の求があつた場合には、正当な事由がなければ、これを拒んではならない」と定める。いわゆる応招（診療）義務の規定である。

まず、「診療に従事する医師」とは、現に診療に従事している医師であり、現に診療に従事していない医師を含まない。開業医、勤務医はすべて診療に従事している医師である。病気のために休業中または個人生活上一般客（電車、航空機等）としての医師や、学問の研究にのみ従事して現実に診療を行っていない医師は除かれる。

「診察治療の求」の「診察」とは、外傷ないし疾患の症状およびその原因を医学的に解明する行為であり、触診、聴診、問診、望診、検査その他手段の如何を問わないが、現代医学からみて外傷、疾患に対して一応の診断を下し得る程度の行為を指し、「治療」とは、外傷、疾患の症状軽減ないしその除去、すなわち、治癒を目的とする行為であり、いわゆる対症療法、原因療法を問わない。「求」める方法は、口頭であろうと、電話であろうと、使者であろうと、本人であろうとかまわない。

「正当な事由」とは、一般的には、「主観的及客観的ニ監察シテ診察治療ヲ拒絶スル相当ノ理由」（大審院昭和11年7月10日判決・裁判例10巻刑51頁）といえるが、具体的には、それぞれの場合において社会通念によって決するほかはない。したがって、医師側の事情としては、たとえば医師の病気、疲労、酩酊、専門外、診療時間外など、患者側の事情としては、たとえば緊急性の有無など、

その他医療制度の現状，付近の医療施設の有無などを比較衡量して決めることになるわけである。

特に，患者側の病状の重篤性，緊急性，応急処置が医師側の事情（都合）より中心的にならざるを得ない点留意すべきである。

> **Point!**
>
> 医師法17条は，「医師でなければ，医業をなしてはならない」と定め，医業を医師の独占としているが，ここでいう「医」とは，医行為のことであり，「当該行為を行うに当たり医師の医学的判断および技術をもってするのでなければ人体に危害を及ぼし，または危害を及ぼすおそれのある行為」とされ，「業」とは，「反覆継続する意思をもって行うこと」と理解されている（通説）。したがって，必ずしも治療目的を必要条件とはしていないのである。この点，19条第1項の「診察治療」より広義である。たとえば，美容目的の美容整形行為，人工妊娠中絶手術，安楽死，性転換手術，体外受精なども医行為であり，遺伝子工学などの先端技術も医行為と考える余地があろう。
>
> たとえば，ヤクザが指をつめる目的で，外科医に麻酔をかけての小指の切断を求めた例がマスコミで報道されている。手指の切断行為はもとより医行為であるが，このような医行為は本人の希望要請であっても，公序良俗に反して違法であり，19条第1項の「診察治療の求」にも該当しないのであるから，これに応ずべきでないことはいうまでもない。
>
> また，安楽死のため投薬を求められる場合も，投薬は医行為であるが，これが苦痛軽減の治療行為としてなされるのでない限り，たとえばかつてマスコミで報道されたような塩化カリウム投与のような直接的に患者の死を目的としてなされる限り殺人行為（または自殺関与及び同意殺人罪の適用のある行為）であって，「診察治療の求」には該当せず，医師はこれに応ずべきではないことは当然である。

▶ 診療時間外 ☞〈p14〉**Q6** 時間外診療拒否の法的責任

▶ 安楽死 ☞〈p286〉**Q132** 安楽死への対応

❶ 診療義務

Q—5 予約診療と応招義務

当院に通院していた患者が、完全予約制を採用している別の医療機関に転院しようとしたところ、「事前に予約していなかったのだから、改めて予約をとり、後日、診察に来るように」との指示を受け、それに従ったとのこと。医師の応招義務等に違反するのではないでしょうか。

A 医師の(診療)応招義務は、法律上は医師法19条第1項「診療に従事する医師は、診察治療の求があつた場合には、正当な事由がなければ、これを拒んではならない」によるが、この診療義務は、医師が国に対して負う義務(公法上の義務)であって、患者に対して負う義務(私法上の義務)ではないと解されており、また、この義務違反に対しては、現行の医師法上には罰則はない。

一般に、予約診療は、義務の公共性からして、当然のことながら救急患者の場合は除外されて解されている。すなわち、完全予約制といっても、救急患者を予約なしの理由をもって診療を拒むことが許されているということではないのであり、このことは医療常識になっていると思う。

本件の場合は、予約診療制をとっていることを告げられ、これを了承して指示に従い、予約の上、診療を受けたのであるから、もとより一般患者(救急患者ではなく)の場合としてのやりとりをされたものと解される。大学病院、大病院、専門病院等で多数の患者を診療せざるを得ない医療施設においては、ご承知の通り、予約診療が実情であり、医療体制の現状においては、予約診療もやむを得ないとされていると思う。したがって、本件の事情の下での予約診療は、医師法上の応招義務違反になると解することはできない。

なお、付言すれば、応招義務違反が法律上問題にされたり、紛争になるのは、具体的に応招義務違反があり、かつ、そのために患者が死亡等の悪い結果を生じさ

せられた場合での刑事責任(殺人,傷害,業務上過失致死傷罪等),民事責任(いわゆる医療過誤損害賠償)の成否にかかわる事実である。いずれにしても,本件での予約診療は,前述の通り,医師法上の応招義務違反に当たらない場合である。

 ▶ 応招義務☞〈p10〉 **Q4** 応招義務の内容

> ### Column 3
> ### 医療施設内における禁煙違反者への対応
> 院内禁煙については日医禁煙宣言等があり,その他,各種団体で推進されている。特に,病院,診療所,その他医療施設において,保健衛生上その必要性が高いことはいうまでもない。健康増進法の施行(2003年5月1日)に及んで,医療施設の一層の禁煙化が活発化している。
> さて,健康増進法25条は受動喫煙の防止を定め,「学校,体育館,病院,劇場,観覧場,集会場,展示場,百貨店,事務所,官公庁施設,飲食店その他の多数の者が利用する施設を管理する者は,これらを利用する者について,受動喫煙(室内又はこれに準ずる環境において,他人のたばこの煙を吸わされることをいう)を防止するために必要な措置を講ずるように努めなければならない」としているが,これは管理者に向けての努力義務の設定であり,喫煙者に向けての直接的禁煙義務の設定ではない。
> また,自治体では条例により,たとえば,東京都千代田区の生活環境条例21条は,路上禁煙地区を指定(同条第3項「路上禁煙地区においては,道路上及び区長が特に必要があると認める公共の場所(以下「道路等」という)で喫煙する行為及び道路等(沿道植栽を含む)に吸い殻を捨てる行為を禁止する」)とし,違反者には2万円以下の過料を課している。
> ところで,医療施設側の禁煙管理にもかかわらず喫煙する違反者への対応であるが,喫煙者が未成年者である場合の保護者責任のほかは,喫煙しただけでは処罰の対象にはならず,喫煙のみの理由で,強制退院,退去処分,罰金等の措置の対象にはならない。
> こうした場所での禁煙は,通常人であれば社会に知れわたっている知識,常識であるから,その患者,家族等と十分に話し合って納得を得ることが肝要である。

❶ 診療義務

Q-1-6 時間外診療拒否の法的責任

? 時間外であることを理由に診療を拒否した場合，法的には如何なる責任が問われることになるでしょうか。

A 応招義務（医師法19条第1項）は，応招拒否に正当な理由があれば免除される。診療時間を定めている場合に，診療時間外に来院した患者の診療を拒否したときは，その拒否に正当な理由があるかどうかにより違反になるかどうかが決まる。

医師に応招義務が課せられるのは，「人の生命及び健康を管理すべき義務である医業を独占してこれに従事する者であるから，その業務の性質に照らし，診療を求めるものがある場合には，その最善の努力を尽くして診療に当たる責務を負うことは，当然のことに属し，已むを得ないところであるといわなければならない」（最高裁判所昭和36年2月16日判決・民集15巻244頁）とされるからであり，これを要するに，業務の公共性と独占にある。そこで診療義務は，公法上の責任，すなわち国に対する責任であって，患者に対する私法上の責任ではないと解され，内容は，診察治療という事実行為を命じた公の規定と解されるに至っているのである。

実務上では，行政解釈が指針になり，応招義務については昭和24・9・10医発752厚生省医務局長通知が具体的である。同通知によれば「何が正当な事由であるかは，それぞれの具体的な場合において社会通念上健全と認められる道徳的な判断によるべきである」とし，「診療時間を制限している場合であっても，これを理由として急施を要する患者の診療を拒むことは許されない」としている。

また，昭和49・4・16医発412厚生省医務局長通知「休日夜間診療所，休日夜間当番医制などの方法により地域における急患診療が確保され，かつ，地域住民

に十分周知徹底されているような休日夜間診療体制が敷かれている場合において，医師が来院した患者に対し休日夜間診療所，休日夜間当番院などで診療を受けるよう指示することは，医師法19条第1項の規定に反しないものと解される。ただし，症状が重篤である等直ちに必要な応急の措置を施さねば患者の生命，身体に重大な影響が及ぶおそれがある場合においては，医師は診療に応ずる義務がある」を考えあわせ，ケース・バイ・ケースで判断すべきであろう。

医師法19条第1項〈応招義務等〉「診療に従事する医師は，診察治療の求があつた場合には，正当な事由がなければ，これを拒んではならない」応招義務違反に対しては，現行法上罰則がないので刑事罰が問題となった判例はないが，沿革的には罰則がついていた時期があった。そのころの判例としては，たとえば，自己の専門外で他の専門医の受診が時間的，距離的に可能である場合の拒否に正当事由ありとされた大審院昭和3年3月2日判決，診療費不払患者の拒否に正当事由なしとされた大審院昭和10年5月2日判決などがあるが稀である。

現在においては，責任問題として重要なのは，応招義務違反（診療拒否）のために手遅れとなって悪い結果をきたした場合の民事（損害賠償）責任であろう。

この最初の判例が，千葉地方裁判所昭和61年7月25日判決（判例時報1220号118頁）である（大病院における満床を理由とした診療拒否）。その後，神戸地方裁判所平成4年8月30日判決（判例タイムズ802号196頁）が出ている（大病院の宿直医の専門外であることを理由とした診療拒否）。

時間外診療拒否の事案ではないが，いずれも有責とされ，マスコミでも「たらいまわし」事件として騒がれたものである。

▶ 医業 〈p10〉Q4 応招義務の内容

▶ 正当な事由 〈p10〉Q4 応招義務の内容

❶ 診療義務

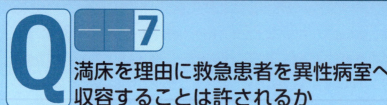

Q—7 満床を理由に救急患者を異性病室へ収容することは許されるか

当病院では，救急患者専用の6人用病室を2室用意しており，普段は，男女別に使用しています。しかし，場合によっては，いずれか一方が満床となることがあります。
1．男性用，女性用の空床がないとの理由で，入院を必要とする救急患者の診療を拒否できるでしょうか。
2．一時的に，患者の承諾を得て，男女混合で使用することは法的に問題ないでしょうか。

A 病室には，男性用，女性用，混合用が当然あるものの，医療法上では「病室」「病床数」「病床の種別」とはあっても，性別までは規定していないようである。病院として実情に応じて性別ごとにしたり，混合にしたりしていると思われる。ただ，当然のことながら，混合病室の場合には十分な管理がなされ，人権が擁護されなければならない。厚生労働省は，「病室の用途変更は医療法施行規則1条の14第1項第11号に規定する建物の構造概要の変更であるから，同条第2項（現行では同条第3項）により都道府県知事の許可を受けなければならない。若しその際各病室の患者収容定員に変更があれば，同じく同条第2項（現行では同条第3項）により都道府県知事の許可を受けなければならない」などとしているが，病室の患者性別のことを規制したものではない。

1．救急患者専用の6人用病室の男性用をAとし，女性用をBとすると，Aが満床であるが，Bには空ベッドがあるという場合に，入院を必要とする男性救急患者を，Aが満床であるという理由で収容（入院）を拒否することができるか，換言すれば，この応招拒否（診療拒否）に，医師法19条第1項にいう「正当な事由」があるかどうかということである。

これは，救急医療という国家的要請の公益性，人命救助という医師の第一義的

使命感と，混合病室から生ずるマイナス面との利害の比較衡量から決められることは当然であるが，通例では（特段の事情がない限り），この場合，患者を受け入れて診療すべきが社会的にも相当なことであろう。

仮に，この場合，収容（入院）を拒否したとしても，応招義務（医師法19条第1項）違反には罰則がついていないので，処罰されることはあり得ないが，入院を必要とする救急患者の診療拒否のため，この患者が，他院に回された遅れ等が原因で手遅れになって死亡したとすると，民事，刑事責任が問題になるおそれが生じよう。満床を理由に救急患者の入院を拒否し，このため手遅れで死亡した事案で，千葉地方裁判所昭和61年7月25日判決（判例時報1220号118頁）は，市立病院側を敗訴させている。

2． AまたはBを在室患者の承諾を得て，男女混合で使用することの可否であるが，これも，前述の比較衡量により得た結果は，公共性が優先すると考えられる。なお，病院側の管理上の対応が十分になされなければならないことは当然なことである。

- 正当な事由 ☞〈p10〉**Q4** 応招義務の内容
- 千葉地方裁判所昭和61年7月25日判決 ☞〈p14〉**Q6** 時間外診療拒否の法的責任

Column 4

傷害事件被疑者の診療拒否

以前，「傷害事件で拘留中の被疑者の容体がおかしいということで，警察から診察を依頼されたが，他の患者や職員の安全が危惧される」という質問を受けたことがあるが，そのことだけで他害のおそれありと速断することには無理があるであろう。診療を拒否できる正当な事由とは，客観的および主観的に観察して拒絶する相当な理由であり，具体的には，社会通念によってケース・バイ・ケースで判断されよう。

❶ 診療義務

Q1-8 救急外来の入院受入れ拒否の法的根拠

病床が満床の場合，救急患者の受入れを拒否することはできるのでしょうか。

A 医療法施行規則には，病院および診療所の管理者は病室に定員を超えて入院させてはならないとの定めがあるが，これは，臨時応急のため入院させるときはこの限りでないとのただし書きがついているので，満床という理由だけで入院の必要な救急患者を断ることは，応招義務に違反する可能性がある。救急外来の患者について入院の受入れを拒否できるかどうかについては，医師法19条第1項「診療に従事する医師は，診療治療の求があつた場合には，正当な事由がなければ，これを拒んではならない」の規定にもとづき，「正当な事由」があるかないかにかかっているのである。いろいろな医療機関が次々と受入れを拒否していくうちに救急患者の容体が悪くなっていくというニュースが今でもたびたび報道される。厳密には，その受入れを拒否した医療機関ごとに「正当な事由」があったかどうかが個別に判断されることになる。

なお，この問題は，個々の医療機関だけでは対応できないので，国として，また，都道府県として取り組む必要のある問題である。このため，医療法第5章に「医療提供体制の確保」が規定され，都道府県の医療計画に救急医療等について定めるものとされるようになった。

医療法施行規則

第10条

病院,診療所又は助産所の管理者は,患者,妊婦,産婦又はじよく婦を入院させ,又は入所させるに当たり,次の各号に掲げる事項を遵守しなければならない。ただし,第1号から第3号までに掲げる事項については,臨時応急のため入院させ,又は入所させるときは,この限りでない。

一 病室又は妊婦,産婦若しくはじよく婦を入所させる室(以下「入所室」という)には定員を超えて患者,妊婦,産婦又はじよく婦を入院させ,又は入所させないこと。

二 病室又は入所室でない場所に患者,妊婦,産婦又はじよく婦を入院させ,又は入所させないこと。

三 精神病患者又は感染症患者をそれぞれ精神病室又は感染症病室でない病室に入院させないこと。

四 同室に入院させることにより病毒感染の危険のある患者を他の種の患者と同室に入院させないこと。

五 病毒感染の危険のある患者を入院させた室は消毒した後でなければこれに他の患者を入院させないこと。

六 病毒感染の危険のある患者の用に供した被服,寝具,食器等で病毒に汚染し又は汚染の疑あるものは,消毒した後でなければこれを他の患者の用に供しないこと。

❶ 診療義務

Q 1-9 患者家族による退院拒否

介護老人福祉施設（特養）入所者の70歳の女性が脱水状態で当院（一般救急指定病院）に搬送され，入院。補液等の加療を行い，1週間後に症状が改善し，特養へ帰所可能となったが，患者の家族が退院を拒否し，入院治療の必要性は既にない旨を説明しても聞き入れず，病状・状態説明を行おうとしても面談を拒否し，電話も居留守を使う状態です。患者本人は認知症の症状が強く，意思表示不能です。
1．入院治療処置が必要でない本例の場合，家族の合意なしに退院させ，特養に帰所させることは可能でしょうか。
2．意思表示不能な患者の家族が病状説明等を受けることを拒絶する場合，診療を拒否する正当事由となり得るでしょうか。

A

本件を通例の場合で考え，質問者をA，患者をB，特養をCとすると，AとB側間に救急入院治療を目的とした診療契約が締結されたと解される。その結果，入院治療により入院目的を達成し，Cへの帰所が可能となった。そこで，AはB側に対してその旨を説明して退院を通知したが，これに応じないというのである。

注意事項は，Bには強度の認知症があり，その程度は意思表示不能という。表示不能の有無の判断は画一・形式的でなく，個々具体的な場合についてなされるべきであるが，ご質問は表示能力ということより，法律行為能力自体を欠く場合を意味していると解される。

診療契約は契約であるから，締結に際して法律行為能力を必要とするが，本例ではBはこれを欠くというのであるから，いわゆるBの保護者が代行することになる場合になる。たとえば，成年後見人があれば一番好ましく，後見人がBを代理する。したがって，退院の交渉も相手は後見人である。またCもしくは

Bの家族が，Bのために，Cもしくは家族の名において契約する（民法537条「第三者のためにする契約」）場合であれば，同様の手続になる。ときに救急入院治療の場合では，事務管理行為（民法697条）によりなされることもあり得る。いずれにしても，本例では明らかではない。

なお，診療契約においては，常に医療行為による患者身体への侵襲が予定されるので，Bの身体侵襲についての承諾が必要となる。

1. ご質問は，B側に対してAの退院の説明，通知にもかかわらず，これに応じない場合であるが，法の下では，自力救済的な実力行為は許されず，B側が拒否する限り，裁判所の判決もしくは仮処分命令に基づく強制執行によることになる。このことを考慮すると，当事者間で話し合うことが得策になることが経験される。

仮に入院契約がCの第三者のためにする契約であり，家族の同意の下に，A，C間で締結されたものであるならば，Cの同意の下にCに帰所させることもできよう。

2. 本例の入院契約はその目的を達し，治療は終了したのであるから，Aとしては入院契約上求められる診療はないはずで，診療の拒否はあり得ない。B側家族がAの病状説明等を拒否するのであれば，患者側の求めると思われる診療がなお不当性を強めるから，その拒否は正当になる。

入院の経緯，特に契約締結当事者，契約内容，入院経過，退院交渉の経緯等が必ずしも明らかでなく，両者で解釈の相違もあると思われるが，当事者間で話し合われるのが得策と考えられる。

民法697条〈事務管理〉「① 義務なく他人のために事務の管理を始めた者（以下この章において「管理者」という）は，その事務の性質に従い，最も本人の利益に適合する方法によって，その事務の管理（以下「事務管理」という）をしなければならない　② 管理者は，本人の意思を知っているとき，又はこれを推知することができるときは，その意思に従って事務管理をしなければならない」

❶ 診療義務

Q-10 検案応招(需)義務の存否

? 医師法19条第1項は,「診療に従事する医師は,診察治療の求があつた場合には,正当な事由がなければ,これを拒んではならない」と定めていますが,「検案の求」についてはふれられていません。法的には「検案の求」も「診察治療の求」の中に含まれていると考えてよいのでしょうか。

A 一般には,診療に従事する医師には,検案を求められてもこれに応じなければならないという法的義務はないと解されている。医師法19条第2項においても「診察若しくは検案」とあるように,生者に対する診察と死者に対する検案を明白に区別しており,同条第1項にいうのは,生者の診療に従事する医師が生者の診察治療を求められた場合の応招義務であることは疑う余地がない。

沿革的にも,「診察治療」は「急患」に限られたこともあったが,対象はもとより生きている患者であり,死者に急患はない。もっとも,患者が生死不明の状態の場合には,医師が診察によって判断しなければならないので応招義務があることはいうまでもないが,明らかに死亡していることが誰にでも判断できるような場合には,医師には検案のための応招義務はない。ただし,法律上の義務はないにせよ,医師の業務の独占と公共性からすれば,努めて応招することが望ましいことは当然なことである。

医師法19条第2項は,「診察若しくは検案をし,又は出産に立ち会つた医師は,診断書若しくは検案書又は出生証明書若しくは死産証書の交付の求があつた場合には,正当な事由がなければ,これを拒んではならない」と定めている。診断書は,通常の診断書と死亡診断書に分けられ,通常の診断書とは「人の健康状態に関する医師の医学的判断を表示・証明する文書」であり,死亡診断書と

は「医師が診療した傷病等により死亡した人の死因に対する医学的判断を証明する文書」であり，死体検案書とは「医師が診察しなかった傷病等により死亡した人の死因などに対する医学的判断を証明する文書」である。したがって，診療中の患者であっても，他の原因，たとえば交通事故により死亡した場合は，死体検案書を交付すべきである。

実際問題としては，死体検案は，監察医制度が施行されている地域では問題にならないが，この制度のない地域（これが大多数であるが）では大きな問題になる。医師法19条第1項には現在罰則はついていないが，かつて罰則がついていたのであり，また，応招義務違反には不法行為（民法709条）の問題もあり，応招義務は，法的義務としては，厳格に解釈されなければならないのであって，明らかに法文にないにもかかわらず，「診察治療の求」の中に「検案の求」をいれて解釈することは解釈論の枠を超えて立法論になるおそれがあるのではないかと思われる。

民法709条〈不法行為による損害賠償〉「故意又は過失によって他人の権利又は法律上保護される利益を侵害した者は，これによって生じた損害を賠償する責任を負う」

▶ 検案ほか〈p196〉**Q93** 死亡診断書と死体検案書
▶ 通常の診断書ほか〈p192〉**Q91** 院長名義の診断書作成
▶ 死亡診断書ほか〈p196〉**Q93** 死亡診断書と死体検案書
▶ 死体検案書ほか〈p196〉**Q93** 死亡診断書と死体検案書
▶ 不法行為ほか〈p34〉**Q15** 回診の法的義務

❶ 診療義務

Q-11 病院転送時における救急車への医師添乗

診療所において，初診や再診を問わず，外来患者が病院への転送を必要とする病状を呈し，その搬送を消防署に依頼した際に，救急隊員から医師の同乗を求められた場合，医師はその医学的判断によって同乗を拒否，あるいは，看護師の同乗に振り替えることはできるでしょうか。

A ご質問は，診療を引き受けた外来患者の病状が悪化し，その対応には質問者の診療所の診療能力を超えるため，病院搬送が緊急に必要となったので救急車を依頼したという場合であるが，いうまでもないことながら，その場合，患者の状態は搬送に耐えうるものでなければならない。

患者の状態はケース・バイ・ケースで多様であろうが，医師が同乗して医師自ら医療を継続しなければならないこともあろうし，また看護師を同乗させて医師の指示に基づく医療を施行させることもあろうし，あるいは救急隊員の対応で足れりとすることもあろう。具体的場合でのこれらの判断は，医師たる専門職の医学的判断であり，医師の裁量行為である。

したがって，救急隊員や家族から医師の同乗を求められたからといって，その要請に強制力があるわけではない。しかしたとえば，患者が搬送中に死亡したが，医師が同乗していれば救命し得た可能性が高ければ，後に医師の同乗拒否が問題にされるおそれはあろう。その場合でも，医師の判断が当時の医療水準にしたがって適切妥当なものであったのであれば，医師の法的責任に帰すことはないものと考える。

Reference ▶ 搬送中に死亡 ⇒ 〈p112〉**Q54** 救急車による死者搬送

Column 5
相当な病院への転医勧告義務

近年，最高裁判所の判例（平成9年2月25日言渡・判例時報1598号70頁）は，開業医の能力の限界をふまえて，患者への適切な医療を確保するため，相当な病院への転医勧告義務をきびしく認める傾向にある。要旨は以下の通り。

「被上告人Y_1のような開業医の役割は，風邪などの比較的軽度の病気の治療にあたるとともに，患者に重大な病気の可能性がある場合には高度な医療を施すことができる医療機関に転医させることにあるのであって，開業医が長期間にわたり毎日のように通院してきているのに病状が回復せずかえって悪化さえみられるような患者について右診療機関に転医させるべき疑いのある症候を見落とすということは，その職務上の使命の遂行に著しく欠けるところがあるものというべきである」

「開業医が本症の副作用を有する多種の薬剤を長期間継続的に投与された患者について薬疹の可能性のある発疹を認めた場合においては，自院または他の医療機関において患者が必要な検査，治療を速やかに受けることができるように相応の配慮をすべき義務があるというべきであり，A子の発疹が薬疹によるものである可能性は否定できず，本症の副作用を有する多種の薬剤を長期間継続的に投与されたものである以上はネオマイゾンによる中毒性機序のみを注意義務の判断の前提とすることも適当でないから，原審の確定した事実関係によってもY_1に本症発症を予見し，投薬を中止し，血液検査をすべき注意義務がないと判断した原審の右判断には診療契約上の注意義務に関する法令の解釈適用を誤った違法があるといわざるをえない」

2 診療行為と医療事故

　医師法17条にいうところの「医業」の「業」とは，利益を目的とする営業という意味ではなく，反覆継続の意思をもって行うことをいう。

　問題は，「医」である（一般に「医行為」といわれている）が，現在の通説は，医行為とは，医師の医学的判断および技術をもってするのではなければ，人体に危害を及ぼすおそれのある行為である，としている。医療行為，診療行為というと，これより狭く，傷病者に対する治療目的をもって行う診察治療行為と解されるのではないかと思う。

　医療行為が，身体への侵襲であるにもかかわらず，適法（違法性阻却）とされるのは，医学的適応，医術的適正，患者の同意のほかに，治療目的があることを要件としており（多数説），これに対し，医行為の場合は，治療目的の存在を要件とはしていないのである（たとえば，ヤクザの依頼により小指を切断する行為は，医行為であっても医療行為とはいえないであろう）。また，「医療」については，「医療行為」「診療行為」よりも広義に解されていると思われる。

　いずれにしても，医師でなければ医業をなしてはならず，病院，診療所は，医師が医業を行う場所であるというのが，わが国の医療制度の基本である。このことは，患者が在宅医療，訪問看護ということで居宅において包括医療を受ける場合においても同様であることはいうまでもない。

　こうした医業（診療行為）の結果生じる事故（診療事故）については，民事（損害賠償）責任または刑事責任が生ずるものと，無責のものとがある。前者が過失による事故であり，後者が不可抗力事故である。換言すれば，診療行為に過失があり，その過失に起因した悪い結果（死亡，傷害）が発生した場合が医療過誤であり，悪い結果が発生しても，その原因となった診療行為に過失がない場合や，悪い結果が発生し，診療行為に過失があっても，結果と過失の間に，原因・結果の因果関係がない場合は，不可抗力・無責事故となるのである。

　この章では，診療行為にまつわる法的規制と，診療行為の結果が悪かった場合に起こる医療事故についての法的知識を中心に解説している。

❷ 診療行為と医療事故

Q-12 保険診療と業務規則

? 保険医療機関及び保険医療養担当規則の概要を。

A 現在，すべての国民は何らかの公的医療保険（健康保険法，国民健康保険法，高齢者の医療の確保に関する法律その他）によりカバーされている。いわゆる国民皆保険であり，保険診療が基準的になっている。

したがって，保険診療の業務担当規則は，医療機関や診療医にとってきわめて重要な業務規則であることはいうまでもない。しかし，それにもかかわらず，この業務規則，すなわち「保険医療機関及び保険医療養担当規則」（昭和32・4・30厚生省令15号）（以下，担当規則という）は十分に理解されていないようである。医師の法律嫌いは珍しいことではないが，たとえば，医師の応招義務について，倫理観はともかく，ときどき法律上も「すべての医師に応招義務あり」と確信している医師があり，それを前提にして質問を受けることがある。医師の応招義務は医師法19条第1項に定められ，「診療に従事する医師」に課せられており，すべての医師に課せられているものではない。

なお，担当規則は，第1章 保険医療機関の療養担当，特に特定の保険薬局への誘導の禁止（2条の5），受給資格の確認（3条），診療録の記載及び整備（8条），第2章 保険医の診療方針等，特に施術の同意（17条），特殊療法等の禁止（18条），使用医薬品及び歯科材料（19条），診療の具体的方針（20条），診療録の記載（22条）に留意，これに加えて第3章 雑則より成立している。

担当規則は，保険（療養）の給付に関するものであり，たとえば，診療報酬とは療養の給付に関する費用のことであり，費用の額は厚生労働大臣が定めるところにより算定される（診療報酬点数表）。使用医薬品については担当規則19

条に「保険医は，厚生労働大臣の定める医薬品以外の薬物を患者に施用し，又は処方してはならない」と定められる（薬価基準記載医薬品）。診療報酬では減点査定が問題になるが，支払基金は，診療行為の内容が担当規則に適合しているものであるか否かを審査し，同規則に照らして不当と認めれば減点査定するのである。担当規則の理解が前提になることはいうまでもない。

担当規則22条は，「保険医は，患者の診療を行つた場合には，遅滞なく，様式第1号又はこれに準ずる様式の診療録に，当該診療に関し必要な事項を記載しなければならない」と定め，保険医療機関は，この診療録に「療養の給付の担当に関し必要な事項を記載し，これを他の診療録と区別して整備しなければならない」（同法8条）とする。

これは，保険医と保険医療機関との責任内容が異なるためであり，前者が既往症・原因・主要症状等欄，処方・手術・処置等欄など診療の事実に関する事項について記載責任を負うのに対して，後者は，被保険者証欄，受給者欄，点数欄等療養の給付および診療報酬請求に必要な事項が記載責任になるからである。診療報酬請求書，同明細書のよりどころとなる診療録は，唯一の証拠になるもので，きわめて重要な記録である。

Column 6

診療所の専属薬剤師

病院または医師が常時3人以上勤務する診療所（以下，「病院等」と略）にあっては，開設者は，専属の薬剤師を置かなければならない。ただし，病院等所在地の都道府県知事の許可を受けた場合は，この限りでない。

この規定は，これらの病院等ではその取り扱う患者数も比較的多数であり，したがって投薬の機会も多いので，薬剤に関して専門的知識を持っている薬剤師を専属に置き，これに薬剤の保管および調剤をさせようとするものである。

病院等の診療科目によっては，投薬の機会が比較的少なく，また調剤の内容がきわめて単純なものも多いことから，例外として，都道府県知事の許可を受けた場合に専属の薬剤師を置かなくてもよいとしている。

また歯科医師が常時3人以上勤務する診療所の場合は，専属の薬剤師を置く義務はない。

❷ 診療行為と医療事故

Q-13 診察の有効期間と投薬量

患者が受診せず，薬のみを求めることがありますが，診察および投薬量の有効期間というものはあるのでしょうか。

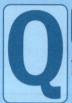

保険診療における投与量について，保険医療機関及び保険医療養担当規則20条第2項は「イ）投薬は，必要があると認められる場合に行う。ロ）治療上1剤で足りる場合には1剤を投与し，必要があると認められる場合に2剤以上を投与する。ハ）同一の投薬は，みだりに反覆せず，症状の経過に応じて投薬の内容を変更する等の考慮をしなければならない。ニ）（略）ホ）栄養，安静，運動，職場転換その他療養上の注意を行うことにより，治療の効果を挙げることができると認められる場合は，これらに関し指導を行い，みだりに投薬をしてはならない。ヘ）投薬量は，予見することができる必要期間に従つたものでなければならないこととし，厚生労働大臣が定める内服薬及び外用薬については，当該厚生労働大臣が定める内服薬及び外用薬ごとに1回14日分，30日分又は90日分を限度とする。（以下略）」と定めている。

「必要があると認められる場合」その他「認められる場合」「予見することができる必要期間」等は，いうまでもなく，医師としての医学知識（診療時の医療水準）により認められ判断される場合をいうわけであり，診察の有効期間，すなわち，人の健康状態に関する判断の正確性を保証し得る場合には，投薬は正当とされる。したがって，その都度診察しなくとも，前の診察結果に基づいて投薬をして差し支えないことになる。それが「予見することができる必要期間」ということであり，診察の有効期間と考えられよう。

したがって，急性疾患ではその都度診察することが必要となるが，慢性疾患の

場合には，診察の効果はより長期に考えられよう。もっとも，慢性疾患といえどもあまりにも長期間になれば，疾患変化を予見（予測）することができなくなり，前の診察は無効となろう。投与量も不当になろう。しかし，具体的場合では，病態の変化は多様であるから，いろいろの場合があり，一般に何日間，何月間，何年間とは決められない。患者の素人判断で，受診せず投薬のみを求めたりすることがあり得るが，診察の有効期間と投薬量は密接な関係にあることに留意することが大切である。

> **Column 7**
>
> ### 医療過誤賠償責任の分担
>
> 一般には，入院患者（Bとする）は，病院開設者（Aとする）と入院診療契約を締結して入院するのであるから，AとBとの間には同契約上の債権債務が発生する。したがって，いわゆる医療過誤とされる事態が起きれば，同契約上の債務の不履行の損害賠償責任が追及される。
>
> 民法415条では，債務者がその債務の本旨に従った履行をしないときには，債権者は，これによって生じた損害の賠償を請求することができると定めており，これに従えば債務不履行責任を負う者は，同契約の当事者であるAである。病院が医療法人立であれば医療法人Aであり，個人立であれば個人A医師であり，訴訟上も被告名はAのみである。
>
> また，被害者患者，すなわち訴訟を提起する原告Cが，民法709条〈不法行為による損害賠償〉の「故意又は過失によって他人の権利又は法律上保護される利益を侵害した者は，これによって生じた損害を賠償する責任を負う」により，訴訟提起する場合では，通例では，使用者責任を示す民法715条「ある事業のために他人を使用する者は，被用者がその事業の執行について第三者に加えた損害を賠償する責任を負う」により追及することとなる。
>
> そこで，Cは賠償能力が確実視される使用者Aのみを被告とすることが多く，不始末を犯した医師D，また看護師E等を被告とすることは少ない。
>
> 以上のように，Cが訴訟提起の場合，民法415条によるか，709条，715条によるかは，Cの自由選択であり，通例では両者を主張することも多い。

❷ 診療行為と医療事故

Q—14 診療行為と委任

民法643条にいう「委任」とは診療行為を含むものでしょうか（本条の法律行為に含まれるのでしょうか）。
また，同法645条に受任者の報告義務として「委任事務の処理の状況を報告」することが規定されていますが，診療の内容を含むのでしょうか。

民法643条〈委任〉は，「委任は，当事者の一方が法律行為をすることを相手方に委託し，相手方がこれを承諾することによって，その効力を生ずる」と定め，同法656条〈準委任〉は，「この節の規定は，法律行為でない事務の委託について準用する」と定め，委任の対象が法律行為か非法律行為かの区別によって委任と準委任とを区別している。しかしこの区別は，民法の適用上格別実益がなく，むしろ端的に，委任の目的を「事務の処理」といって差し支えないとされる。

通説・判例は，診療行為を「法律行為でない事務」と解し，診療契約を準委任契約と解している。したがって，ご質問のように診療行為を「委任」に含めて解しても，準委任と解しても差し支えない。

また，同法645条〈受任者による報告〉は，「受任者は，委任者の請求があるときは，いつでも委任事務の処理の状況を報告し，委任が終了した後は，遅滞なくその経過及び結果を報告しなければならない」と定めるが，診療契約が委任（準委任）と解される以上，診療は同条の「委任事務」であるから，同条の適用の結果，この報告義務が生ずる。一般的には，これらは，委任契約の成否にかかわらず，医師の説明義務（注意義務）の一内容として説明されている。

医師の報告義務（説明義務の1つ）は，診療契約を委任（準委任）契約と解すれば，前述の通りその法的根拠はこれを民法645条に求め得るが，診療契約が存

在しない場合を含めて，基本的には，治療行為という業務の性質から認められるものであろう。

報告義務は，最高裁判所昭和36年2月16日判決にもあるように，注意義務の1つと考えられるのである。

 ▶最高裁判所昭和36年2月16日判決 ☞〈p14〉Q6 時間外診療拒否の法的責任

> **Column 8**
>
> ## 管理者の債務保証責任
>
> 通常，医療法人病院等の管理者は，当該医療法人の理事になる。例外は，医療法47条第1項の但書きに該当する場合（医療法人が病院，診療所または介護老人保健施設を2以上開設する場合で，都道府県知事の認可を受けたとき）だけである。ところで，法人が建築資金など必要資金を金融機関等から借用する場合，金融機関の要請により管理者理事もその借用について個人保証をさせられることが多い。この個人保証がないと，法人が負債を完済できないときには，金融機関は理事に対しては何らの返済請求もできないということになるからである。換言すれば，医療法人が金融機関から資金を借り入れるに際して，理事が保証した場合，その理事はその保証契約によって当然金融機関に対して保証債務を負担することになる。仮に管理者理事が，法人または理事長との間で間接的に免責契約をしたところで気休めにすぎず，金融機関に対してはまったく無効である。しかも，医療法上は，管理者である理事が管理者の職を退いたときは，理事の職を失うのであるが，金融機関に対する保証債務は消滅することにならず，依然として保証債務は残っていくのである。したがって，実際では保証人の脱退については，その金融機関の承認を受けなければならない。理事変更の際，保証人変更の手続きをしてその承認を受けるのである。
>
> いずれにしても，管理者に就任する場合は，法人の資産状態等を十分に調査することが肝要であろう。

❷ 診療行為と医療事故

Q-15 回診の法的義務

? 入院患者に対する回診について法律上，何らかの規定はあるのでしょうか。回診の義務を怠った場合の罰則，損害賠償あるいは回診の定義のようなものがあれば併せて。

A 回診とは，社会通念上では患家や病室を巡回して診察することをいっており，入院患者に対する回診は後者の場合である。医師の身分，業務を規定した法律は医師法であるが，たとえば「医師は入院患者に対して回診しなければならない」(回診義務)，また「これに違反した者は○○の刑罰(懲役，禁錮，罰金)に処す」(刑罰)などを規定したような条文はない。

あえていえば，同法第19条1項の「診療に従事する医師は，診察治療の求があつた場合には，正当な事由がなければ，これを拒んではならない」という規定が本件に関連するものであると考えられる。ただし，この違反には現行法では罰則がない。

医師が入院患者を診察治療するのは，通例でいえば，医師が勤務する病院，有床診療所の開設者と患者間に診察治療を目的とした入院診療契約が締結されるからである。開設者はこの契約を履行するために医師(勤務医)を雇い，患者の診察治療に従事させているのである。勤務医の立場は(開設者の)診療契約上，債務の履行補助者である。そして，通例勤務医と開設者間には診察治療に従事することを目的とした雇用契約が締結されている。

そこで，勤務医は就業規則(服務規程)または慣行に従って服務するのであるが，病室の回診も当然含まれているであろうし，回数も定めた定時巡回であったり，あるいは不定時であったりするであろう。要注意患者，緊急患者，重篤な患者などの場合にはケース・バイ・ケースで適切に行われると思われる。

これら回診を含めて，医師の適切な診察治療義務は医の倫理に根源し，法律上の義務の問題としては，勤務医は，開設者に対しては雇用契約，患者に対しては開設者の診療契約履行補助者として，開設者たる医師は，診療契約債務として生じることになる。

> **Point**
>
> 刑事上の問題としては，刑法218条〈保護責任者遺棄等〉「老年者，幼年者，身体障害者又は病者を保護する責任のある者がこれらの者を遺棄し，又はその生存に必要な保護をしなかったときは，3月以上5年以下の懲役に処する」，同法219条〈遺棄等致死傷〉「前2条の罪を犯し，よって人を死傷させた者は，傷害の罪と比較して，重い刑により処断する」があり，回診を含めて「生存に必要な保護」すなわち診療をなさざる場合はこれに該当することになろう。
>
> また，刑法211条〈業務上過失致死傷等〉「業務上必要な注意を怠り，よって人を死傷させた者は，5年以下の懲役若しくは禁錮又は100万円以下の罰金に処する。重大な過失により人を死傷させた者も，同様とする」に該当する場合もあり得よう。
>
> 民事上の問題（損害賠償責任）としては，回診を含めて適切な診療を行わない（診療義務違反）があり，そのために患者の病状悪化，死亡が結果すれば，民法415条〈債務不履行〉「債務者がその債務の本旨に従った履行をしないときは，債権者は，これによって生じた損害の賠償を請求することができる。債務者の責めに帰すべき事由によって履行をすることができなくなったときも，同様とする」，同法709条〈不法行為による損害賠償〉「故意又は過失によって他人の権利又は法律上保護される利益を侵害した者は，これによって生じた損害を賠償する責任を負う」に該当することになり損害賠償責任が生ずることになろう。

Reference
▶ 入院診療契約 ☞〈p140〉**Q67** 強制退院の可否

❷ 診療行為と医療事故

Q-16 医師の自己診療

医師の自己診療について．
1. 医師法および社会保険法上問題があるでしょうか．
2. 自己診療の際，診断書を発行できるでしょうか．
3. 家族については，可能でしょうか．

A 診療に従事する医師は，患者の診療に従事する専門家であるが，この場合の患者は他人であり，公衆，すなわち不特定多数人が対象である．「医師は，医療及び保健指導を掌ることによって公衆衛生の向上及び増進に寄与し，もつて国民の健全な生活を確保するものとする」(医師法1条)のであり，公共公益に奉仕する任務がある．

また，「医師でなければ，医業をなしてはならない」(医師法17条)のであって，医業は医師の独占業務であり，医療は人命に直接かかわる重要な業務であるから，業務の適正を保証するために厳しい資格が求められている．この医師の高度の業務内容，独占性も医師の任務の公共性，公益性に結びつくものであることはいうまでもない．

いずれにしても，公法である医師法，社会保険法は，公共，公益のための法律であり，診療対象は，患者(他人)を前提にしており，社会保険診療報酬も被保険者たる患者(他人)に対する診療についてのものを前提にして定められているものと解すべきであろう．

1. 医師法17条は無資格者による医業禁止の規定であり，医師の資格のない者が他人に対して医業をなすことを禁止した規定であるから，医師が，自己診療することはもとより違法とはされないわけであるが，保険医が自己診療した場合，社会保険診療報酬を保険者に対して請求できるかどうかの問題が生じるであろう．健康保険法，国民健康保険法その他保険診療関係法令，保険医療機関

及び保険医療養担当規則などすべてが，被保険者，患者（他人）に対する診療の場合の規定であることは，前述した公共性からして十分理解できるところである。すなわち，保険医が行う保険医自己診療の場合は，これら諸規定の範囲外のこと，保険給付の対象外であるということであり，保険医は自己の費用負担で自己診療をすることになるのである。

さらに，実質的に考えると，医師と被保険者が同一の場合には，診療報酬の明細書の信頼性が客観的に確保できないという面があり，現行の保険診療報酬制度を維持するためにはやむを得ない解釈であろう。

また，実際上，自己診療には物理的制約（検査にしても，治療，手術にしても）があるわけであるから，仮に，自己費用が嫌ならば，他の保険医療機関を受診すればよいのである。

2. 診断書は，医師が診療した結果についての医学的判断を表示，証明する文書であって，医師であり，診療をしたのであるならば，診断書を発行することは法律上可能である。

しかし，その信頼性については別論である。一般論としては，信頼性の確保について客観性を欠くものと評価されてもやむを得ないであろう。

3. 医師の家族の保険診療（自家診療）の問題であるが，診療内容，診療報酬請求書の信頼性が客観的に確保できがたい点は，自己診療の場合と同様になるが，診療自体は，保険診療給付の対象内と解すべきである。ただし，自家診療の給付を認めない医師国保組合もあるようである。この場合は，医師の家族のみならず，雇用看護師についても認めないようである。自家診療，家族診療の場合における診断書（死亡診断書）作成も，法律上はもとより可能であるが，信頼性の問題は別論である。

▶診断書 ☞ 〈p190〉**Q90** 無理な診断書の作成，〈p192〉**Q91** 院長名義の診断書作成

❷ 診療行為と医療事故

Q-17 往診専門医師の法的問題①

1. 診療に従事しなくなった医師の医業（頼まれて知人を往診する等）は許されるのでしょうか。
2. 医業と医療施設の関係は。

A　1.　病院勤務を退職したり，診療所を廃止したりして，診療に従事しなくなった医師，すなわち，公衆又は特定多数人に対して診療に従事することを明示しなくなった医師が，頼まれて知人を往診して診療することに法律上問題はないのか，というご質問である。このことは，家族，自己の診療についても同じ問題が起こる。たとえば，自分で自分を診察してその診断書を作成できるか，家族を診察してその診断書や処方せんを発行できるか，といったことである。

当初から，診療に従事しないで，医学研究のみに専念し，臨床に携わらない医師についても同じ問題がある。

医師法17条は，「医師でなければ，医業をなしてはならない」と定める。換言すれば，医師であれば，誰でも，すなわち上述のように診療に従事していなくても，医業をなすことができる，ということである。

医業とは，「医行為を業とすること」であり，また，「医行為」とは，「当該行為を行うに当たり，医師の医学的判断及び技術をもってするのでなければ人体に危害を及ぼし，または危害を及ぼすおそれのある行為」であり，「業とすること」とは，「反覆継続する意思をもって行うこと」であると解されている。したがって，診療行為のみに限られず，上述の診断書，処方せんの作成は医行為である。そうであるから，質問1の回答は，イエスということになる。したがって，たとえば，薬局は，この処方せんにより調剤し，その薬剤を販売しなければならないし，知人に対する診断書は，適法な診断書として使用される。しか

し，自己診察による診断書については社会の信頼性は別である。使用先が受け取らないとか，評価しないということはあろう。

2．前記の事例は，医行為が反覆継続の意思をもって行われる場合，すなわち医業の場合であるが，この意思をもってなされる限り，1回の医行為でも医業とみなされるのであるから通例ではこの意思ありとされるであろう。ところで，病院，診療所は，公衆又は特定多数人のため医業を行う場所であるから（医療法1条の5），前記のように知人，家族を自宅で診療するのであれば，自宅を診療所として開設しなければならない（医療法8条）。また，往診のみによって診療するのであれば，医療法5条により住所をもって診療所とみなされるから，同法8条の開設届けをしなければならない。

 ▶ 自分を診察 ☞〈p36〉Q16 医師の自己診療

Column 9

診療所廃止後の学校医等の継続

「医師でなければ，医業をなしてはならない」（医師法17条）のであるが，医業を行う場所は，建前として病院や診療所などの医療施設であり（医療法1条の5），医業とは，医行為を業（反覆継続の意思をもって行うことで，この意思があれば1回でも業となる）とすることである。

医行為の典型例が診察，治療であり，標記の場合，問題になるのは，主として健康診断，診断書作成などである。学校医，園医，警察医，生保診査医などは，上述の医業を行うものであるから，診療所の開設が必要である。

ところで，医療法1条の5に定める診療所を廃止し，学校医等を継続したいと希望される場合であるが，このような場合に備えて医療法5条（往診医師）があるのであり，これに従えばよいのである。5条の場合，住所を届け出て自宅が診療所とみなされることになるが，この場合の自宅に適用される規制は，医療法上は，同条に定める通り，開設届，休廃止の場合の届出，広告の制限などにすぎないのである。

❷ 診療行為と医療事故

Q-18 往診専門医師の法的問題②

？ 往診のみによる診療と医療報酬について。

A 自宅を診療所とする場合は，通例の場合（医療法1条の5，8条）であるから，特に考慮することはないが，往診のみによる（医療法5条による），いわば，みなし診療所（筆者の造語であるが，5条診療所を，1条の5診療所と区別して理解するためにはわかりやすいと思う）の場合は，「医療法第5条に規定する往診医師は指定を受けることができない」とされ，保険診療の適用を受けるために必要要件の保険医療機関の指定が受けられないとされているのである（厚生省保険局保険課・社会保険庁健康保険課編「新版健康保険法の解説と適用」社会法規研究会，1968年）。

健康保険法65条第1項は，「第63条第3項第1号の指定は，政令で定めるところにより，病院若しくは診療所又は薬局の開設者の申請により行う」と定め，この病院，診療所とは，医療法1条の5に定めるものであり，このような病院，診療所でなければ，保険医療機関としての責務（健康保険法70条）を果たし得ないのである。

そうすると，往診のみによる診療は保険診療にならないので，自費診療にならざるを得ない。前掲の質疑（**Q16**）の事例のような厚意的動機による友人，知人を対象とする場合はそれなりにやむを得ないとされようが，往診（在宅医療）を専門にして開業するということを仮定すると，保険診療の適用を受けないと，開業が成り立たないことになろう。こうした場合には，法律上は，医療法1条の5の診療所を開設して，保険医療機関の指定を取り，保険医登録をして，体制を作り，実際では，往診診療に専念するということになろうが，公衆又は特定多数人より診療所での診療を求められた場合には，これに応じなければな

らないということになるので、現状では、種々の困難が生じることになろう。1条の5の診療所でありながら、往診専門診療所の表示は許されないであろうし、5条のみなし診療所でありながら、保険診療を表示することは許されないのであるから、これらの問題解決が必要になろう。

なお、平成28年度診療報酬改定では、在宅医療を専門に行う診療所である「在宅専門診療所」が新たに位置づけられた（厚生労働省のホームページ参照）。これは、医療法の改正でなく、健康保険法上の変更によるものである。

 ▶5条診療所 〈p39〉 **Column 9** 診療所廃止後の学校医等の継続

Column 10

減点査定と医療過誤責任

以前、「減点査定を受けたため、投薬量を減らす等治療法を変更したが、その結果患者が死亡した場合、支払基金にも医療過誤責任が生じるのか」という質問を受けた。

社会保険の診療報酬とは社会保険法上、療養の給付に関する費用をいい、支払基金は、診療行為の内容が療養担当規則に適合するものであるか否かを審査し、同規則に照らして不当と認めれば減点査定するのである。ご承知の通り、これに不服な場合には、最終的には裁判所の判断（判決）を受けることになる。

損害賠償責任は、民法に規定され、同法415条の債務不履行責任、同法709条の不法行為責任の存否の問題である。いわゆる医療事故（過誤）の場合であり、大雑把にいえば、要点は、診療行為の内容に過失（注意義務違反）があるか否か（減量投与が一義的に過失といえるのか否か）、過失とされれば、その過失と悪い結果（死亡）との間に原因結果（因果関係）があるとされるのか否かが問われる。

減点査定と民法上の損害賠償責任とは、法の目的が違うので、社会保険法上の減点査定（減量投与）が、直ちに民法上の損害賠償責任の過失とイコールというようには解されない。

一般に、医療過誤における過失とは、診療当時の医療水準を基準にして判断されるが、具体的事案では多岐多様の原因、事情、医療体制等が考慮されなければならないので、ケース・バイ・ケースで検討されることになる。

❷ 診療行為と医療事故

Q-19 病院長を解任できるのは誰か

? 病院（医療法人）の院長でありながら，診療業務を行わず，会議その他事務的な職務しか担当していない場合，背任，横領，職務逸脱等に該当しないのでしょうか。また，そのような病院長を勤務医が告発，解任することができるでしょうか。

A 院長職にある医師が，その病院において患者の診療業務を担当するか否かは，病院の規模にもより，院長と開設者間の契約関係（内容）によるが，法令上，この場合には必ず診療に従事しなければならないということを定めたものはない。

院長，すなわち医療法上の管理者（医療法10, 12条）の職務権限は医療法15条その他（医療法13, 16, 17, 25条等々）である。したがって，本件の院長職にある医師が，患者の診療に従事していないとしても，そのことだけで職務違反とは直ちにいうことはできない。まして，そのことにより背任，横領等，刑法上の犯罪を構成するとは到底いえないのである。国民は，「何人でも，犯罪があると思料するときは，告発をすることができる」（刑事訴訟法239条第1項）が，誣告罪（刑法172条），名誉毀損罪（刑法230条）等にも自ずから留意する必要があろう。解任については，解任の権限（人事権）を持つ者に働きかけることになろうが，いずれにしても感情に走らず，弁護士に相談する等，慎重な言動をとることが望ましい。

医療法人は，病院の開設者であり，医療法人の事務を執行する職務権限を持つ者が理事であり，医療法人を代表し，その業務を総理する職務権限を持つ者が理事長である。すなわち，理事長は，対内的には医療法人の事務一般を処理し，その内部組織を維持する最終責任者であり，対外的には医療法人を代表するから，理事長が医療法人のためにする行為は医療法人の行為と認められ，その効果はすべて医療法人について生じる。本件では，問題になる人事権（採用，昇

進，昇格，解雇，休職等の従業員の地位の得喪，変更を伴うもの）は開設者，結局理事長の権限とされるのである。

なお，付言すれば，従前の国公立病院の場合であっても，医療法の適用を受けるので差異はない。ただし，管理者たる医師は国家公務員，地方公務員であるため，それぞれ，国家公務員法，地方公務員法の適用を受けることになる。法令，条例，内部規則，慣行などにより，管理者として割り当てられた職務を忠実に果たさなければならないことは同様である。

医療法10条〈病院等の管理者〉「①病院又は診療所の開設者は，その病院又は診療所が医業をなすものである場合は臨床研修等修了医師に，歯科医業をなすものである場合は臨床研修等修了歯科医師に，これを管理させなければならない　②病院又は診療所の開設者は，その病院又は診療所が，医業及び歯科医業を併せ行うものである場合は，それが主として医業を行うものであるときは臨床研修等修了医師に，主として歯科医業を行うものであるときは臨床研修等修了歯科医師に，これを管理させなければならない」

医療法12条〈開設者の管理等〉「①病院，診療所又は助産所の開設者が，病院，診療所又は助産所の管理者となることができる者である場合は，自らその病院，診療所又は助産所を管理しなければならない。但し，病院，診療所又は助産所所在地の都道府県知事の許可を受けた場合は，他の者にこれを管理させて差支ない　②病院，診療所又は助産所を管理する医師，歯科医師又は助産師は，その病院，診療所又は助産所の所在地の都道府県知事の許可を受けた場合を除くほか，他の病院，診療所又は助産所を管理しない者でなければならない」

医療法15条〈管理者の監督義務〉「①病院又は診療所の管理者は，その病院又は診療所に勤務する医師，歯科医師，薬剤師その他の従業者を監督し，その業務遂行に欠けるところのないよう必要な注意をしなければならない　②③略」

▶ 開設者 ☞ 〈p46〉**Q21** 管理者の職務権限と開設者の責任
▶ 管理者 ☞ 〈p46〉**Q21** 管理者の職務権限と開設者の責任

❷ 診療行為と医療事故

Q-20 非医師が「院長」を名乗れるか

病・医院の管理者は医師でなければならないはずですが，院長は医師でなくてもよいのでしょうか。管理者と院長の異同，および非医師が院長を名乗ることの法的可否を。

医療法上，病院・診療所（以下，病院等と略）の管理者は，医師でなければならない（医療法10，12条）。また，同法15条において，管理者の監督義務が定められている。しかし，管理者が院長でなければならないとか，院長が管理者であるとか等を明示した規定はない。そこで，本件のように非医師が病院等の院長になることができるのか，という問題が生じる。たとえば，社会福祉法人病院の非医師である理事長が，院長を兼務し，医師である副院長を管理者として届け出るといったようなことである。そもそも，病院等の院長とは何であろうか。言葉通り，病院等の長であるならば，医業を全般的に統轄すべき責任者のことであり，医業の特殊性（専門性など）からして医師でなければその責任（職責）を果たすことができないとされている地位である。したがって，特別の理由がない限り，病院等の院長とは医療法上の管理者であるとするのが正当であるし，社会通念もそのように理解しているのである。

たとえば，社会生活で病院長の名刺をもらえば，その者が医師であり，その病院の長たる責任者であると信じるのが一般であろう。そうだとすれば，非医師が病院長の名刺を振り回すような行為は，医師法18条「医師でなければ，医師又はこれに紛らわしい名称を用いてはならない」に違反するおそれが生じよう（本条の違反には罰則がついている）。

法律上，院長なる言葉は，明治7年8月18日（文部省より東京，京都，大阪三府へ通達）の医制にみることができる。同20条は「医学校附属ノ院長或ハ副院

長当直医師薬局長以下ヲ置クヘシ。但シ其員数ハ院長其学長ニ議シ衛生局地方官ノ協議ヲ以テ文部省ニテ之ヲ定ム」，21条は「院長ハ公私病院ニ拘ラス医術開業免状（37条）ヲ所持スル者ニ非サレハ其職ニ任スルヲ許サス」，22条は「医学校附属病院ノ院長ハ専任或ハ学長副学長ヨリ兼勤スルコトアルヘシ」，23条は「院長ハ公私病院ニ拘ラス毎半年間療スル所ノ病客ノ員数治癒死亡病名等ノ明細表ヲ製シ毎年両度二月七月中衛生局及ヒ地方庁ニ出スヘシ。又難病奇患ノ始末及ヒ諸経験等ヲ詳記シ教師及ヒ自己ノ意見ヲ附シテ文部省ニ出タスヘシ」，32条は「学長院長教官タル者ハ医學校病院及ヒ私塾ヲ論セス或ハ懶惰ニシテ職務ヲ怠リ或ハ商売ニ通シテ奸利ヲ謀ル等総テ不行跡アル時ハ免状ヲ取揚ケ教授ヲ禁シ其地方及ヒ文部省ニテ其事由ヲ報告スヘシ」とそれぞれ定めている。すなわち，院長は医師でなければならないのであり，病院の統轄者であり，責任者であるとされているのである。

そして現在の医療法の原形をなすものである昭和8年10月4日（内務省令30）の診療所取締規則によると，院長の言葉はなく，現行医療法と同様管理者となってくるが，院長の内容には変わりはないのである。

医療法上，病院等の管理者は院長でなければならないとか院長は医師でなければならないとかの明文規定がないことは事実であるが，非医師が病院等の院長を称するということがあるならば，医師法18条の名称制限にふれるおそれが生じよう。

なお，厚生労働省組織規則（平成13・1・6厚労令1）674条は，「①病院に，病院長及び副院長一人を置く。②病院長は，病院の事務を掌理する。③副院長は，病院長を助け，病院の事務を整理する」と定めている。

▶ 医療法10，12条☞〈p42〉Q19 病院長を解任できるのは誰か
▶ 医療法15条☞〈p42〉Q19 病院長を解任できるのは誰か

❷ 診療行為と医療事故

Q-21 管理者の職務権限と開設者の責任

? 開設者と管理者との責任の分担はどのように考えればよいのでしょうか。開設者は，管理者を任命することによって，病院の管理責任を免除されるのでしょうか。

A 開設者は，病院等における管理権行使を医師である管理者を置いて代行させなければならないという法律上の義務づけは，他面，開設者の管理上の責任を免除するものであるかどうかということであるが，これは，医療過誤の損害賠償責任に関して，民法715条が適用されるかどうかの問題である。結論的にいえば，開設者は同条でいう「使用者」に当たり，管理者は「使用者に代わって事業を監督する者」に当たり，従業員は「被用者」に当たり，医療は「事業」に当たることになるのである。

管理者の職務権限は，傷病者が適正な診療を受けることができるよう病院等の人的（医療従業員），物的（施設・構造）機構を組織的科学的に運営管理するために必要とされる権限であり，この意味では診療業務範囲に限られ，開設者の基礎的，広範囲な権限とは異なるものである。

たとえば，ときに管理者と開設者との間に意見を異にすることがあり得ようが，開設者の権限が管理者のそれに勝るものである以上，管理者は開設者の意見を尊重せざるを得ないことになるのである。

以上に述べた病院等の管理者の職務権限，換言すれば管理者の職務の中心は，従業者に対する監督義務（医療法15条）であるが，その他，診療所の患者収容時間の制限義務（同法13条），院内掲示義務（同法14条の2），業務委託適正義務（同法15条の2），医師の宿直義務（同法16条），地域医療支援病院，特定機能病院の管理者の行うべき事項（同法16条の2，3），病院報告の提出義務（同法施行規則13条第1項），医薬品等の管理義務（同法施行規則14条）などがある。

民法715条〈使用者等の責任〉「①ある事業のために他人を使用する者は，被用者がその事業の執行について第三者に加えた損害を賠償する責任を負う。ただし，使用者が被用者の選任及びその事業の監督について相当の注意をしたとき，又は相当の注意をしても損害が生ずべきであったときは，この限りでない ②使用者に代わって事業を監督する者も，前項の責任を負う ③前2項の規定は，使用者又は監督者から被用者に対する求償権の行使を妨げない」

開設者の管理上の責任については，以下のように判示されている。
▶「病院の開設者は管理者をして，自己に代わって従業員の業務遂行を監督させるものであって，管理者に監督義務があるからといって，開設者の監督責任が排除されるものではなく，医師又は看護婦の医療行為における過失により他人に損害を加えた場合には，開設者は，使用者として損害賠償を負うものと解すべきである」（広島地方裁判所呉支部昭和36年4月8日判決）
▶「国立病院開設者である国は同病院の勤務の医師，看護婦らに対し一般的監督をなす地位にあり，右医師看護婦らのなす医療行為における過失について，使用者としての責に任ずべきである」（千葉地方裁判所佐倉支部昭和46年3月15日判決）
▶「公的医療機関たる病院の開設者は，個々の医療行為について直接指揮命令をすることはできないが，医師，薬剤師その他の職務遂行を常に監視すべき義務を負い，医師たる管理者をして，開設者に代わって監督をさせるものであるから，管理者において職員の監督につき懈怠があったときは，開設者は管理者の右懈怠を自己の過失として己の責に任ずべきであって，管理者の選任について相当の注意をしたことを理由としてその責を免れることはできない」（福島地方裁判所昭和31年1月20日判決）

▶ 従業員に対する監督義務 ☞〈p42〉Q19 病院長を解任できるのは誰か
▶ 医師の宿直義務 ☞〈p59〉Column 12 宿直医の事故責任

❷ 診療行為と医療事故

Q-22 管理者の事故責任

? 医療過誤において，管理者の責任が問われるのは，どのような場合でしょうか。

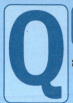

病院等における損害賠償責任問題としては，医療事故が中心であり，過失の有無が争点となることは周知の通りである。その他，管理責任が問われるケースとしては，患者間の暴行傷害や院内での盗難事故，火災事故で死傷者が出たような場合には，火災原因，発生時の防火，患者の避難誘導，日常の防災避難訓練等の有無が問題にされよう。入院患者の無断外出中の事故は，特別の事情がない限り病院等の責任とはならないが，精神科では問題とされることがある。

そもそも患者が診療を受けるのは，通常は診療契約を締結し，この契約に基づくものであり，契約内容は病院等の医療側，患者の状態等により多様であるが，要するに，当時の医療水準による病気の医学的解明（診察，検査）とその治癒ないし病苦の軽減を目的とする治療（原因療法，対症療法）を内容とするものである。この診療契約の締結当事者は一方が病院等の医療機関の開設者，たとえば国立病院であれば国，県立病院であれば県，市立病院であれば市，医療法人であれば医療法人であり，他方が患者側，たとえば患者本人であったり，家族，第三者であったりする。したがって，病院等の管理者（院長）が契約当事者ではないのであり，もとより主治医や看護師が契約当事者となるわけではない。したがって，医療事故において患者側が損害賠償請求（訴訟）をするときの法的根拠として，この診療契約上の義務（債務）違反（不履行），すなわち民法415条の債務不履行を理由とする場合は，請求される相手方（被告）は開設者（契約当事者）であって，管理者ではない。

しかし，民法715条の不法行為上の使用者等の責任を求めてくる場合は，ときに管理者も被告とされる。訴訟前交渉では，実際では管理者が相手にされることがほとんどである。民法715条にいう使用者は開設者に当たり，代理監督者は管理者に当たることになる。

患者側が病院等を訴える場合，被告側は最大限では開設者，管理者，不法行為本人（事故加害者である医師，看護師等）らになるのである。そしてこの代理監督者責任ではなく，管理者自身の管理責任を問われるときは，管理者は不法行為本人（民法709条）としての責任が問われる場合なのである。

▶債務不履行☞〈p34〉Q15 回診の法的義務
▶使用者等の責任☞〈p46〉Q21 管理者の職務権限と開設者の責任

Column 11

医師賠償責任保険の被保険者の範囲

医師賠償責任保険には，日本医師会の会員のための保険，一般医師の個人加入の保険，病院・診療所として加入する保険等があり，各保険において，保険事故が医療事故（過誤）であることは同一であるが，被保険者の範囲が異なるので注意が必要である。たとえば，日医保険の場合，院長のみが日医会員であるときは，勤務医の医療過誤には適用されない。全医師が日医会員であっても，その病院等が医療法人のかかわるものであるときは，通例開設者（病院等）が訴えられるので，この場合も日医保険は適用されない。そこで，日医保険においては，勤務医を対象としたA2会員制度をつくって，A2会員については日医保険の適用を認めることとしている。医療事故は，勤務医による場合が多いことを考えれば，院長だけでなく，すべての勤務医もA2会員として加入する必要があるのである。

なお，日本医師会は，上記医賠責保険に上乗せして（合算額2億円になる），平成13年9月より，会員任意加入による「日医医賠責特約保険」を創設した。A会員の管理者責任に対応したもので，A会員以外の勤務医にも適用されるのである。

❷ 診療行為と医療事故

Q-23 在宅医療・訪問看護の事故責任

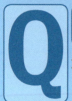

在宅医療や訪問看護では，医療機関における場合に比較して，緊急時の対応に設備面等での不安が残ります。万一の場合の事故責任は，どのように取り扱われるのでしょうか。

A 在宅医療といい，訪問看護といっても，その実体はもちろん医療と看護である。主として医療・看護が行われている場所は，病院，診療所，介護老人保健施設など施設においてであり，医師，歯科医師，薬剤師，看護師その他多くの医療従事者がおり，また多くの医療器械・器具があり，これらの者によるそれらの使用により運営されているものである。ところが，在宅医療，訪問看護となると，そのような良い環境条件ではなく，家庭であるから，往診の場合は往診医師だけであり，訪問看護であれば訪問看護師1人である場合が多い。医療器械・器具についても無いか，少ないか，簡単なものでしかない。その上，在宅患者は病状安定期にある慢性疾患，長期療養型の人達でもあるが，いつ生命が危ない状態になるかも知れない危険性をはらんでいる人達であるから，そのような緊急状態の場合どうするかといった，いわば危機管理の問題が，施設における場合と違って，重大な問題である。このような状況下での在宅医療，訪問看護の業務の相互の適法な限界，事故の場合の法的責任ということも問題とならざるを得ないのである。そもそものようなことは，施設においても古くて新しい常々存在する問題ではあるが，在宅におけるそれらの問題となるとなお切実な感じがすると思われる。

老人保健法（現・高齢者の医療の確保に関する法律）の平成3年改正により指定老人訪問看護ステーションが創設され，平成4年4月1日から実施されるに至った。行政側の説明によると，対象は，主として病状安定期にある寝たきり老人であり，訪問看護師の業務は，診療の補助業務としては病状観察，褥瘡処置，

包帯交換，リハビリ，服薬指導，カテーテル管理などであり，療養上の世話業務としては，介護的色彩の強い，日常生活上の支援など，とされていたようであるが，平成6年の社会保険診療報酬の改定により，対象者は拡大され，難病患者，重度障害者，精神障害者にも及ぶに至った。そうすると，医療依存度の高い患者が多くなり，たとえば気管切開者，膀胱カテーテル留置者，経管栄養患者，中心静脈栄養患者，人工透析（腹膜灌流）者，家庭酸素治療者，人工呼吸器使用者，病状安定期にあるが外来通院困難な在宅療養患者等々に及ぶに至った。従来は，難病患者などは，病院の継続医療として行われているところであったが，訪問看護ステーションの訪問看護師の業務となるに至ると事故も重大な結果につながるおそれも多くなることは否定できない。

一般的に，看護業務上の事故責任は，実際では，診療の補助業務上の事故についての看護師本人の刑事責任追及がそのほとんどであり，端的にいえば，医療事故（過誤）責任である。民事（損害賠償）責任にあっては，実際では，訪問看護師の使用者（雇用者）に対して請求されるものであり，たとえば訪問看護ステーションに勤務する看護師の場合であればその事業者，施設からの継続医療（ケア）であれば施設の開設者であり，これらはそれぞれ賠償責任保険に加入しているから，結局は損害賠償責任保険でまかなわれることになる。しかし，刑事責任は，事故を起こした訪問看護師に課せられる問題である。これは刑法211条の業務上過失致死傷罪成否の法律問題なのである。

刑法211条〈業務上過失致死傷等〉「業務上必要な注意を怠り，よって人を死傷させた者は，5年以下の懲役若しくは禁錮又は100万円以下の罰金に処する。重大な過失により人を死傷させた者も，同様とする」

▶賠償責任保険 ☞〈p49〉Column 11 医師賠償責任保険の被保険者の範囲
▶業務上過失致死傷罪 ☞〈p248〉Q115 看護師の静脈注射をめぐる判決と行政解釈の効力の優劣

❷ 診療行為と医療事故

Q-24 医薬品事故と医師の注意義務

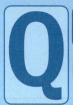

医薬品事故において，製薬会社の事故責任および医師の使用上の過失が問題となるのは，どのような場合でしょうか。

製薬会社は，医薬品を製造し，医師に販売するのであって，直接患者に使用するわけではない。しかし，医薬品は人に有効に作用するばかりでなく，人の生命，身体に直接危険を及ぼすおそれもあるから，その副作用について最大限の情報を具体的にわかりやすく，使用する医師に提供しなければならないことも当然の義務である。この製薬会社の持つ使用する医師に対する警告義務の履行が，医療用医薬品の添付文書（能書）の作成であり，その記載内容により義務履行が十分かどうかが判断されることになる。医師が患者に対して医薬品を使用するに当たっては，一般的にいえば医師は当時の医学・医療水準に準拠して行わなければならないのであり，具体的には，用法，用量，適応，禁忌，副作用，テストなど当該医薬品の使用および取扱い上の必要な注意を尽くすことである。能書に記載されている使用上の注意事項は，医師にとっては当時の医療水準においても同一，またはむしろそれ以上であるはずである。

したがって，能書に記載ある事項，すなわち，用法，用量，適応，禁忌，副作用，テストなどの注意事項を患者の状態にあわせて判断して使用するならば，医師の注意義務を尽くしたことになる。ただし，能書記載事項が当時の医学・医療水準以下の内容になっていた場合には，医師は能書に従ったからという理由のみでは免責されない（東京高等裁判所平成5年4月30日判決・判例タイムズ854号253頁）。

医薬品事故では，その医薬品が不純品でないならば，医師の使用上の過失の有無が問題となる（表）。

● 医薬品事故における医師の使用上の過失の有無

適応を誤った場合	能書記載の適応症以外に使用	医師の過失とみられやすい。能書に記載のない実験的使用も同様であろう。製薬会社に事故責任は及ばない
	能書記載の禁忌症に使用	医師の過失とみられやすい。製薬会社に事故責任は及ばない
	能書に記載のない禁忌の場合	医学常識上知られている場合は医師の過失とみられやすい。この場合は製薬会社の責任も問題になる
用量を誤った場合	能書記載の用量を超えて使用	医師の過失とみられやすい。医学常識を超える過量のときはもちろん過失である。製薬会社に事故責任は及ばない
	能書の記載に誤りがある場合	その用量が医学常識でわかるはずのときには医師も製薬会社も過失があるとされよう。医学常識ではわからないときは製薬会社のみの責任となろう
	能書記載上誤りはなかったが，後日誤りであると判明	当時の用量が過失かどうか困難な問題となろう
用法を誤った場合		医師の過失とみられやすい。医学常識を超える過量のときはもちろん過失である。製薬会社に事故責任は及ばない
副作用の場合	知られている副作用	能書に記載されていない場合は，製薬会社の過失であるが，医学常識上医師がそれを知り得るときには，医師の責任も免れない。能書記載の副作用回避上の問診，テストなどを行わなかった場合は，医師の過失とみられやすい。医学常識上わかっていない副作用については，能書に記載がない限りやむを得ないであろう
	知られていない副作用	製造段階までに社会的に要求される注意義務を果たしてもなおかつ予測できなかった副作用については，製薬会社は，それが知れるまでの販売については過失はないと思われ，それを用いた医師にも過失があるとは考えられない。しかし，製薬会社には副作用調査義務が厳しく求められるから，副作用の情報収集，報告，疑惑公開，警告，販売停止，回収など，適時適切に行動しなければならず，これを怠った場合は，その時点でその点の過失が問題にされるであろう

❷ 診療行為と医療事故

Q−25 患者側の暴力・いやがらせへの対応

? 患者が急死したり，後遺症が残った場合，医療事故として争われるだけでなく，患者側からの各種のいやがらせが医療機関に対してなされることがあります。法的にはどのように対処すべきなのでしょうか。

A 医療事故にまつわる患者側（患者の遺族や本人，家族，ときには得体の知れない第三者）からのいやがらせとしては，まず，院内における暴言，脅迫，面会強要，不退去，長時間の居座り，稀には職員に対する暴力などがあり得る。また，いやがらせの電話，ビラ貼り，街頭配布，新聞折り込み，医家非難の署名集め等も行われることがある。いずれにしても，医事紛争における嫌なことの最たるものといえよう。

一般に，患者側の動機については一応の同情・理解がおかれがちであり，人身傷害，器物損壊および不退去などのような明白な刑法上の犯罪（➡ 参照条文）が成立するときは警察への通報で処理できるが，それに至らない場合は，警察官の理解を得るのにも時間がかかる。もちろん，ケース・バイ・ケースであるが，警察との連絡を十分に取り，その指導で対応（ときに告訴，被害届の提出）したり，弁護士と相談する必要もある。最近，大病院でも，患者もしくは患者の家族からの「院内暴力」（暴言，身体的暴力，セクシャルハラスメントなども含めていうこととする）が問題となっている。これにより，勤務医その他の医療従事者の勤労意欲の低下，消極的医療や萎縮医療などが生じていると考えられるからである。この「院内暴力」に対しては，病院全体で取り組まなければならない。院内暴力対策委員会の設置，対策マニュアルの作成，警備の強化などが必要である。その一方で，患者もしくは患者の家族からの苦情に対して親切に対応する部署・人を決めることも必要である。これにより患者側の不満がかなり解消される可能性もある。

刑法222条〈脅迫〉「①生命，身体，自由，名誉又は財産に対し害を加える旨を告知して人を脅迫した者は，2年以下の懲役又は30万円以下の罰金に処する　②略」(脅迫とは，人を恐怖させるに足りる害悪を告知することである)

刑法223条〈強要〉「①生命，身体，自由，名誉若しくは財産に対し害を加える旨を告知して脅迫し，又は暴行を用いて，人に義務のないことを行わせ，又は権利の行使を妨害した者は，3年以下の懲役に処する　②③略」(暴行とは，人に向けられた有形力の行使をいう)

刑法208条〈暴行〉「暴行を加えた者が人を傷害するに至らなかったときは，2年以下の懲役若しくは30万円以下の罰金又は拘留若しくは科料に処する」

刑法234条〈威力業務妨害〉「威力を用いて人の業務を妨害した者も，前条の例による」(威力とは，人の意思を制圧するに足りる勢力をいう)

刑法230条〈名誉毀損〉「①公然と事実を摘示し，人の名誉を毀損した者は，その事実の有無にかかわらず，3年以下の懲役若しくは禁錮又は50万円以下の罰金に処する　②略」(公然とは，不特定または多数の者が知ることのできる状態をいう。名誉とは，外部的名誉，すなわち人格的価値の社会による承認・評価をいう)

刑法231条〈侮辱〉「事実を摘示しなくても，公然と人を侮辱した者は，拘留又は科料に処する」(侮辱とは，名誉感情を侵害することをいう)

刑法130条〈住居侵入等〉「正当な理由がないのに，人の住居若しくは人の看守する邸宅，建造物若しくは艦船に侵入し，又は要求を受けたにもかかわらずこれらの場所から退去しなかった者は，3年以下の懲役又は10万円以下の罰金に処する」(侵入とは，住居者の意思又は推定的意思に反する立ち入りをいう)

▶ 医療事故〈p78〉Q37 医師の過失・因果関係の認定はどのようにしてなされるか，〈p80〉Q38 損害賠償の対象となる過失とは何か，〈p82〉Q39 医療過誤における損害賠償金の算定基準

❷ 診療行為と医療事故

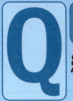

Q-26 患者の事情・素因と医療事故責任

医療事故の損害賠償責任を考える上で、医師側の過失だけでなく、患者側の受診に至った経緯や素因も当然考慮されるべきと考えますが、実際的にはどのような基準で取扱いがなされるのでしょうか。

医療事故は予期に反して悪い結果が発生した場合であり、医師の医療水準に反した医療行為（過失ある医療行為）を原因としてその悪い結果が生じた場合、責任問題となる。すなわち、主として過失と因果関係によって決まるのであり、過失は結果に因果関係のある過失が問題になる。たとえば、交通事故受傷患者が大出血をして病院に搬入され輸血がなされたが死亡したところ、実は異型輸血であったとすると、その死亡が異型輸血を原因として結果したのでなければ、過失ある医療行為である異型輸血は責任問題にはならない。死亡原因は交通事故受傷による大出血であったとすると、この場合、正しい輸血がなされても救命できなかったからである。

ところで、医療事故においては、医療の対象となる患者はある傷病を持って受診するのであるが、その経過は主として身体内部で進行し、画像診断が発達した現在でも不可視的であり、さらに個人差、患者の素因により医療の反応、効果、影響も多様であるところ、医学、医療はこれらのメカニズムを十分に解明できていない。したがって、医療行為は試行錯誤を重ねつつ医師のある範囲の裁量によって行われざるを得ないのであり、結果が悪いからといって、医療行為に過失ありとは到底いえないし、仮に過失が認められても、それが原因だとも言い切れないことがあるのである。そこに医療事故責任を決めるについての困難があるのであり、このことはまた十分に理解されなければならない。

近年、医療が、医療側から患者側に対する一方的なパターナリズム強制でなく、

医師と患者との協同，協力関係であり，医師の裁量についても患者の医療における自己決定権が尊重されなければならないとされるに至ったのは周知のところである。たとえば，(1)医師には患者に対する診察・問診義務があるが，患者はこれに協力する義務，十分な応答，説明をする義務がある。したがって，患者側のこれらの違反は医師の責任を否定ないし軽減させる事由となる。(2)医師には患者に対する治療，療養上の指示，指導義務があるが，患者にはこれらを誠実に遵守する義務がある。したがって，患者側のこれらの違反は(1)と同じになる。(3)患者には病状の変化があったときには，これに即応して受診する義務があり，これらの遅延はやはり(1)と同じになる。

患者の素因（ここでは広く解しているが）は，すべて等しく医師の責任に斟酌されるわけではないが，常に医師の注意義務との相関関係において判断されている。たとえば，胸腺リンパ体質，失明に対する未熟児の網膜未熟性，原疾患，くも膜下出血，心因性等が判例で斟酌されている。素因は端的に因果関係の起因力か寄与割合として損害額の減額として考慮されるのである。

胸腺リンパ体質：千葉地方裁判所昭和58年3月28日判決（判例時報1089号99頁）

失明に対する未熟児の網膜未熟性：福島地方裁判所昭和60年12月2日判決（判例時報1189号87頁）

原疾患：東京地方裁判所平成2年7月27日判決（判例時報1375号84頁）

くも膜下出血：広島地方裁判所昭和62年4月3日判決（判例タイムズ657号179頁）

心因性：最高裁判所昭和63年4月21日判決（判例タイムズ667号99頁）

▶過失〈p78〉Q37 医師の過失・因果関係の認定はどのようにしてなされるか，〈p80〉Q38 損害賠償の対象となる過失とは何か

❷ 診療行為と医療事故

Q-27 妊婦の子宮破裂と医師の責任

既往帝王切開妊婦であっても医学的には経腟分娩が可能であると考えられますが，ときに子宮破裂を起こすため，医療過誤の面からは全例再帝切術で対応したほうが無難であるとの見解があります。
1．妊婦検診で異常を認めず，入院前に子宮破裂を起こした場合の責任の所在
2．入院後，正常では子宮破裂を起こさない程度の陣痛促進剤を使用し，子宮破裂を起こした場合の責任の所在
はどのように考えられるでしょうか。

前回帝王切開術の種類を十分に聴取の上，産婦の状態を十分に診察して経腟分娩可能の判断をしたならば，産婦に十分説明の上，その同意を得て経腟分娩することは許されよう。

しかし，帝王切開術後瘢痕破裂では，破裂の前駆症状および症状を示さない，いわゆる無症状破裂も多いとされているので，その場合には産婦，胎児への厳重監視が必要であり，破裂の場合の急速遂娩の緊急対応体制，その施行が義務づけられる。

法的責任は，破裂およびその結果が悪い場合の事後的問題であるから，とかく医師へは不利な法的判断になりがちになるのは避けがたいと思われる。この意味で，法的責任回避の立場からは，再帝切術が「無難」という見解にもなるのである。

具体的事案では，具体的事情が十分に考慮されて判断されるべきであるから，概括的に責任の存否を断定することは無理である。ただ，質問1の場合は，まず医師の責任にすることは無理であろう。質問2の場合では，陣痛促進剤の適応，使用量，使用法などが問題になり得る。子宮破裂トラブルの多くは陣痛促

進剤に絡むことが多いようである。

 ▶ 同意☞〈p138〉**Q66**インフォームド・コンセントに関する最高裁判決

Column 12

宿直医の事故責任

宿直医の事故責任については，夜間，休日などの時間帯は診療体制機能が落ちている上に，主治医でない医師や専門科を異にする医師，ときに臨時パートの医師のこともあるので，患者の急変があったり，外来救急患者があったりすると，とかく事故発生の可能性も高いのが実情である。医療過誤の刑事責任は過誤を犯した宿直医個人の責任であるが，民事（損害賠償）責任は病院（開設者）の債務不履行責任（民法415条），使用者責任（民法715条）に及ぶことになる。

医療法16条は，「医業を行う病院の管理者は，病院に医師を宿直させなければならない。但し，病院に勤務する医師が，その病院に隣接した場所に居住する場合において，病院所在地の都道府県知事の許可を受けたときは，この限りでない」と規定する。したがって，医療法上宿直医設置義務のあるのは病院であり，医業を行う病院であるから，診療所や歯科医業を行う病院の管理者には義務とされていないことになる。しかし，当直医を置くのは，患者に対する安全性確保のためであり，患者を引き受けて医業または歯科医業を行う以上，患者に対して，夜間，休日などにも監視が必要であり，かつ緊急の場合の対応に支障をきたさないためには，当然に医師または歯科医師，必要に応じ看護師その他医療従事者を宿直させなければならないのである。そうでないと，事故発生の場合，当直医などを置かないことが診療上の注意義務違反になり，法的責任が問題にされることになろう。なお，診療所についても同条によることが望ましいとの行政指導がなされている（昭和24・4・7医発374医務局長回答）。宿直医の員数や専門科は，別に定められているわけではないが，緊急治療の必要性の高い患者が多い場合にはそれに相当する員数が必要になろうし，専門医の必要性の高い患者の場合にはときに専門医の宿直が必要になろう。医療法16条は，最低1人は宿直させなければならないとの義務規定と解すべきであろう。

❷診療行為と医療事故

Q-28 麻酔医と麻酔事故

? 嘱託の麻酔医（病院勤務）が勤務日以外の日に，他の病院からの要請に応じて出張し，その出張先で麻酔事故が発生した場合，責任の所在は麻酔医本人でしょうか，それとも出張先の病院になるのでしょうか。

A 麻酔過誤の場合，刑事責任（刑法211条〈業務上過失致死傷等〉）については，多くの場合，麻酔医本人が追及され，ときに医療（麻酔）体制上の過失が原因でもあるときは，病院側（開設者，管理者など）も問責され得る。

民事責任（損害賠償）については，不法行為（民法709条）本人として麻酔医が追及され，ときに体制上の過失があるときには，病院側も不法行為本人責任として問責され得る。債務不履行責任（民法415条）にあっては病院側（開設者）のみが診療契約当事者であるから，麻酔医個人が患者側から債務不履行責任を問われることはない。また，不法行為責任の場合には，使用者である病院開設者にも責任が及ぶので（使用者責任），患者側は開設者のみを相手として責任を求めることが多いが，この場合でも使用者には求償権（民法715条）があり，使用者が，賠償後麻酔医に求償することができる。債務不履行責任の場合には，麻酔依頼者（開設者）と麻酔医間の契約上の不履行（違反）を理由として開設者が麻酔医に対して賠償請求（求償）をする問題が起こり得る。

なお，本件の場合，麻酔の依頼に応じることは，医師法上問題はない。しかし，その出張麻酔（麻酔行為が医行為であることはいうまでもない）が業（反覆継続の意思をもってなされること）としてなされるのであれば，医療法5条第1項により，診療所開設の届出が必要である（同法8条）。具体的には所轄保健所で相談されることがよい。

たとえばA病院勤務麻酔医BがC病院の依頼を受けて，C病院が行う手術の麻

酔に参加し，麻酔事故を起こした場合，C病院が医療法人開設で医療法人病院医師損害賠償責任保険に加入しているときは，通例，C病院の同保険でカバーされるはずであり，また，C病院が医師個人開設で管理者のみが日本医師会医師損害賠償責任保険に加入しているときは，同保険はBには適用されないはずである。

このようなケースでは，麻酔依頼を受ける際に，依頼病院における医師賠償責任保険加入の有無，その内容，特に出張麻酔医に対しても保険が適用されるかどうか，カバーされるだけの保険金額であるかどうかなど，十分に確認するほうが安全である。もちろん，麻酔医自らが別に十分な金額の医賠責保険に加入していれば，問題はない。

民法709条〈不法行為による損害賠償〉「故意又は過失によって他人の権利又は法律上保護される利益を侵害した者は，これによって生じた損害を賠償する責任を負う」

医療法5条〈往診医師等〉「①公衆又は特定多数人のため往診のみによつて診療に従事する医師若しくは歯科医師又は出張のみによつてその業務に従事する助産師については，第6条の5又は第6条の7，第8条及び第9条の規定の適用に関し，それぞれその住所をもつて診療所又は助産所とみなす　②略」

医療法8条〈診療所等開設の届出〉「臨床研修等修了医師，臨床研修等修了歯科医師又は助産師が診療所又は助産所を開設したときは，開設後10日以内に，診療所又は助産所の所在地の都道府県知事に届け出なければならない」

▶ 業務上過失致死傷 ☞〈p248〉**Q115** 看護師の静脈注射をめぐる判決と行政解釈の効力の優劣

▶ 不法行為 ☞〈p34〉**Q15** 回診の法的義務

▶ 債務不履行 ☞〈p34〉**Q15** 回診の法的義務

▶ 使用者責任 ☞〈p46〉**Q21** 管理者の職務権限と開設者の責任

▶ 求償権 ☞〈p46〉**Q21** 管理者の職務権限と開設者の責任

▶ 医行為 ☞〈p10〉**Q4** 応招義務の内容

▶ 日本医師会医師損害賠償責任保険 ☞〈p49〉**Column 11** 医師賠償責任保険の被保険者の範囲

❷ 診療行為と医療事故

Q-29 緊急輸血の際の交差適合試験の省略

? 患者が大出血やショックに陥っている場合，担当医師から検査部に対し，クロス・マッチテストなしでもよいから血液を送ってくれという指示があることがあります。患者が重症で時間がない場合，簡易法（生食法）によるクロス・マッチテストなしで輸血することは法的に問題ないでしょうか。

A 医師の使命は第一義的には患者の救命にあり，輸血はその手段である。

簡易法（生食法）によるクロス・マッチテスト（交差適合試験）をする時間も待てないほどに緊急輸血が必要な場合には，クロス・マッチテストなしで輸血することは許される。輸血において，クロス・マッチテストのための時間の遅れがそれだけ輸血の遅れになるわけであるが，その遅れが救命を不可能にし，または重大な脳障害を結果する蓋然性が高度であれば，医師はクロス・マッチテストを省略してでも輸血を急がなければならない。輸血自体が目的ではなく救命が目的であり，輸血はその手段にすぎないからである。

具体的事例においては，その場合の緊急性と交差適合試験省略との利益・不利益権衡が争われることになろう。というのは，法的問題は結果が悪い場合（たとえば緊急輸血にもかかわらず患者が死亡した場合）に提起されるものであるが，この場合，死因が，原疾患でなく不適合輸血にあるとされるならば，交差適合試験省略が医療過誤（法的には刑法211条〈業務上過失致死傷等〉，民法415条〈債務不履行〉，同法709条〈不法行為〉の責任問題が生ずること）に当たるか当たらないかが遺族側から問題にされる可能性があるからである。

具体的事例では，そのあらゆる状況を考慮しての判断になるからケース・バイ・ケースである。

実務上は「輸血療法の実施に関する指針」（改定版）が参考となるであろう（表）。

● **輸血療法の実施に関する指針（抄）**

> 1）ABO血液型確定時の同型の血液の使用
> 患者の最新の血液を検体として，ABO血液型及びRho（D）抗原の判定を行い，直ちにABO同型血である赤血球（または全血）を輸血する。輸血と平行して，引き続き交差適合試験を実施する。
> 2）血液型が確定できない場合のO型赤血球の使用
> 出血性ショックのため，患者のABO血液型を判定する時間的余裕がない場合，同型血が不足した場合，緊急時に血液型判定用試薬がない場合，あるいは血液型判定が困難な場合は，例外的にO型赤血球を使用する（全血は不可）。
> 注：O型の赤血球を相当量輸血した後に，患者とABO同型血の輸血に変更する場合は，新たに採取した最新の患者血液と交差適合試験の主試験を生理食塩液法（迅速法，室温）で行い，適合する血液を用いる。
> 3）Rho（D）抗原が陰性の場合
> Rho（D）抗原が陰性と判明したときは，Rho（D）陰性の血液の入手に努める。Rho（D）陰性を優先してABO血液型は異型であるが適合の血液（異型適合血）を使用してもよい。特に患者が女児又は妊娠可能な女性でRho（D）陽性の血液を輸血した場合は，できるだけ早くRho（D）陰性の血液に切り替える。
> なお，48時間以内に不規則抗体検査を実施し抗D抗体が検出されない場合は，抗D免疫グロブリンの投与を考慮する。
> 注：日本人でのRho（D）陰性の頻度は約0.5％である。
> 4）事由の説明と記録
> 急に輸血が必要となったときに，交差適合試験未実施の血液，血液型検査未実施等でO型赤血球を使用した場合あるいはRho（D）陰性患者にRho（D）陽性の血液を輸血した場合には，担当医師は救命後にその事由及び予想される合併症について，患者又はその家族に理解しやすい言葉で説明し，同意書の作成に努め，その経緯を診療録に記載しておく。

急患の診療には時間的切迫性が伴うのが常であり，医師はそれを踏まえて対応しなければならない。緊急に診断し，緊急に治療しなければならないとすると，実際上，時間的余裕のある場合の診療と比較すると，その量と質において差があるのは当然であるが，いずれの場合においても，その具体的事情の下で，標準的医師として注意義務を尽くしているのであれば，期待に反した結果になっても，医師の責任にはならないのである。

❷ 診療行為と医療事故

Q-30 性転換手術への対応

いわゆる「性転換手術」とは、睾丸摘出術・陰茎切断術・造腟術の後に女性ホルモンの定期的な投与を行うことの総称と考えられますが、もし違法であるならば、どの手術がどのような法律に抵触するのでしょうか。

1. 患者の身体に対する傷害である手術が、医師に許されるのは、その行為が刑法35条後段の「正当な業務」であるからであり、正当業務行為に当たるのは正当な医療行為である場合である。

正当な医療行為と評価されるには、原則として(緊急避難行為の場合を除く)、患者(または代理権者)の同意が必要であるほか、治療目的のあること、医学的適応性、医術的相当性を満たしていなければならない。

ところで、いわゆる性転換手術の場合であるが、わが国においては唯一の事案について、東京地方裁判所昭和44年2月15日判決(判例時報551号26頁)と、その控訴審東京高等裁判所昭和45年11月11日判決(判例時報639号107頁)がある。

この事件においては、開業産婦人科医は、優生保護法(現 母体保護法)28条の「何人も、この法律の規定による場合の外、故なく、生殖を不能にすることを目的として手術又はレントゲン照射を行つてはならない」に違反したとして有罪とされた。

地裁の一審判決は「現在日本においては、性転換手術に関する医学的研究も十分でなく、医学的な前提条件ないしは適用基準はもちろん法的な基準や措置も明確でないが、性転換手術が法的にも正当な医療行為として評価され得るためには少なくとも次のような条件が必要であると考えられる。(イ)手術前には精神医学ないし心理学的な検査と一定期間にわたる観察を行うべきである。

(中略)(ロ)当該患者の家族関係,生活史や将来の生活環境に関する調査が行われるべきである。(中略)(ハ)手術の適応は,精神科医を混えた専門を異にする複数の医師により検討されたうえで決定され,能力のある医師により実施されるべきである。(中略)(ニ)診療録は勿論,調査,検査結果等の資料が作成され,保存されるべきである。(中略)(ホ)性転換手術の限界と危険性を十分に理解し得る能力のある患者に対してのみ手術を行うべきであり,その際手術に関し本人の同意は勿論,配偶者のある場合は配偶者の,未成年については一定の保護者の同意を得るべきである」と説示している。

2. 本件については,まず母体保護法28条違反の問題がある。しかし,たとえば,半陰陽を対象としてなされた場合には,奇形に対する整形手術としての正当な医療行為であるから許される。また,医学的適応性の内容,評価(社会的評価を含む)が変われば,そのときには正当な医療行為と認められることにもなる。かくして,1998年10月埼玉医科大学において,女性から男性への国内初の性転換手術が実施され,その後1999年6月同大学において,男性から女性への性転換手術も実施された。いずれも「性同一性障害」の患者であった。この2件の性転換手術は,極めて慎重な診断・治療の継続とその分析を行った上で行われたといわれている。なお,1997年5月28日に日本精神神経学会性同一性障害に関する特別委員会が,日本精神神経学会に対して「性同一性障害に関する答申と提言」をしたが,上記2件の性転換手術は,いずれも,そこで示されたガイドラインの要求する条件をクリアしてなされたといわれている。この2件はいずれも倫理委員会への申請,承認という手続のもとに行われたものである。

 刑法35条〈正当行為〉「法令又は正当な業務による行為は,罰しない」

❷ 診療行為と医療事故

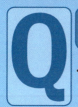

Q-31 インスリン自己注射の代行

?
1. インスリン注射を必要とする糖尿病患者が特別養護老人ホーム等に入所。高齢のため自己注射ができない場合，施設職員が代行することは認められるでしょうか。医療スタッフによる代行が不可能なケースでは，どのように対応すればよいのでしょうか。
2. 勃起不全に対するプロスタグランジンE_1等の自己注射は認められていませんが，医師と患者との間で合意がある場合，自己注射させても法律的に問題はないでしょうか。

A
1. インスリン注射は，医師法17条「医師でなければ，医業をなしてはならない」に定める医行為に当たる。「業」とは反覆継続する意思をもって行うことである。本件のような注射は，医師以外では，看護師（准看護師）が医師の指示により「診療の補助業務」として行うことができる（保健師助産師看護師法5，6，31，32，37条）。これが建前であり，違反には罰則がついている。
しかし，本件注射については，行政解釈として厚生労働省より通知（昭和56・5・21医事38厚生省医務局医事課長通知）が出されており，「医師が継続的なインシュリン注射を必要と判断する糖尿病患者に対し，十分な患者教育および家族教育を行った上で，適切な指導及び管理のもとに患者自身（又は家族）に指示して，インシュリンの自己注射をしても医師法第17条違反とはならない」としている。したがって，家族は患者の自己注射を代行できるとされていると思われる。筆者の理解するところでは，この場合の家族は患者の手足として行為する者で，法的評価においては，患者と同一体とみなしていることによるものと考える。わが国における家族一体観念の現れであり，たとえば，病名告知，手術など医療行為の説明・同意，遺体処分などの場合にもみることができる。
さて，本ケースの場合，施設職員など医師・看護師の資格のない者は，あくま

で無資格者であり，主治医によって方法や注意事項などについて十分な指導・教育を受けてから行うとしても，それによって資格者になるわけのものではない。ただ，問題は，本件の場合に上記行政解釈にいう「家族」を施設職員に拡大解釈できるかどうかであるが，筆者は消極的に解する。なぜなら，そうでないならば，特に，公益のために資格者を定めている意義がなくなるからである。しかし，刑法37条には〈緊急避難〉の規定があり，本件注射が，ときにこの緊急避難行為に該当する場合のあることは十分に理解できよう。いずれにしても，このようなケースは施設の医療，受診に関する管理体制の問題であるが，医師，看護師との連携，休日診療所利用など十分に検討する必要があるであろう。

なお，患者の在宅自己注射については，血友病患者の血液製剤の自己注射（この場合は静脈注射である），下垂体性小人症患者の成長ホルモン筋注または皮下注射があり，家族の代行が認められている。これらについては，参考書として厚生省・日本医師会監修『在宅自己注射法（血友病・下垂体性小人症）ガイドライン（医療者用）』（総合健康推進財団，1993）がある。

2．医師の指示には，薬剤の主作用，副作用の検討，投与患者の体質，病歴，現状態等を踏まえての薬剤の適応性，およびこの患者の自己注射によって予想される危険性，この危険発生または事故発生の場合の対応処置等が十分に考慮されたものであることが必要であり，かつ患者の自己注射についての十分な教育が必要である。違法な医師の指示は，患者の同意があっても免責されない。自己注射の結果がすべて順調であれば，実際では問題が生じないが，事故発生の場合には民事（損害賠償）責任，刑事（業務上過失致死傷罪）責任が問題にされるおそれがあり，指示に関する医師の注意義務違反が問題にされよう。

刑法37条〈緊急避難〉「①自己又は他人の生命，身体，自由又は財産に対する現在の危難を避けるため，やむを得ずにした行為は，これによって生じた害が避けようとした害の程度を超えなかった場合に限り，罰しない。ただし，その程度を超えた行為は，情状により，その刑を減軽し，又は免除することができる ②略」

▶無資格者 ☞ 〈p270〉**Q125** 医業類似行為への事務職員の関与

❷ 診療行為と医療事故

Q-32 生保社医の採血と医療法

生命保険会社の社医として，高額加入者に対する採血を行うよう会社から指示がありましたが，採血を行う診査室は，診療所の開設届けを行っていなくてもよいのでしょうか。

A 　生命保険診査は医療と異なり，社医（専属医）は，被保険者となるべき者の健康状態その他危険測定に関係ある諸事項（以下，単に諸事項という）につき診査（いわゆる医的選択）を行い，もって保険者の生命保険契約締結決定についての資料を提供することを任務とする者であり，保険者とは民法上の雇用契約関係に立つ者である。したがって，社医と被保険者との間にはいわゆる医師と患者との関係が成立しないとされる。

社の指示により社医の任務である諸事項に，高額加入者に対する採血（血液検査）が加えられたとのことである。契約締結に一層慎重を期するためであろうが，それならば心電図やX線検査は入っていないのであろうか。いずれにしても，本件では諸事項の具体的内容は不明であるが，社医の行う診査は実質上診察・診断であり，端的にいえば，いわゆる健康診断である。健康診断は「医行為」に当たり，これを反覆継続の意思をもって行えば医師法17条の「医業」に当たると解される。また，採血行為が医行為に当たることには異論はないであろう。採血を業としてなせば，これまた「医業」に当たるのである。

医業は，原則として病院，診療所においてなされなければならない。医療法1条の5の2項は，「この法律において，『診療所』とは，医師又は歯科医師が，公衆又は特定多数人のため医業又は歯科医業を行う場所であつて，患者を入院させるための施設を有しないもの又は19人以下の患者を入院させるための施設を有するものをいう」と定め，同法5条1項では，「公衆又は特定多数人のため往診のみによつて診療に従事する医師若しくは歯科医師又は出張のみによつ

てその業務に従事する助産師については，第6条の5又は第6条の7，第8条及び第9条の規定の適用に関し，それぞれその住所をもって診療所又は助産所とみなす」と定めている。行政側の解釈では，「生命保険会社に雇用されて生命保険の加入者の下に出向き，健康診断のみをする医師についてはこの条文の適用を受け，医師の住所が診療所として扱われるが，生命保険会社の事務所に診療録の保存をすることまでは違法ではない」とあり，参考となろう。

社医が常時，公衆または特定多数人（必ずしも明確に区別しなくてもよいであろう）に対して診査を行う場所であるならば，診療所開設が必要であると考えられようが，具体的事情により異なるため断定はできない。ただし，いずれにしても採血行為が行われる以上，それによるショック等に対する危機管理への配慮は十分になされなければならない。

▶ 健康診断 ☞〈p190〉**Q90** 無理な診断書の作成
▶ 医業 ☞〈p10〉**Q4** 応招義務の内容

Column 13

休診日における診療所の賃貸

勤務医Aが，B診療所（土地，建物，医療設備等）をそのまま利用して診療所を開設し，管理者になり（医療法12条），診療日をB診療所の休診日にするということは可能であろうか。Bは休診日は空いているので，これをマル貸しして賃貸料をあげ，Aは開設資金なしで，B診療所休診日に限りA診療所を経営して収益をあげるというわけである。Aは診療所を開設し，医療法8条，同施行規則4条により都道府県知事に届け出なければならないが，A診療所は，医療法上，国民に対して安定した適切な医療を提供する基本的体制が確保されているとは考えられない。すなわち，診療所の基本的構成要素である土地，建物，医療設備の維持，使用，および清潔保持の衛生管理についての主体性の欠如，医療従事者のパートタイム的人事管理の不徹底等が考えられるから，実際には，行政庁は届出記載内容が医療法の規定に適合していることの確認がとれず，開設届は受理されないであろう。

❷ 診療行為と医療事故

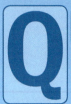

無免許医業で処罰された判例

無免許で医療行為を行ったとして裁判になった事件があれば紹介してください。

処方のために行われる検眼およびコンタクトレンズの着脱が医師法17条に定める医業の内容となる医行為に当たるとされた東京高等裁判所平成6年11月15日判決（判例タイムズ878号281頁）がある。

本件は，眼科医であり，かつコンタクトレンズの販売業を行う会社の実質的経営者である被告人が，医師資格を有しない前記会社の従業員にコンタクトレンズの処方，そのための検眼およびコンタクトレンズの着脱等をさせた行為が，医師法17条違反として起訴され有罪となった裁判の控訴審判決であり，従来の無免許医業に対する判例，行政解釈もほぼ同様に解している。

まず，被告人が，医師が行うのでなければ保健衛生上危害を生ずるおそれのある行為などはあり得ず，ある行為から危害が生ずるか否かはその行為に関する技術に習熟しているかどうかによって決まるのである，と主張したのに対して，裁判所は，「医師法は，医師について厚生大臣の免許制度をとること及び医師国家試験の目的・内容・受験資格等について詳細な規定を置いたうえ，その17条において『医師でなければ，医業をなしてはならない』と定めているところからすれば，同法は，医学の専門的知識，技能を習得して国家試験に合格し厚生大臣の免許を得た医師のみが医業を行うことができるとの基本的立場に立っているものと考えられる。そうすると，同条の医業の内容をなす医行為とは，原判決が説示するように『医師が行うのでなければ保健衛生上危害を生ずるおそれのある行為』と理解するのが正当というべきであって，これと異なる見解に立つ所論は，独自の主張であって，採用の限りでない」と判示した。

また，被告人が，検眼，コンタクトレンズ着脱は，人体に対してなんら危険性

のない行為で，憲法22条第1項の職業選択の自由の侵害であると主張したのに対しては，「医師法17条がその取締りの根拠としている無資格者の行う医業における危険は，抽象的危険で足り，被診療者の生命，健康が現実に危険にさらされることまでは必要としないと解するのが相当であり，所論の当否もこの観点から決すべきである。ところで，コンタクトレンズが普及しだしたころ，厚生省における行政解釈として，コンタクトレンズ使用のための検眼，装用の指導等は医行為に当たる（昭和33・8・28医発686）との見解が示され，以来今日に至るまで右解釈に沿った行政指導等がなされてきたものであることが認められる。そして，右行政解釈をも参考にして考えるに，記録によれば，それが発せられた当時からみると現在では医療機器等の格段の進歩が認められ，検眼機を用いての検眼及びテスト用コンタクトレンズの着脱自体による人体への危険は相当減少しているということができるが，なお担当者の医学的知識が不十分であることに起因し，検眼機の操作，データの分析を誤り，またテスト用コンタクトレンズ着脱の際に眼球損傷，細菌感染を招くとかコンタクトレンズの適合性の判断を誤る等の事態が皆無とはいえないうえ，特に最終的にコンタクトレンズの処方をすることを目的としてこれらの行為が行われる本件のような事案においては，検眼またはテスト用コンタクトレンズ着脱時の判断の誤りがひいてコンタクトレンズの処方の誤りと結び付くことにより，コンタクトレンズを装着した者に頭痛，吐き気，充血，眼痛，視力の低下等の結果をもたらし，最悪の場合は失明に至る危険性もないとはいえないことが認められる。そうすると，少なくとも処方のために行われる検眼及びコンタクトレンズの着脱の各行為については，原判決のようにこれをコンタクトレンズの処方の一部というかどうかはともかくとしても，実際に各患者に対してコンタクトレンズを処方した場合はもとより，原判決別表番号7，8及び10の事案のようにたまたま事情があって診療当日処方するまでに至らなかった場合を含め，行為の性質上すべて医行為に当たるというべきである」と判示した。

▶ コンタクトレンズの着脱 〈p273〉 **Column 45** 眼鏡店店員による屈折検査

❷ 診療行為と医療事故

Q-34 結核予防法の廃止と感染症予防法への統合

結核予防法が廃止されたと聞きました。結核患者を診察した場合等の取り扱いに変更はあるのでしょうか。

昭和26年に制定された結核予防法（昭和26年法律第96号）は，平成19年に改正された感染症の予防及び感染症の患者に対する医療に関する法律（以下，感染症予防法という）にとり込まれる形で廃止された。結核は感染症予防法中で「二類感染症」として規定されることとなった。

結核が感染症予防法にとり込まれたことにより，従前と変わった主な点は次の通りである。

①廃止された結核予防法22条第1項では，「医師は，診察の結果受診者が結核患者であると診断したときは，2日以内に，その患者について厚生労働省令で定める事項を，もよりの保健所長に届け出なければならない」とされていた。これに対し，感染症予防法12条第1項で，医師は結核患者であると診断したときは，厚生労働省令で定める場合を除き，直ちにその者の氏名，年齢，性別その他厚生労働省令で定める事項を最寄りの保健所長を経由に都道府県知事に届け出なければならないことになった。

②上記①の第12条第1項の規定は，医師が結核により死亡した者（結核により死亡したと疑われる者を含む）の死体を検案した場合についても準用される。

③廃止された結核予防法29条第1項では，「都道府県知事は，結核患者がその同居者に結核を伝染させるおそれがある場合において，これを避けるため必要があると認めるときは，その患者又はその保護者に対し，期間を定めて，結核療養所（結核患者を収容する施設を有する病院を含む。以下同じ）に入所し，

又は入所させることを命ずることができる」とされていた。

これに対し，感染症予防法19条，26条では，結核のまん延を防止するため必要があると認めるときは，当該患者に対し入院し，またはその保護者に対し当該患者を入院させるべきことを勧告することができ，その勧告に従わないときは，当該勧告に係る患者を入院させることができることになった。

なお，「結核に関する特定感染症予防指針」（平成19年3月31日厚生労働省告示第72号）が平成19年4月1日から適用されることとなった。そこでは，第一　原因の究明，第二　発生の予防及びまん延の防止，第三　医療の提供，第四　研究開発の推進，第五　国際的な連携，第六　人材の養成，第七　普及啓発及び人権の尊重，第八　施設内（院内）感染の防止等，第九　具体的な目標等が規定されている。

❷ 診療行為と医療事故

Q-35 予防接種裁判上の白木四原則

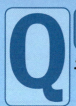

「白木四原則」とはどのような原則なのでしょうか。予防接種裁判の判例として出てくるケースがあれば，具体的に。

予防接種禍九州訴訟控訴審判決（福岡高等裁判所平成5年8月10日言渡・判例タイムズ826号80頁）は，次のように判示している。
「…（二）このような予防接種による副反応事故発生の機序については，ワクチン製剤の中の複雑な諸因子や予防接種を受ける側の個体の条件の複雑さ（特に，被接種者が乳・幼児である場合には，健康状態等の変化が激しく，周囲の環境や身体条件の微妙な変動によっても急激な変化を起こしやすい）などが絡み合っているだけに，医学的に解明されたとは未だ到底いえない状況であって（このことは，本件の証拠〈当審における白木証言その他〉及び弁論の全趣旨により明らかである），それだけに，予防接種を受けた後に発生した病変が果たして予防接種によるものか否かを見極めることは甚だ困難な作業とならざるを得ない。
しかしながら，訴訟上の因果関係については，一点の疑義も許されない自然科学的証明まで要求されるものではなく，経験則に照らして全証拠を検討し，特定の事実が特定の結果発生を招来した関係を是認し得る高度の蓋然性を証明することで足りるものである（最高裁判所昭和50年10月24日第二小法廷判決・略）。
（三）ところで，…原審及び当審における証人白木博次の証言…によれば，同証人は，長く神経病理学の研究に専門的に携わってきた医学者であるが，予防接種の副反応事故につき，当該症状が予防接種によって，生じたものであるか否かを判断するための原則的な基準として①ワクチン接種と予防接種事故とが，時間的・空間的に密着していること，②他に原因となるべきものが考えら

れないこと，③副反応は後遺症（折れ曲がり）が，原則として，質量的に強烈であること，④事故発生のメカニズムが，実験・病理・臨床などの観点からみて，科学的・学問的に実証性や妥当性があることという，いわゆる白木四原則を提唱したことが認められる。そして，右四原則は，『臨床医学及び人体病理学は，患者達のあるがままの姿とそれを構成している諸条件を，そのままの形で素直に受け取らざるを得ないという，いわば経験科学のカテゴリーに属している医学であるから，人体におけるワクチン禍の精神・神経学的副作用の解明は，それ自体〔一点の疑義も許されない精密科学的な自然科学〕に基づくものではなく，〔高度の蓋然性〕を証明していく科学に他ならない』という見地に基づいて提唱されたものであるだけに，訴訟上の因果関係についての前記（二）の観点と符合するものであり，十分合理性があるものということができる」

また，予防接種禍東京訴訟控訴審判決（東京高等裁判所平成4年12月18日言渡・判例時報1445号3頁）も因果関係の判定基準として同様であり，「原判決の定立した，因果関係を認めるための四要件は，充分合理性がある」とし，原審判決（東京地方裁判所昭和59年5月18日言渡・判例時報1118号28頁）は，「ワクチン接種と重篤な副反応との因果関係は，以下の四つの要件が満たされるときは，これを肯定すべきである」としている。

なお，厚生労働省は平成15年12月24日，医療従事者向けに「予防接種間違い防止の手引き」を作成，全国に送付した。予防接種については，政省令，行政通知（実施要領）などによるほか，実務的にはこの手引きがきわめて具体的である。

> **Point**　予防接種訴訟を含めて医療事故訴訟においては，一般に悪い結果（副反応）と原因（接種）間の因果関係および原因となった医療行為（接種）に医師側の過失があることを患者側が立証しなければならない。因果関係がなければ過失は問題にならないし，過失があっても因果関係がなければ賠償責任は生じない。
>
> ▶過失 ☞〈p78〉**Q37** 医師の過失・因果関係の認定はどのようにしてなされるか，〈p80〉**Q38** 損害賠償の対象となる過失とは何か

❷ 診療行為と医療事故

Q-36 予防接種の医師間免責協定

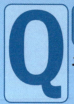

循環器系疾患で手術を受け、その後加療中の患者が来院。「主治医が差し支えないと言ったので、予防注射をしてください」とのこと。このような場合、「いかなる事態が発生しても主治医が責任をとる」旨の誓約書を医師間で取り交わした上で接種することは法的にみて問題ないでしょうか。

A 本件の「予防接種」は、予防接種法に基づくものではなく、接種者と被接種者との間で任意になされる場合であると考えられる。しかし、予防接種に際しての医師の注意義務の内容・基準としては、少なくとも同法に基づく予防接種実施規則（厚生労働省令）、定期（一類疾病）の予防接種実施要領（同通知）記載の内容が、医療水準として認められよう。

予防接種実施要領によれば、「心臓血管系疾患、腎臓疾患、肝臓疾患、血液疾患、発育障害等の基礎疾患を有する者」は、「予防接種の判断を行うに際して注意を要する者」に該当する。

主治医との間で取り交わされる免責協定についてであるが、「いかなる事態が発生しても主治医が責任をとる」というのは、たとえば、接種者が摂取量を誤り、そのために被接種者が死亡したような場合でも主治医が責任をとるということではないであろう。予防接種に際しての医師の守るべき注意事項は、予診、禁忌に関するだけでも幾多のことがある。接種した医師がこれらの何かに違反し、そのために被接種者に障害が残った場合までもすべて含む趣旨ではないであろう。仮に接種者が主治医の立場であったならば、そのような趣意の免責誓約書を作成するであろうか。

本件の場合、「主治医が責任をとる」ということがあるとすれば、接種者が十分な診察（予診、禁忌除外）をしたが、主治医側に誤診があり、そのために被

接種者に障害が残ったような場合であろう。ただし，その場合でも，主治医の判断に過失があったとは直ちにはいえるものではないであろう。

いずれにしても，予防接種に起因して死亡あるいは障害が残り，損害賠償責任が発生するとすれば，もとより権利者は被接種者側であり，責任者は予防注射をした医師である。主治医の誓約書が被接種者側に効力を持つものではない。そこで，接種者はこの免責協定に基づき主治医に対して求償することになる。この免責協定は，対等，自由な立場の医師間のものであるから，当事者間では有効であろう。

接種者が，被接種者側に対して予防接種に関する損害賠償責任を負う場合は，接種者に予防接種上医療過誤が認められる場合であり，そこで医療過誤がなければ賠償義務はなく，したがって，主治医に対して求償することも起こり得ない。このような場合は，被接種者側は直接主治医に対して損害賠償請求をして争うことになるのであるから，誓約書は実際上あまり意味がないように思われる。実際上では，主治医の詳細な診断書を得て，それを一資料として，接種者が十分な予診，禁忌鑑別をするか，むしろ万全を期するため，主治医側の医療機関で予防接種を受けるように勧めることがよいと考えられる。

Point

予防接種法に基づく場合には，市町村長または都道府県知事の行う予防接種に協力する旨を承諾し，その関係を文書で確認した医師は，その市町村長または都道府県知事の補助者の立場で，予防接種法に基づく予防接種の業務を行うものである。したがって，市町村長または都道府県知事の行う予防接種により，万一健康被害が発生した場合の当事者は，その市町村長または都道府県知事であり，健康被害への対応はこれらの者がなすものであり，賠償責任が生じた場合であっても，医師は故意または重大な過失がない限り，責任は問われない。

なお，Q35でも述べた通り，厚生労働省は平成15年12月24日，医療従事者向けに「予防接種間違い防止の手引き」を作成，全国に送付した。予防接種については，実務的には政省令・実施要領（通知）などによるほか，この手引きがきわめて詳細，具体的である。

❷ 診療行為と医療事故

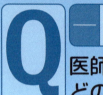

Q-37 医師の過失・因果関係の認定はどのようにしてなされるか

> 医療過誤訴訟の際，裁判所では，どのような方法で，医師の過失・因果関係の認定がなされるのでしょうか。

A 裁判においては，証拠により，争われる診療過程（事実）を認定するが，証拠には，診療録，看護記録，その他診療諸記録，診断書，文献，鑑定書の書証から，証人，医師，患者，鑑定人の証言（人証），物証等があり，裁判官は，これら証拠により認定した事実から，経験則を利用して法律に該当する要件事実を認定し，これに法律を適用するのである。

まず，証明度の問題がある。最高裁判所昭和50年10月24日判決（判例タイムズ344号38頁）は，「訴訟上の因果関係の立証は，一点の疑義も許されない自然科学的証明ではなく，経験則に照らして全証拠を総合検討し，特定の事実が特定の結果発生を招来した関係を是認し得る高度の蓋然性を証明することであり，その判定は，通常人が疑を差し挟まない程度に真実性の確信を持ち得るものであることを必要とし，かつ，それで足りる」とした。すなわち，事実認定は高度の蓋然性があればよいということであり，数量的に決めることはできないが，大体は，70～80％以上とみてよいようである。

次に，因果関係を認定する諸事情であるが，(1) 医療行為の不手際，(2) 医療行為と結果との時間的関係，(3) 一般的，統計的因果関係，(4) 医療行為の量と結果発生率，(5) 医療行為の内容と結果発生率，(6) 医療行為と生体反応の生物学的関連，(7) 患者の特異性，(8) 他原因の介入，(9) 不可抗力等があげられている（遠藤賢治著『医療過誤訴訟の動向(1)』司法研修所編，1973）。判例，学説は，大体このような諸事情があれば因果関係を認めてよいとしている。

次に，択一的認定という方法がある。無痛分娩の方法として脊髄硬膜外麻酔注射を受けた者が，この注射に起因して硬膜外膿瘍および圧迫性脊髄炎に罹った

事案で，高松高等裁判所昭和38年4月15日判決（最民18巻6号1256頁）が，細菌感染経路について逆推理的，消去法的考察法により，硬膜外麻酔をした部位からブドウ球菌が検出された場合に考えられる感染経路として，(1)注射器，施術者の手指，患者の注射部位の消毒不完全，(2)注射液の不良ないし汚染，(3)空気中の菌が注射の際に体内に侵入，(4)患者自身が保菌していて血行によって注射部位に運ばれた，という4つの可能性をあげた上，結局(2)〜(4)は可能性として成立しないとして消去し，残った(1)を原因として認定した。この上告審の最高裁判所昭和39年7月28日判決（判例時報380号26頁）は，(1)の場合，消毒不完全が注射器にか，施術者の手指にか，そのいずれかを特定せず過失を認定しても違法ではないとして，択一的認定方法を認めたのである。
次に，因果関係・過失が一応推定される場合であるが，次のようになる。
(1)医学的解明度，蓋然性が高ければ，それだけ因果関係の立証は容易となり，医師の過失も認められやすい。(2)いわゆる事実推定則といわれるものがある。すなわち，①その事故は誰かの過失がなければ通常起こらない性質のものであること，②その事故は専ら被告の管理の下にある行為または器具により生じたものであること，③この事故は原告の行為または寄与によるものではないこと，に該当する場合である。このような事故は医師の過失・因果関係が推定されることになりやすい。また，(3)重大な不手際があり，かつ，その重大な不手際が実際生じたような事故を惹起する性質を有する場合，(4)幾多の不手際があり，診療体制自体が事故を起こすようなおそれのある不完全と考えられるような状況の下での事故の場合，等がある。
一般に，患者側は，因果関係・医師の過失を立証しがたいことが多いので，このような場合では，間接事実を立証し，これらを積み重ねることにより主要事実を証明するという方法をとるものであるが，以上のように因果関係や過失が一応推定されると，医師側は，反証をあげてこれを否定しない限り責任を負うことになろう。AがあればＡから十中八九Bが起こるというような医学上の経験則があるならば，それに該当しないとして反証をあげることはきわめて困難である。

 ▶因果関係を認定 ☞〈p89〉Column 14 因果関係の認定に関する判例

❷ 診療行為と医療事故

Q-38 損害賠償の対象となる過失とは何か

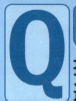

高額の損害賠償を支払わされる医療過誤とはどのようなものでしょうか。法的なキーポイントを。

医療過誤とは，患者になされた医療に法律上の過失があり，その過失に起因して患者が死亡したり，傷害を受けたりする事故で，法律上，民法709条〈不法行為〉または民法415条〈債務不履行〉に該当するものをいう。そのキーポイントは，因果関係と過失の有無である。因果関係とは時間的に前後する事実間の必然的関係であって，あれなければこれなしという必然的関係である。

まず，損害賠償の対象となる過失とは，行為の違法性，すなわち行為の無価値判断であり，客観的注意義務違反の行為である。注意義務は，注意深く，危険な結果の発生のおそれを予見すべき注意義務と，その発生を回避すべき注意義務に分けられ，前者が一般に結果発生予見義務，後者が結果発生回避義務と呼ばれている。これらの注意義務の程度は，通常一般の医師に求められるものであり，そのゆえに客観的であり，民法上「善良なる管理者の注意義務」といわれる。

たとえば，上腕に皮下注射をする場合，医師一般に要請されている注意義務〔皮下注射による橈骨神経損傷という危険な結果の発生のおそれを予見し，予見したら，その結果の発生を回避するために上腕後側（伸側）正中線の下約3分の1のあたりをつまみ上げ，上腕骨と平行に注射針を浅く刺す〕を守ってなさなければならない。この注意義務に違反すると過失になる。上腕皮下注射に際し，まったく橈骨神経麻痺に考えが及ばなかったとすると，予見義務違反の過失となり，このことに考え及んだが，回避手段を選ばなかったとすると，回避義務違反となる。

そして，過失は結果に因果関係のある過失だけが法的対象になる。たとえば，治療時期を失した癌患者の診察に誤診があり，癌を見落としたとしても，そのとき癌と診断し治療を行ったとしても，癌が進行していて治療の時期を失していて到底救命不可能であったような場合には，その誤診は死亡の原因ではない（因果関係がない）から，その過失については法的責任はないことになる。

次に重要なポイントは，過失判断の法的基準である。最高裁判所は，「人の生命及び健康を管理すべき業務に従事する医師は，その業務の性質に照らし，危険防止のため実験上必要とされる最善の注意義務を要求されるものであるところ，右注意義務の基準となるべきものは，診療当時のいわゆる臨床医学の実践における医療水準である」と判示している（昭和36年2月16日，昭和57年3月30日，昭和61年5月30日各判決）。

医師には医療行為を行うに当たり，その時点の臨床医学の実践における医療の水準に従って行う法的義務があるとするもので，この水準とは，もとより医学の最先端のものを意味するものではなく，臨床医学の中に定着した段階を意味するものであり，全国一律に絶対的な基準として考えるべきものではなく，実際では，医師の専門性，地域性，特に医療機関の性質や規模などの具体的要因を加味して判断されることになるものと考えられる。

最後に，因果関係の問題である。ある先行事実と後行事実との間の原因・結果の関係であるが，これには医療過誤の成立上の自然的因果関係と医療過誤による損害賠償の範囲を画するものとしての因果関係の問題がある。前者は，医療訴訟において特に重要な部分を占めることが多く，死因，疾患，後遺症の原因論であり，医学論が核心になる。後者は，民法416条〈損害賠償の範囲〉によることになり，通常生ずる範囲であるから，相当因果関係といわれる。実務においては，たとえば，特異体質等隠れた患者素因が特別の事情になるかどうか，そうだとしたら，予見可能であったかどうか等が問題になるのである。

▶民法416条☞〈p82〉**Q39** 医療過誤における損害賠償金の算定基準
▶相当因果関係☞〈p84〉**Q40** 交通事故における損害賠償金の算定基準

❷ 診療行為と医療事故

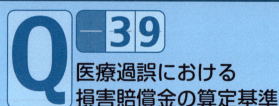

Q-39 医療過誤における損害賠償金の算定基準

医療過誤が発生し，医療機関側が賠償金を支払うことになった場合，おおよその目安となるべき金額は，どの程度なのか。算定基準があればお示しください。

A 損害賠償の金額は，被害者（患者）の被った損害であるから，その原因がどうであるかはほとんど関係がないといわれる。交通事故で死亡しようと，刃物で殺されようと，医療過誤に基づこうと，その差はほとんどないとされる。だから，民法709条〈不法行為〉の規定は，「故意又は過失によって…」となっていて，故意（わざと殺す，すなわち殺人罪に当たる）によっても，過失（事故で誤って殺す）の場合でも，損害賠償額はほとんど変わらないとされているのである（慰謝料額が多少違うという説もあるが，損害額の中心は逸失利益であるから，実際にはそんなに総額には影響しない）。損害賠償額は，被害者の被った損害の範囲によって決まるのであって，加害行為の事情によって決められるのではないからである。月収100万円の収入のある被害者と月収10万円の被害者とでは，損害賠償額に大きな差をもたらす。交通事故によるから100万円，医療過誤によるから10万円というのではない。被害者が死亡してしまえばその収入を受けることができなくなる（逸失利益），それが損害なのであり，それを塡補するのが賠償額である。死因の加害行為の態様ではなく，死者の収入とか，社会的地位，家族事情など，被害者の事情こそが，結局は損害賠償額算定の根拠になるのである。

損害賠償は，実損害を塡補することを目的とする。したがって，損害賠償の範囲は，一応，損害の範囲によって決まることになる。損害の範囲はいわゆる因果関係の理論によって決まる。因果関係とは，時間的前後の関係のある事実の間に存する必然的関係をいう。

民法416条は，「① 債務の不履行に対する損害賠償の請求は，これによって通

常生ずべき損害の賠償をさせることをその目的とする　②特別の事情によって生じた損害であっても，当事者がその事情を予見し，又は予見することができたときは，債権者は，その賠償を請求することができる」と規定し，これが相当因果関係を表したものだとされる。これは債務不履行の場合であるが，不法行為の場合にも「民法第四一六条ノ規定ハ，共同生活ノ関係ニ於テ人ノ行為ト其ノ結果トノ間ニ存スル相当因果関係ノ範囲ヲ明ニシタルモノニ過ギズシテ，独リ債務不履行ノ場合ニノミ限定セラルベキモノニ非ザルヲ以テ，不法行為ニ基ク損害賠償ノ範囲ヲ定ムルニ付テモ同条ノ規定ヲ類推シテ其ノ因果律ヲ定ムベキモノトス」（大審院大正15年5月22日判決）とされる。これが判例であり，通説である。

すなわち，民法416条は，「通常生ずべき損害」の賠償を原則としつつ，特別の事情による損害も加害者に予見可能性があれば賠償すべきだとするのである。医療過誤の損害賠償は，生命侵害，身体傷害の場合であり，その中心は，上記の通り，逸失利益と慰謝料である。死亡の場合の逸失利益は，患者がその後何年生存するはずであったかという平均余命を調べて，その間当然得るであろう収入を計算する。その得るであろう収入からは，その間の生活費を差し引き，この間の純利益を算出する。この純利益は，将来取得すべきものであるから，現在一時に請求するには，その間の中間利息を差し引かなければならない。それを差し引いたものが現在における損害ということになる。この算式にライプニッツ式とホフマン式があるが，判例は主にライプニッツ式を採用している。身体障害の逸失利益は，治療期間中の休業による収入の減少，後遺症が残ったことによって死亡までに当然得るであろう利益の減少した分を現在において請求する。

これを要するに，医療過誤は常に人身事故であり，最近の実務上の問題としてみるときは，交通事故の損害賠償額算定基準に依拠しているのが実情なのである。

 ▶医療過誤ほか〈p78〉**Q37** 医師の過失・因果関係の認定はどのようにしてなされるか，〈p80〉**Q38** 損害賠償の対象となる過失とは何か

❷ 診療行為と医療事故

Q-40 交通事故における損害賠償金の算定基準

交通事故の際，診断書に書かれた全治期間に応じて，被害者の受傷の程度と，加害者の責任の軽重が問われると聞きましたが，どのような基準があるのでしょうか。

交通事故加害者の法的責任は民事責任（損害賠償責任）と刑事責任（刑罰）とであるが，これらの責任の軽重は，通例は加害者，加害行為の悪性度のほかに，被害者の受傷（法益の侵害）の程度により影響を受けることとなる。

たとえば，致死の場合は傷害の場合より責任が重く問われるのはやむを得ない。通例では，傷害の中でも，重症の場合は軽症の場合より責任が重くなるであろうことは常識的な範囲のことである。全治期間は，通例では，受傷の軽重により差が出るであろう。通例では，全治期間と受傷の程度は相関関係にある。ところで，入・通院期間は結果的な計算にすぎない客観的事実であるが，受傷の程度は医師の医学的判断によるものであるから，医師でなければ判断できない。これは通例，診断書において表示される。これは責任の根拠となる客観的事実として判断されるものであるが，診断書に記載された全治期間，受傷の程度が争われることがあり，最終的には鑑定等を経て，裁判所が判定（判決）するところとなる。

受傷と民事責任の相関関係の基準ということであるが，もっとも広く使われている実務書としては，『民事交通事故訴訟損害賠償額算定基準』（財団法人日弁連交通事故相談センター東京支部編）があり，通称「赤い本」といわれているものである。また，『交通事故損害賠償算定基準』（財団法人日弁連交通事故相談センター編）もある。そのほか，市販品では，多くの交通事故賠償解説書があり，どれでもある程度基準が説明されている。

法令では，身体障害等級については自動車損害賠償補償法施行令別表，労働基準法施行規則別表の身体障害等級表があり，自賠責ではこの基準によるのであるが，訴訟の場合でも重要な基準になっている。しかし，いずれにしても基準は1つの目安にすぎず，弾力的に運用されることが強調されている。

> **Point**
>
> 事故から生ずる損害は無限に広がっていくわけであるが，そのような損害の全部を加害者に賠償させるのは，衡平の観念に反するから，相当因果関係の範囲に限られる。すなわち，一般的に観察して相当と認められる範囲の損害「通常生ずべき損害」に限って賠償を求め得るものであり，相当因果関係の範囲外に生じた損害は，「特別事情によって生じた損害」として加害者が特にその事情を知っていた場合に限り賠償させるのである。賠償すべき損害の範囲は以下の通りである。
>
> 〈死亡の場合〉
>
> 　入院費，治療費など
>
> 　得べかりし利益の喪失による損害
>
> 　慰謝料
>
> 　葬儀費用
>
> 〈傷害の場合〉
>
> 　入院費，治療費など
>
> 　義手，義足，松葉杖などの購入費用
>
> 　労働能力の喪失・低下による得べかりし利益の喪失，減少
>
> 　慰藉料

▶ 診断書 ☞〈p207〉 **Column 33** 休養期間日数の診断

❷ 診療行為と医療事故

Q-41 医療過誤訴訟における過失の推定

? 医療過誤訴訟における「一応の推定」について，従来は単なる「事実上推定説」という考え方が主流を占めていたと記憶していますが，近年，民事訴訟等の文献では「証明度軽減」という考え方も出てきたようです。このような中で，判例などから窺い知ることができる「一応の推定」（詳細には「過失の一応の推定」と「事実上の推定」の概念）についての判例や参考論文などを。

A ご承知の通り，医療過誤訴訟における医療過誤の立証責任は，患者側にあるとされているが，同訴訟は典型的な情報偏在訴訟であるから，加害者の過失や因果関係の直接証明はきわめて困難である。そこで，被害者救済という視点からも，被害者の立証の軽減を目的として各種の方策が考えられている。すなわち，立証責任の転換，蓋然性説（この説でいう蓋然性の証明とは実は疎明が考えられているようである），危険領域説等，および現に一部が実施されているところの間接証明，一応の推定＝表見証明，疫学的証明，間接反証等である。

過失の一応の推定は，事実上の推定の一場合と解されているが，通常の事実上の推定との違いは，具体的に，より高度の蓋然性ある経験則によって事実を推認する場合であると解されているようである。

判例で現れた過失の一応の推定理論に依拠するものとしては，最高裁判所昭和32年5月10日判決（民集11巻5号715頁），最高裁判所昭和39年7月28日判決（民集18巻6号1241頁）が，そうだとして一般的にあげられている判例である。いずれも過失の選択的認定のものであり，訴訟法上認められている事実の認定法としては例外的である。

この過失の一応の推定については，比較的単純な技術的事例の場合であるが，

医療過誤訴訟の多くの場合では，高度の蓋然性のある医学上の経験則自体の主張・立証が容易ではないのであるから，過失の一応の推定もできがたいのではないかと思われる。学者は「安易に表見証明を認めることは医療行為の特質からくる証明困難を一方的に医師側の負担に押しつける不当に酷な結果となろう」との警告をしている。

なお，ご質問にはないが，医療過誤訴訟における因果関係の証明については，有名なルンバール事件の最高裁判所昭和50年10月24日判決（民集29巻9号1417頁）があり，その証明度は高度の蓋然性であるとされている。すなわち，訴訟上の証明は，証拠の優越性でもなく，一定の蓋然性で足りるとすることもできないとされるのである。

文献については，たとえば『裁判実務大系第17巻・医療過誤訴訟』（青林書院，1991）をみて，そこにあげられている判例，文献に当たるのがよいかと思う。

最高裁判所昭和32年5月10日判決；皮下注射跡が化膿した場合の医師の過失の判断について注射液不良か注射器の消毒不全か，いずれかに確定せずとも選択的認定を認めたもの。

最高裁判所昭和39年7月28日判決；脊髄硬膜外麻酔注射部位が化膿した場合の医師の過失の判断について，消毒が注射器具か，施術者の手指か，患者の注射部位か，そのいずれの消毒不全かを確定せずとも選択的認定でよいとしたもの。

最高裁判所昭和50年10月24日判決；訴訟上の因果関係の立証は自然科学的証明ではなく，経験則による高度の蓋然性の証明で足りるとしたもの。

▶ 医療過誤 〈p88〉Q42 医療過誤の消滅時効

▶ 過失 〈p78〉Q37 医師の過失・因果関係の認定はどのようにしてなされるか，〈p80〉Q38 損害賠償の対象となる過失とは何か

❷ 診療行為と医療事故

Q-42 医療過誤の消滅時効

? 医事紛争に時効はあるのでしょうか。

A ご質問は医事紛争という広範な用語であるが，趣意は医療過誤に関する法的責任の消滅時効についてと考えられるので，そのことについてお答えする。

医療過誤に基づく各種権利も消滅時効にかかる。医療過誤の刑事責任，すなわち刑法211条〈業務上過失致死傷等〉の公訴時効，業務上過失傷害罪は5年であるが，業務上過失致死罪は10年となった。損害賠償請求権は不法行為（民法709条）による場合には損害および加害者を知ったときより3年，事故のときより20年，債務不履行（民法415条）による場合には事故のときより10年を経過すれば時効により消滅する。

公訴時効は，過誤ある医療行為が終わったときから進行し，業務上過失傷害罪は5年，業務上過失致死罪は10年を経過すると完成する。ただし，その間に公訴の提起があると時効の進行は停止し，管轄違いまたは公訴棄却の判決が確定したときからその進行を始める。

不法行為損害賠償請求権は，「被害者又はその法定代理人が損害及び加害者を知った時から3年間行使しないときは，時効によって消滅する」。また，「不法行為の時から20年を経過したときも，同様とする」（民法724条）である。刑事責任の公訴時効のように過誤ある医療行為の終了を起点にすると，最終的には20年の経過を要するのである。その間に，患者側が「損害及び加害者」を知ったときは，そのときを起点にし，そのときより3年間を経過すると不法行為損害賠償請求権は消滅する。

損害を知るとは，損害の発生だけでなく，加害行為が不法行為であることをも知る意味であるから，医療行為に過誤があったことを知ることである。さらに，損害の発生の事実を知っていれば，損害の程度や数額は知らなくとも損害を知ったことになる。

最近増加してきた診療契約に基づく責任追及の債務不履行損害賠償請求権だと，消滅時効は10年であり，この債権はその発生，すなわち事故発生のときから10年を経過すれば消滅することになる。診療報酬請求書，同明細書のよりどころとなる診療録は，唯一の証拠になるもので，きわめて重要な記録である。

Point
医療過誤が起こると，実際では，刑事事件，特に死亡その他重大障害の場合では，短期間内に捜査が始まるので，時効期間内で処理される。しかし，民事事件の賠償請求事件となると，患者側の訴訟準備のためかなり後になり，その間不安が続く。特に診療諸記録をいつまで保存するかが問題になる。最近の患者側の情勢を考えると10年ぐらいはやむを得ないのではなかろうか。

- ▶ 業務上過失致死傷等 ☞ ⟨p248⟩ **Q115** 看護師の静脈注射をめぐる判決と行政解釈の効力の優劣
- ▶ 不法行為 ☞ ⟨p34⟩ **Q15** 回診の法的義務
- ▶ 債務不履行 ☞ ⟨p34⟩ **Q15** 回診の法的義務

Column 14

因果関係の認定に関する判例

因果関係の認定に関する判例としては，最高裁判所平成11年3月23日判決（法律時報1677号54頁；脳神経減圧手術後脳内出血を生じ死亡した場合に，脳内血腫の原因が手術にあると一応推定した），同平成11年2月25日判決（判例タイムズ997号159頁；肝癌死亡とその早期発見が遅れた過失間に因果関係がある），同平成12年9月22日判決（判例タイムズ1044号75頁；死亡との因果関係が立証できなくとも，適切な治療が行われていれば患者がその死亡の時点においてなお生存していた相当程度の可能性の存在が証明される場合には，その可能性を侵害されたことによって被った損害の賠償責任を負う），などがある。

❷ 診療行為と医療事故

Q-43 医師法21条における異状死届出

? 医師法21条に規定された異状死届出に関する最近の判例を教えてください。

A もともと医師法21条「医師は，死体又は妊娠4月以上の死産児を検案して異状があると認めたときは，24時間以内に所轄警察署に届け出なければならない」の規定は，「死体又は死産児」については，殺人，傷害致死，死体損壊，堕胎等の犯罪の痕跡をとどめている場合があるので，司法警察上の便宜のためにそれらの異状を発見した場合の届出義務を規定したものである。したがって「異状」とは病理学的の異状ではなくて法医学的のそれを意味するものと解される。「所轄警察署」とは原則として死体又は死産児を検案した地の所轄警察署である」(旧厚生省健康政策局総務課編「医療法・医師法(歯科医師法)解」(1991年3月15日，医学通信社)の解説)と解され，長い間特に注目されるような条文ではなかった。それが診療行為に関連した死亡の場合も届け出ることが必要とされるようになってから，医師にとっては非常に荷の重い条文となってきた。

平成11年2月11日に発生した都立広尾病院事件について，東京地方裁判所は平成13年8月30日，「医師法21条の規定は，死体に異状が認められる場合には犯罪の痕跡をとどめている場合があり得るので，所轄警察署に届出をさせ捜査官をして犯罪の発見，捜査，証拠保全などを容易にさせるためのものであるから，診療中の入院患者であっても診療中の傷病以外の原因で死亡した疑いのある異状が認められるときは，死体を検案した医師は医師法21条の届出をしなければならないものと解するのが相当である」と判決した。このケースは東京高等裁判所，最高裁判所へと進んだが，この点についての判断に変わりはな

かった。

福島県のいわゆる大野病院事件では，担当の産婦人科医が業務上過失致死罪のほかに医師法21条違反の罪に問われたが，福島地方裁判所は，平成20年8月20日，「医師法21条は，医師が，死体や妊娠4月以上の死産児を検案して異状があると認められたときは，24時間以内に所轄警察署に届け出なければならないと定めている。ここで同条にいう異状とは，同条が，警察官が犯罪捜査の端緒を得ることを容易にするほか，警察官が緊急に被害の拡大防止措置を講ずるなどして社会防衛を図ることを可能にしようとした趣旨の規定であることに照らすと，法医学的にみて，普通と異なる状態で死亡していると認められる状態であることを意味すると解されるから，診療中の患者が，診療を受けている当該疾病によって死亡したような場合は，そもそも同条にいう異状の要件を欠くと言うべきである。

本件において，本件患者は，前置胎盤患者として，被告人から帝王切開手術を受け，その際，子宮内壁に癒着していた胎盤の剥離の措置を受けていた中で死亡したものであるが，被告人が，癒着胎盤に対する診療行為として，過失のない措置を講じたものの，容易に胎盤が剥離せず，剥離面からの出血によって，本件患者が出血性ショックとなり，失血死してしまったことは前記認定のとおりである。そうすると，本件患者の死亡という結果は，癒着胎盤という疾病を原因とする，過失なき診療行為をもってしても避けられなかった結果と言わざるを得ないから，本件が，医師法21条にいう異状がある場合に該当するということはできない」と判断し，両方無罪となった。異状がある場合に該当することはできないと判断されたのである。

診療行為に関連して患者が死亡した場合，医師法21条に基づいて警察署に届け出た場合，医療の専門家でない警察・検察がいきなり関与するのが妥当かどうか。医療事故調査のあるべき姿は何かなどいろいろな議論がなされ第三次試案・大綱案までできた段階で，政治の混迷等もあって，これらの議論が進まない状態となっている。

しかし，医師法21条は今でも存在していることを忘れてはならない。

❷ 診療行為と医療事故

Q-44 医療事故調査制度の概要

? 新設された医療事故調査制度の概要を教えてください。

医療法の一部が改正され，平成27年10月1日から医療事故調査制度が発足した。その概要は以下の通りである（図）。

①医療事故調査・支援センターに対する報告：病院，診療所または助産所（以下「病院等」）の管理者は，医療事故が発生した場合には，厚生労働省令で定めるところにより，遅滞なく，当該医療事故の日時，場所および状況，その他，厚生労働省令で定める事項を医療事故調査・支援センターに報告しなければならない（同法第6条の10第1項）。

②遺族に対する説明：この場合，病院等の管理者は，上記の報告をするに当たっては，あらかじめ，医療事故に係る死亡した者の遺族，または医療事故に係る死産した胎児の父母，その他，厚生労働省令で定める者（以下「遺族」）に対し，厚生労働省令で定める事項を説明しなければならない（同第2項）。

③医療事故調査：また，病院等の管理者は，医療事故が発生した場合には，厚生労働省令で定めるところにより，速やかにその原因を明らかにするために必要な調査（以下「医療事故調査」）を行わなければならない（同法第6条の11第1項）。

④医療事故調査等支援団体の支援：そして，病院等の管理者は，医療事故調査等支援団体に対し，医療事故調査を行うために必要な支援を求めるものとするとされている（同第2項）。

⑤医療事故調査の結果の報告：病院等の管理者は，医療事故調査を終了したときは，厚生労働省令で定めるところにより，遅滞なく，その結果を医療事故調査・支援センターに報告しなければならない（同第4項）。

⑥医療事故調査の結果の遺族への説明：この場合，病院等の管理者は，この報告をするに当たっては，あらかじめ遺族に対し，厚生労働省令で定める事項を説明しなければならない（同第5項）。

⑦医療事故調査・支援センターの調査：医療事故調査・支援センターは，医療事故が発生した病院等の管理者または遺族から，当該医療事故について調査の依頼があったときは，必要な調査を行うことができる（同法第6条の17第1項）。

⑧医療事故調査・支援センターからの報告：この場合，医療事故調査・支援センターは，第1項の調査を終了したときは，その調査の結果を同項の管理者及び遺族に報告しなければならない（同第5項）。

● **医療事故に係る調査の流れ**

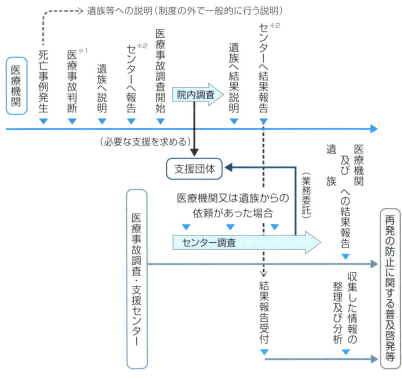

※1：管理者が判断する上での医療事故調査・支援センター又は支援団体へ相談が可能
※2：センターとは「医療事故調査・支援センター」

❷ 診療行為と医療事故

Q-45 医療事故調査・支援センターへ報告する医療事故・事項

医療事故調査・支援センターへ報告しなければならない医療事故・事項とはどのようなものですか。

この場合の「医療事故」については，これまで一般に使われていた漠然とした意味の医療事故ではなく，医療法6条の10第1項に，「当該病院等に勤務する医療従事者が提供した医療に起因し，又は起因すると疑われる死亡又は死産であって，当該管理者が当該死亡又は死産を予期しなかったものとして厚生労働省令で定めるものをいう」と厳密に定められている。

そして，この厚生労働省令で定める死亡または死産は，「次の各号のいずれにも該当しないと管理者が認めたものとする」とされている〔医療法施行規則の一部を改正する省令（平成27年5月8日厚生労働省令第100号）1条の10の2〕。

1. 病院等の管理者が，当該医療が提供される前に当該医療従事者等が当該医療の提供を受ける者又はその家族に対して当該死亡又は死産が予期されることを説明していたと認めたもの
2. 病院等の管理者が，当該医療が提供される前に当該医療従事者等が当該死亡又は死産が予期されることを当該医療の提供を受ける者に係る診療録その他の文書等に記録していたと認めたもの
3. 病院等の管理者が，当該医療を提供した医療従事者等からの事情の聴取及び第1条の11第1項第2号の委員会からの意見の聴取（当該委員会を開催している場合に限る）を行った上で，当該医療が提供される前に当該医療従事者等が当該死亡又は死産を予期していたと認めたもの

また，医療事故調査・支援センターへ報告しなければならない事項とは，医療法6条の10第1項で定める「医療事故の日時，場所及び状況」のほか，上記厚生労働省令1条の10の2第3項で定める次の1号から4号の内容である。

1. 病院等の名称，所在地，管理者の氏名及び連絡先
  2. 医療事故（法第6条の10第1項に規定する医療事故をいう。以下同じ）に係る医療の提供を受けた者に関する性別，年齢その他の情報
  3. 医療事故調査（法第6条の11第1項に規定する医療事故調査をいう。以下同じ）の実施計画の概要
  4. 前各号に掲げるもののほか，当該医療事故に関し管理者が必要と認めた情報

平成27年10月1日から始まった医療事故調査制度の運用の改善を図るため，平成28年6月24日，医療法施行規則の一部が改正された。第1条の10の2に第4項として，「病院等の管理者は，法第6条の10第1項の規定による報告を適切に行うため，当該病院における死亡及び死産の確実な把握のための体制を確保するものとする」が加えられ，第1条の10の4の次に次の一条が加えられた。「第1条の10の5　法第6条の11第2項に規定する医療事故調査等支援団体（以下この条において「支援団体」という）は，法第6条の11第3項の規定による支援（以下この条において単に「支援」という）を行うに当たり必要な対策を推進するため，共同で協議会（以下この条において単に「協議会」という）を組織することができる。

　2　協議会は，前項の目的を達するため，病院等の管理者が行う法第6条の10第1項の報告及び医療事故調査の状況並びに支援団体が行う支援の状況の情報の共有及び必要な意見の交換を行うものとする。

　3　協議会は，前項の情報の共有及び意見の交換の結果に基づき，次に掲げる事項を行うものとする。
　　1　病院等の管理者が行う法第6条の10第1項の報告及び医療事故調査並びに支援団体が行う支援の円滑な実施のための研修の実施
　　2　病院等の管理者に対する支援団体の紹介」

上記改正の同日，厚生労働省医政局長から各都道府県知事あての「医療法施行規則の一部を改正する省令の施行について」と題する通知（医政発0624第3号），および，厚生労働省医政局総務課長から各都道府県医務主管部（局）長あての「医療法施行規則の一部を改正する省令の施行に伴う留意事項等について」と題する通知（医政総発0624第1号）が発せられた。

今後も，まだ，この制度に関しては流動的である。

❷ 診療行為と医療事故

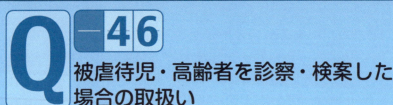

Q-46 被虐待児・高齢者を診察・検案した場合の取扱い

被虐待児・高齢者を診察・検案した場合，どのように取り扱えばいいでしょうか。

児童虐待と高齢者虐待では発見した場合の対応が若干異なっている。児童虐待の場合，児童虐待の防止等に関する法律6条第1項によると，「児童虐待を受けたと思われる児童を発見した者は，速やかに，これを市町村，都道府県の設置する福祉事務所若しくは児童相談所又は児童委員を介して市町村，都道府県の設置する福祉事務所若しくは児童相談所に通告しなければならない」とされている。したがって，医師が診察・検案した際に発見した場合にも，速やかに通告しなければならない。そして，第6条第1項による通告は，児童福祉法25条の規定による通告とみなして同法の適用を受けることになる（児童虐待の防止等に関する法律6条2項）。なお，刑法の秘密漏示罪の規定その他の守秘義務に関する法律の規定は，第1項の規定による通告する義務の遵守を妨げるものと解釈してはならないとされている（同条第3項）。

高齢者虐待の場合は，高齢者虐待の防止，高齢者の養護者に対する支援等に関する法律第7条第1項によると，「養護者による高齢者虐待を受けたと思われる高齢者を発見した者は，当該高齢者の生命又は身体に重大な危険が生じている場合は，速やかに，これを市町村に通報しなければならない」とされ，同条第2項で，「前項に定める場合のほか，養護者による高齢者虐待を受けたと思われる高齢者を発見した者は，速やかに，これを市町村に通報するよう努めなければならない」とされており，児童虐待の場合と比較して要件が緩和されている。なお，刑法の秘密漏示罪の規定その他の守秘義務に関する法律の規定は，前2項の規定による通報を妨げるものと解釈してはならないとされている点

(同条第3項)は，児童虐待の場合と同じである。

臓器の移植に関する法律の一部を改正する法律(平成21年法律第83号)附則第5項において，虐待を受けた児童が死亡した場合に当該児童から臓器が提供されることのないよう，移植医療に係る業務に従事する者がその業務に係る児童について虐待が行われた疑いがあるかどうかを確認し，その疑いがある場合に適切に対応する必要がある旨が規定されている。

これを受けて，「臓器の移植に関する法律の運用に関する指針(ガイドライン)」(平成9年・10・8　健医発1329　厚生省保健医療局長通知)(平成22健発0625第2改正現在)では，脳死・心臓死の区別にかかわらず，児童(18歳未満の者をいう)からの臓器提供については，虐待が行われた疑いがある児童が死亡した場合には，臓器の摘出は行わないこととされた。

また，上記ガイドラインの「第5」の「2 虐待が行われた疑いの有無の確認について」の項では，「(1)児童の診療に従事する者は，臓器の提供に至る可能性があるか否かにかかわらず，可能な限り虐待の徴候の有無を確認するよう努めること。また，その徴候が確認された場合には，児童からの臓器提供を行う施設においては，当該施設の患者である児童について，虐待対応のための院内体制の下で，虐待が行われた疑いがあるかどうかを確認すること。(2)この結果，当該児童について虐待が行われた疑いがあると判断した場合には，児童からの臓器提供を行う施設は，児童虐待の防止等に関する法律(平成12年法律第82号)第6条第1項の規定により児童相談所等へ通告するとともに，警察署へ連絡するなど関係機関と連携し，院内体制の下で当該児童への虐待対応を継続すること。(3)(略)」と規定されている。「児童の診療に従事する者は，臓器の提供に至る可能性があるか否かにかかわらず」と臓器移植の場面に限定されていない点，また，「可能な限り虐待の徴候の有無を確認するよう努めること」と積極的に虐待の徴候の有無を確認する努力をすることとされている点が重要である。

参照条文

児童虐待の防止等に関する法律6条第1項 ☞〈p322〉
児童福祉法25条 ☞〈p323〉
高齢者虐待の防止，高齢者の養護者に対する支援等に関する法律7条第1項 ☞〈p324〉

❷ 診療行為と医療事故

Q-47 産科医療補償制度

産科医療補償制度について教えてください。

この制度は，脳性麻痺となった児とその家族の経済的負担を速やかに軽減しようということで平成21年1月に導入された。事務局は公益財団法人日本医療機能評価機構が担っている。お産を扱う医療機関が，お産1件につき16,000円の掛金を支払い，補償額は最大で3,000万円である（当初の掛金は3万円であったが，2015年1月1日以降に出生したお子様の場合に事実上この掛金となった）。対象事例は，すべて第三者の医師や法律家が原因を分析し，再発防止策を検討するのがこの制度のもう1つの柱となっている。

すなわち，公益財団法人日本医療機能評価機構の「産科医療補償制度加入規約」第1条第1項によると，「本制度は，分娩に係る医療事故（過誤を伴う事故および過誤を伴わない事故の両方を含む）により脳性麻痺となった児およびその家族の経済的負担を速やかに補償するとともに，事故原因の分析を行い，将来の同種事故の防止に資する情報を提供することにより，紛争の防止・早期解決および産科医療の質の向上を図ることを目的とする」となっている。

「産科医療補償制度標準補償約款」3条第1項は，補償の対象となる場合について，次の通り定めている。「当院は，当院の管理下における分娩により別表第一の基準を満たす状態で出生した児に重度脳性麻痺が発生し，運営組織がこれをこの補償制度に基づく補償対象として認定した場合は，その児に対し，この規程の定めるところにより補償金を支払います」。

補償金の3,000万円は，準備一時金として600万円，補償分割金として1回120万円を20回にわたって支払われることになっている。

なお，同約款第4条は，補償対象とならない場合について，次の通り定めている。

「運営組織は，次に掲げるいずれかの事由によって発生した脳性麻痺については，この制度の補償対象として認定しません。一　児の先天性要因（両側性の広範な脳奇形，染色体異常，遺伝子異常，先天性代謝異常又は先天異常），二　児の新生児期の要因（分娩後の感染症等），三　妊娠若しくは分娩中における妊婦の故意又は重大な過失，四　地震，噴火，津波等の天災又は戦争，暴動等の非常事態。2　運営組織は，児が生後6月未満で死亡した場合は，この制度の補償対象として認定しません」

産科医療補償制度標準補償約款3条第1項　別表第一
（2015年1月1日以降に出生した児）
出生した児が次の1又は2に掲げるいずれかの状態であること
1　出生体重が1,400グラム以上であり，かつ，在胎週数が32週以上であること
2　在胎週数が28週以上であり，かつ，次の(1)又は(2)に該当すること
(1)　低酸素状況が持続して臍帯動脈血中の代謝性アシドーシス（酸性血症）の所見が認められる場合（pH値が7.1未満）
(2)　低酸素状況が常位胎盤早期剥離，臍帯脱出，子宮破裂，子癇，胎児母体間輸血症候群，前置胎盤からの出血，急激に発症した双胎間輸血症候群等によって起こり，引き続き，次のイからチまでのいずれかの所見が認められる場合
　　イ　突発性で持続する徐脈
　　ロ　子宮収縮の50％以上に出現する遅発一過性徐脈
　　ハ　子宮収縮の50％以上に出現する変動一過性徐脈
　　ニ　心拍数基線細変動の消失
　　ホ　心拍数基線細変動の減少を伴った高度徐脈
　　ヘ　サイナソイダルパターン
　　ト　アプガースコア1分値が3点以下
　　チ　生後1時間以内の児の血液ガス分析値（pH値が7.0未満）
　　（注）　在胎週数の週数は，妊娠週数の週数と同じです。
※2009年1月1日～2014年12月31日に出生した児については巻末の資料編〈p321〉

❷ 診療行為と医療事故

Q-48 健診・検診過誤の賠償責任者

健康診断あるいは人間ドックで過誤が生じ，結果的に受診者の健康状態が悪化し，損害賠償請求が発生した場合，産業医またはドック担当医と，使用者または健診施設開設者とでは，どちらの責任が重いこととなるのでしょうか。あるいはどちらが訴訟の対象となるのでしょうか。

ご質問は具体的内容が不詳なので，一般論としてお答えする。これは要するに，健診医療過誤または検診医療過誤の場合，その損害賠償責任者は使用者（ここでは，産業医の場合の事業者または人間ドックの場合の検診施設開設者をいうことにする）か，担当医か，その負担の割合はどうなのか，訴訟の場合の被告とされる者はいずれか，といったことである。受診者（被害者）は，産業医健診の場合は労働者であって事業者との間に雇用契約（したがって，労働安全衛生法の適用がある）に基づいて，また人間ドックの場合は検診の診療契約に基づいて受診するのであり，担当医は使用者との間の雇用契約または準委任契約に基づいて健診・検診に従事するという法律関係になる。

被害者が事業者との雇用契約または検診施設開設者との診療契約上の債務不履行（民法415条）による賠償請求をするときは，契約当事者は使用者であるから，被告（賠償を請求される者）は使用者である。この場合，全額を支払った後で使用者が担当医に求償することがあり得る。

また，民法709条，715条の不法行為による賠償請求をするときは，被告は連帯責任として全額を請求されるが，両者であったり，いずれか一方であったりする。つまり被害者の自由である。通例，使用者のみに向けることが多い。なお，使用者のみであるときは前述した求償権の問題はあり得る。

参照条文

民法415条〈債務不履行〉「債務者がその債務の本旨に従った履行をしないときは，債権者は，これによって生じた損害の賠償を請求することができる。債務者の責めに帰すべき事由によって履行をすることができなくなったときも，同様とする」

民法709条〈不法行為による損害賠償〉「故意又は過失によって他人の権利又は法律上保護される利益を侵害した者は，これによって生じた損害を賠償する責任を負う」

民法715条〈使用者等の責任〉「① ある事業のために他人を使用する者は，被用者がその事業の執行について第三者に加えた損害を賠償する責任を負う。ただし，使用者が被用者の選任及びその事業の監督について相当の注意をしたとき，又は相当の注意をしても損害が生ずべきであったときは，この限りでない ② 使用者に代わって事業を監督する者も，前項の責任を負う ③ 前2項の規定は，使用者又は監督者から被用者に対する求償権の行使を妨げない」

Column 15

医療訴訟の内容を知る方法

医療訴訟の内容，主に法律論よりも診療（事故を含めて）内容の具体的事実を知るには，その訴訟の判決書をみることである。判決書には，診療（事故を含めて）事実と法律判断が示されている。

既に公刊されている医療訴訟判決は膨大な量に達しており，事故内容も各科の診療科，単科でも多種多様な医療行為に及んでいる。そこで，たとえば，根本　久編『医療過誤訴訟法』（裁判実務大系17，青林書院，1990）をお読みになれば，まずは概略が得られるものと思う。

新聞に報ぜられるような判決は当日言い渡された最新のものであるが，それらの判決書が法律専門誌に掲載されるのは早くて数ヵ月後になる。月刊誌では，たとえば「判例時報」（判例時報社），「判例タイムズ」（判例タイムズ社）をお読みになれば理解されよう。

❷ 診療行為と医療事故

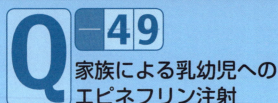

家族による乳幼児への エピネフリン注射

乳幼児のアナフィラキシーに対しては，即時の対応が必要で，特に外出や旅行の際など，近くに救急病院がない場合における対応が問題となりますが，この場合，両親に注射の方法や注射液の使用量を教育して，緊急時にエピネフリン（ボスミン®）の初回注射を行うことは可能でしょうか（担当医師により定期的に注射針やアンプルの点検，手技の点検と再教育を行うこととして）。

乳幼児のアナフィラキシーショックに対しては即時の対応が必要である。現在では，子供の急性アレルギー用の携帯自己注射器の使用が認められるようになったので，一定の条件のもとに，エピペン®注射液を注射することは可能となった。しかし，常に認められるわけではないので，エピペン®注射液の注射が認められるようになる前のご質問に対する回答も，それなりに意味があるものとして残すこととした。

本件では乳幼児とあるだけであるが，個々の患児では体質，病歴，罹患中の疾患内容，程度，生命の危険度など個体差があるし，ショックの原因も示されていない。ボスミン®には，もとより副作用，相互作用があり，禁忌もあり，慎重投与の場合もあり，その都度医師の適応判断を必要とする。医師法20条による無診察治療が禁止されているのは，医師による病態判断が必要であるからである。

さて，本件のボスミン®注射はいうまでもなく，医師法17条の医行為であり，医師の業務独占行為である。医師（歯科医師を含めて）以外では，原則として看護師と准看護師が，医師の指示により診療の補助業務として行うことが許されているのみである（保健師助産師看護師法5，6，31，32条）（なお，エピネフリンについては，平成18年4月1日から医師の具体的指示のもとに救急救命

士による投与が認められるようになった)。

医師が患児の両親をいかに教育・訓練したからといって,その者が看護師の資格を取得するわけではない。家族に認められる注射はご承知の通り,患者の自己注射が認められている,たとえばインスリン注射などの例外的な場合のみである。

本件の場合は,憶測すれば,喘息児でときどき重篤な発作を起こし,アナフィラキシーショックのおそれが高いと予想されているようなことであろうが,そのような患児の両親はむしろ医療機関にかかれないような場所への外出,旅行は避けるべきであり,医師はそのように指導すべきではないかと思う。本件のような指示に従ってボスミン®注射をしてそのために事故が発生すれば,そのような指示をした医師の法的責任は免れないのではないかとのおそれが十分にある。

在宅医療においては,家族による医療行為は不可欠というべきものであり,施設医療のような人的・物的条件を欠く環境において,しかもある程度の医療行為を容認せざるを得ない。法的には,医師法17条違反〈無免許医業〉,保健師助産師看護師法31,32条違反〈無資格者看護行為〉の問題があるが,通説では,これらの違反の処罰の対象は,第三者が不特定多数の患者に対する行為を目的とするものであるから,家族が本人の手足として本人に対して行為する場合は含まないと解し,合法としているのである。ただし本件のようなケースでは,外出,旅行先でのことであるが,在宅日常生活上としても,ボスミン®の薬理作用,副作用の重大性と実施の適応,使用量等の判断の危険性を考えると,医師の診療を求めるべきで,家族には現在では許されないと筆者は解する。

医師法17条〈医師でない者の医業の禁止〉「医師でなければ,医業をなしてはならない」

▶ 無診察治療ほか〈p4〉Q1 電話による無診察治療

▶ 医行為ほか〈p10〉Q4 応招義務の内容

❷ 診療行為と医療事故

Q-50 在宅における家族の医行為

? 在宅での家族の医行為は法律違反にならないのでしょうか。その根拠についても。

A 在宅医療においては，家族が重要な役割を担っている。家族なくして在宅医療は成り立たないといっても過言ではない。在宅医療における家族の医療行為については，医師法17条との関係で適法かどうかという問題と，医師の法的責任の問題とがある。ここでは，前者について述べる。

近年，医療機器，技術の進歩により，在宅酸素療法，CAPD，IVH，自己注射法，経管栄養法，人工呼吸装置，褥瘡処置，吸痰器使用，膀胱カテーテル，気管カニューレなどの治療法が在宅で行われるようになった。これらの医療については，医師の往診，保健師・看護師による訪問指導，看護によって行われているが，そのほか，患者自身の自己行為，家族のケアがある。

そもそも，医療については医師法17条に「医師でなければ，医業をなしてはならない」と定められているので，看護師等のように保健師助産師看護師法等で一定の医療行為をすることが法律で認められている職種の場合以外は，原則として行うことができないことになる。

まず，医師法17条の医療行為禁止は公益保護のためのもので，広く，ある者が他人（複数）に対して行うことが禁止されるのであって，自分が自分に行うことまで禁止されているわけではない。自分が自分の身体に手術しても医師法17条違反になるわけではなく，自分に自己注射する医療行為も同様に考えられる。

次に，家族がこれらの医療をすることが許されるのは，患者本人の代行として，

換言すれば，患者本人の手足として行うことになるがゆえにである．行政解釈（厚生省昭和56.5.21医師法）は，医師が「十分な患者教育および家族教育を行った上で，適切な指導及び管理のもとに患者自身（又は家族）に指示してインシュリンの自己注射をしても医師法第17条違反とはならない」としているが，その根拠は，おそらく，本人の手足論によるものと思われる．在宅医療における家族のCAPD，IVH，経管栄養法，酸素療法，人工呼吸器操作，褥瘡処置，吸痰器使用，膀胱カテーテル，気管カニューレなどの家族の関与は，程度の差はあれ，その合法性の根拠は，本人の家族という本人との一体性からの本人の代行と理解される．もっとも，家族といえども，患者本人とは別個の人間であり，まったく同一とすることはできないし，この場合，家族は単に患者本人の最大利益のために尽くす義務を負うのであるから，医師，看護師などの指示，指導を受けてのケアではあるが，もとより能力の限界があり，たとえば，絶対的医行為や看護師でなければ危険であるような行為など，患者にマイナスになると思われるようなことは許されない．

❷ 診療行為と医療事故

Q-51 救急救命士が行える救急救命処置

? 救急救命士が行える救急救命処置にはどのような医行為が含まれるのでしょうか。

A わが国の病院前救護体制の充実を目指して、平成3年に救急救命士法が公布・施行され、救急救命士制度が創設された。

同法による「救急救命士」とは、「厚生労働大臣の免許を受けて、救急救命士の名称を用いて、医師の指示の下に、救急救命処置を行うことを業とする者をいう」とされている（救急救命士法2条第2項）。

「救急救命処置」については、同条第1項で、「この法律で「救急救命処置」とは、その症状が著しく悪化するおそれがあり、又はその生命が危険な状態にある傷病者（以下この項及び第44条第2項において「重度傷病者」という）が病院又は診療所に搬送されるまでの間に、当該重度傷病者に対して行われる気道の確保、心拍の回復その他の処置であって、当該重度傷病者の症状の著しい悪化を防止し、又はその生命の危険を回避するために緊急に必要なものをいう」と定められている。「救急救命処置」はもともと診療の補助として看護師の業務と重なる部分であるが、救急救命士法43条第1項で、「救急救命士は、保健師助産師看護師法31条第1項及び32条の規定にかかわらず、診療の補助として救急救命処置を行うことを業とすることができる」としてその関係を明らかにしている。

救急救命士は、同法44条第1項で、「医師の具体的な指示を受けなければ、厚生労働省令で定める救急救命処置を行ってはならない」とされている。また、救急救命士が医師の具体的な指示を受けて行う救急救命処置（特定行為）については、「救急救命士の業務のあり方等に関する検討会」が平成25年8月、心肺機能停止前の患者に対する静脈路確保及び輸液、血糖測定並びに低血糖発作

症例へのブドウ糖溶液の投与について，必要な講習・実習を修了する等の諸条件を満たした救命救急士に限定的に認めるべき等と結論づけている。これらを受け，厚生労働省は平成26年4月，救急救命士法施行規則21条等を改正，その中で次のとおり定めている。「法第44条第1項の厚生労働省令で定める救急救命処置は，重度傷病者（その症状が著しく悪化するおそれがあり，又はその生命が危険な状態にある傷病者をいう。次条において同じ）のうち，心肺機能停止状態の患者に対するものにあっては第1号（静脈路確保のためのものに限る）から第3号までに掲げるものとし，心肺機能停止状態でない患者に対するものにあっては第1号及び第3号に掲げるものとする。 ① 厚生労働大臣の指定する薬剤を用いた輸液，② 厚生労働大臣の指定する器具による気道確保，③ 厚生労働大臣の指定する薬剤の投与」

そして，告示で，第1号の厚生労働大臣の指定する薬については，乳酸リンゲル液と定められており，第2号の厚生労働大臣の指定する器具については，食道閉鎖式エアウェイ，ラリンゲアルマスクおよび気管内チューブと定められており，第3号の厚生労働大臣の指定する薬剤については，心肺機能停止状態の患者に対する救急救命処置に係るものはエピネフリン，心肺機能停止状態でない患者に対する救急救命処置に係るものはブドウ糖溶液と定められている。

具体的な救急救命処置の範囲については巻末の救急救命処置の範囲等についてを参照されたい。

保健師助産師看護師法31条〈非看護師の業務禁止〉「看護師でない者は，第5条に規定する業をしてはならない。ただし，医師法又は歯科医師法（昭和23年法律第202号）の規定に基づいて行う場合は，この限りでない。2　保健師及び助産師は，前項の規定にかかわらず，第5条に規定する業を行うことができる」

保健師助産師看護師法32条〈非准看護師の業務禁止〉「准看護師でない者は，第6条に規定する業をしてはならない。ただし，医師法又は歯科医師法の規定に基づいて行う場合は，この限りでない」

救急救命処置の範囲等について 〈p325〉

❷ 診療行為と医療事故

Q-52 クロス・マッチテストの判定ミスと医師の責任

? 輸血に使用する血液のクロス・マッチテストの判定を，臨床検査技師が行うことは違法でしょうか。法的に認められる場合，その判定の誤りについては，臨床検査技師が全責任を負うことになるのでしょうか。

A 臨床検査技師は，「厚生労働大臣の免許を受けて，臨床検査技師の名称を用いて，医師又は歯科医師の指示の下に，微生物学的検査，血清学的検査，血液学的検査，病理学的検査，寄生虫学的検査，生化学的検査及び厚生労働省令で定める生理学的検査を行うことを業とする者」（臨床検査技師等に関する法律2条）であって，臨床検査に関する専門職であり，医療施設においては，医師の指示により交差適合試験を行い，その結果を医師に報告することは，同技師の職務である。

ところで，同試験の結果について誤りがあり，その誤りのまま医師が不適合輸血をしたため，患者が死亡した場合には，遺族に対して，民事責任（損害賠償支払義務）を負う者は，民法415条〈債務不履行〉によると医療施設の開設者（すなわち当該診療契約当事者）であり，民法709条〈不法行為〉によると同技師，ときに同医師も負うことがあろう。そして，開設者はいずれにあっても，民法715条〈使用者責任〉による責任を負うことになろう。

刑事責任は，刑法211条〈業務上過失致死傷〉の責任になり，個人責任であるから，本件の場合，特別の事情がない限り，同技師のみになるが，ときに医師の指示自体に問題があれば，指示した医師の刑事責任も問われるおそれはあろう。

Rh式血液型不適合の判定の誤り等による核黄疸，脳性麻痺の結果について，判定を誤った検査機関，検査依頼をして誤った判定結果を信じてそのまま母子手帳に記載した開業医，出産先の後医が再検査をしなかった病院の連帯賠償責任を認めた札幌地方裁判所昭和58年12月21日判決（判例タイムズ492号136頁）がある。

民法415条〈債務不履行による損害賠償〉「債務者がその債務の本旨に従った履行をしないときは，債権者は，これによって生じた損害の賠償を請求することができる。債務者の責めに帰すべき事由によって履行をすることができなくなったときも，同様とする」

民法709条〈不法行為による損害賠償〉「故意又は過失によって他人の権利又は法律上保護される利益を侵害した者は，これによって生じた損害を賠償する責任を負う」

民法715条〈使用者等の責任〉「① ある事業のために他人を使用する者は，被用者がその事業の執行について第三者に加えた損害を賠償する責任を負う。ただし，使用者が被用者の選任及びその事業の監督について相当の注意をしたとき，又は相当の注意をしても損害が生ずべきであったときは，この限りでない ② 使用者に代わって事業を監督する者も，前項の責任を負う ③ 前2項の規定は，使用者又は監督者から被用者に対する求償権の行使を妨げない」

異型輸血過誤刑事事件判決（広島高等裁判所岡山支部昭和57年3月24日判決・判例タイムズ678号50頁）；被告人は…手術を担当する医師として，同女に輸血の必要を認めた以上，万一にも不適合輸血の如き事態を生じさせないよう，同女の血液につき…判定用標準血清を用いたABO式血液型判定を行い，さらに輸血用血液と同女の血液との間に交差適合試験を行って，輸血の安全性を確認する業務上の注意義務を負うものであるから，自ら輸血に当らず，初対面のBに，…対して右の趣旨を徹底させ，同人が必要な検査を誤って省略することがないよう特に注意すべき義務があり，単にBが資格ある医師であるというだけで漫然と検査を委ねるだけでは足りず，ABO式血液型判定が必要な場合であることを確認させた上で，これに必要な標準血清や遠心分離機の所在を告げ，看護婦にも万一の手違いが生じないよう手配させる等の配慮を尽すべきである。

▶ 交差適合試験 ☞〈p62〉Q29緊急輸血の際の交差適合試験の省略
▶ 不法行為 ☞〈p32〉Q14診療行為と委任
▶ 業務上過失致死傷 ☞〈p248〉Q115看護師の静脈注射をめぐる判決と行政解釈の効力の優劣

❷ 診療行為と医療事故

Q-53 コンタクトレンズ販売と無許可医業

? 眼鏡店で，無資格の店員が客の求めに応じて細隙燈を用いてコンタクトレンズを選定し，客に販売して，1週間程度試用させてから再び来店させてレンズの適否をみていることがありますが，このように処方せんなしにコンタクトレンズを販売することは医師法17条の無資格医業等に該当しないでしょうか。また，その1週間後の来店の際に眼に何らかの異常が生じ，医師の診察を受けるように説明する場合はどうでしょうか。

A 厚生労働省は早くから行政解釈としてコンタクトレンズの取扱について，コンタクトレンズ使用のための検眼，装用の指導等は医師法17条の医行為に当たる（昭和33・8・28医発686）との見解を示し，以来，今日に至るまでこの解釈に沿った行政指導がなされている。

平成9年9月30日，最高裁判所第一小法廷決定は，「コンタクトレンズの処方のために行われる検眼及びテスト用コンタクトレンズの着脱の各行為が，いずれも医師法17条にいう「医業」の内容となる医行為に当たるとした原判決（註：東京高等裁判所平成6年11月15日判決のこと）の判断は，正当である」（判例タイムズ95号157頁）と判示している。

この違反は，3年以下の懲役または100万円以下の罰金（併科あり）に処せられる（医師法31条）。患者に傷害を与えれば，それが業としてなされる限り，刑法211条に触れる問題を生ずる。また，民法709条に触れ，損害賠償の問題も生ずることになる。

ご質問にあるように「眼に何らかの異常が生じ，医師の診察を受けるよう説明」したからといって，免責されるものではない。

なお，前掲判決例は，医師である被告人が，医師でない者をしてコンタクトレンズの着脱をさせたということで，共謀による医師法違反の罪の成立を肯定したものである。

コンタクトレンズの取扱について（昭和33・8・28医発686）
標記に関し別紙(1)の照会に対し別紙(2)のとおり回答したので通知する。
別紙(1)：近時，眼鏡店で「コンタクトレンズ」を取扱うものが出てきたが，このことについて左記の事項に，ご回答をわずらわせたい。
1　「コンタクトレンズ」を使用させるために，検眼し，処方箋を発行し，装用の指導等を行うことは医業と解してよろしいか。
2　医師が右のことを常時行う場合，病院または診療所でなければ行えないと解してよろしいか。
別紙(2)：昭和33年8月15日33衛医収第2526号をもって貴都衛生局長から照会のあった標記の件については，お見込みのとおりである。

東京高等裁判所平成6年11月15日判決（判例時報1531号143頁）；…なお担当者の医学的知識が不十分であることに起因し，検眼機の操作，データの分析を誤り，またテスト用コンタクトレンズ着脱の際に眼球損傷，細菌感染を招くとかコンタクトレンズの適合性の判断を誤る等の事態が皆無とはいえないうえ，特に最終的にコンタクトレンズの処方をすることを目的としてこれらの行為が行われる本件のような事案においては，検眼またはテスト用コンタクトレンズ着脱時の判断の誤りがひいてコンタクトレンズの処方の誤りと結び付くことにより，コンタクトレンズを装着した者に頭痛，吐き気，充血，眼痛，視力の低下等の結果をもたらし，最悪の場合は失明に至る危険性もないとはいえないことが認められる。そうすると，少なくとも処方のために行われる検眼及びコンタクトレンズの着脱の各行為については，原判決（註：東京地方裁判所平成6年3月30日判決のこと）のようにこれをコンタクトレンズの処方の一部というかどうかはともかくとしても，実際に各患者に対してコンタクトレンズを処方した場合はもとより，原判決別表番号7，8及び10の事案のようにたまたま事情があって診療当日処方するまでに至らなかった場合を含め，行為の性質上すべて医行為に当たるというべきである。

▶コンタクトレンズの着脱 ☞〈p70〉**Q33**無免許医業で処罰された判例

❷ 診療行為と医療事故

Q-54 救急車による死者搬送

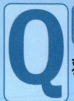
救急車による搬送の対象者は，けが人や急病人，すなわち生きている人間であり，死者は含まれないものと思っていました。しかし，最近のテレビ番組などをみていると，明らかに死亡している人の搬送に救急車が使われています。やはり死の判定は医師にあるため，とにかく病院に搬送するということなのでしょうか。あるいは，救急車による死者の搬送が認められるケースというものがあるのでしょうか。

A 「救急業務とは，災害により生じた事故若しくは屋外若しくは公衆の出入する場所において生じた事故（以下この項において「災害による事故等」という）又は政令で定める場合における災害による事故等に準ずる事故その他の事由で政令で定めるものによる傷病者のうち，医療機関その他の場所へ緊急に搬送する必要があるものを，救急隊によって，医療機関（厚生労働省令で定める医療機関をいう）その他の場所に搬送すること（傷病者が医師の管理下に置かれるまでの間において，緊急やむを得ないものとして，応急の手当を行うことを含む）をいう」（消防法2条9項）のであり，搬送の対象者は傷病者，すなわち生者であって，死者ではない。

「救急業務実施基準について」（昭和39・3・3自消甲教発6消防庁長官通知）15条は「隊員は，傷病者が明らかに死亡している場合又は医師が死亡していると診断した場合は，これを搬送しないものとする」と定めている。

しかし，傷病者が搬送前客観的には既に死亡しているとか，搬送中死亡するとか，DOA（dead on arrival：病院到着時死亡）のこともあろうが，医療機関は救命を第一義的使命とすることからして蘇生術を施す。それでもその結果は，蘇生せずして死亡確認ということになることもあろう。いずれにしてもそれま

では，傷病者は生死不明の状態であるとされよう。このように考え，万全を求めて蘇生術を施すことは，人情にも合致し，遺族に満足感を与えるであろう。通例このような場合には，死亡診断書を作成し，死亡時刻として死亡確認時刻が記載されるようである（もっともこれには死亡診断書の虚偽記載であるとか死体検案書を作成すべきであるとかの指摘があるが）。

ご質問のテレビ番組については，筆者には，その具体的内容が不明なのでお答えすることは困難であり，また救急車による死者搬送のケースについては，まったくないとはいえないが，例外的な場合であるといえよう。たとえば，災害事故で複数の被害者があり，その救助活動において，生存者のほかに死者が出ていた場合には，死者の搬送については，その救助活動の一環とみるべきであると筆者は解する。

▶ 死亡診断書 ☞ 〈p196〉**Q93** 死亡診断書と死体検案書
▶ 虚偽記載 ☞ 〈p194〉**Q92** 病名虚偽記載の問題

Column 16

既に死亡していた患者の往診料

「在宅患者の異変に気づいた家族より依頼があり往診に赴いたものの，既に死後24時間以上経過し，検死となったが，そのような場合，往診料等の請求はどうなるか」といった質問を受けたことがある。保険診療では，死者の診療を認めていないので，保険請求はできないが，そもそも患者家族の依頼による往診は，患者家族と医師との間に，診療契約が成立し，医師はこれに基づいて往診したのであるから，往診後，実は患者が既に死亡していた場合でも，自費往診として請求可能であると筆者は解する。したがって，患者家族に請求し，話し合いをされるのがよいと思う。

しかし，家族がこれに応じないとなると，往診料請求または不当利得（民法703条）請求の訴訟を提起せざるを得ない。それには，保険診療にからんだ困難な法的問題も予想されるので，時間と経費からして実際的ではないようにも考えられる。結局は，家族によく説明し，話し合いで処理することが得策であろう。

❷ 診療行為と医療事故

Q-55 法定健診項目外の異常値の報告

? 定期健診における臨床検査で血液検査を行う際，自動検査機のため，企業との契約以外の項目も検査結果が算出されてしまいます。その際，ときおり，契約以外の検査結果が異常値を示していることがあります。受診者や企業にその異常値や判定コメントを報告する義務・責務が法的にあるでしょうか。

A 事業者より定期健診業務の委託（産業医かその他医師の立場かは不明であるが，労働者の定期健康診断については労働安全衛生法に定められ，特に産業医として健康管理職責の定めがある）を受けて健診業務に従事する際，自動検査機を使用するため，契約外健診項目の検査結果を知るに至る。そこで，受診者とその事業者に対する異常値の報告義務はどうなるのかということのようである。

事業者については（そのことが法の主体であるが），同法に定める通り，労働者に対する健康管理責務があり，健診はそのためのものである。したがって，労働者に対する健診結果通知の義務がある。必要ならば再検査等の勧奨もあり得るし，事業者から健診医へ説明を求めることもあろう。

健診医は，事業者の労働者健康管理の適切な運営のために，事業者に対して，医療水準の範囲内の異常値については，労働者の了解の下で報告することが望ましいし，受診者に対して，安全配慮義務からも知らせることが望ましいと筆者は解する。

ご質問は，義務，責務，法的にみてとのことである。これらが法律上の責任，すなわち刑罰とか損害賠償責任とかを意味するのであれば，本件の場合，刑事責任は考えられない。しかし，損害賠償責任問題をあえて仮想すると，異常値

を開示していれば失命も免れた場合を考えれば，まったくあり得ないこととはいえないであろう。

 ▶健康診断 ☞〈p100〉Q48健診・検診過誤の賠償責任者，〈p188〉Q89競技参加と健康診断

Column 17

診療所管理者の他病院勤務

医師が診療所を開設する場合，その医師は医療法12条により管理者（通常，院長と呼ばれる）になり，医療専門家として診療所の経営管理に当たることになる。
診療所の開設は，届出主義である（医療法8条）が，開設の届出事項には「診療に従事する医師…の氏名…，担当診療科名，診療日及び診療時間…」（同施行規則3，4条）があり，医師の診療日，診療時間は診療所経営管理上，中核的重要性を持つものである。そもそも，医療法にあげる多くの法的義務はきわめて重要な職務であり，したがって，管理者は診療時間中は当該診療所に常勤すべきであると解されている。
しかし，具体的場合にあっては，医療法に定める管理業務に支障がない限り，他病院に勤務することは一概に違法とはいえず，たとえば休診日に限り他病院に勤務することは必ずしも違法とはいえないと筆者は解する。
なお，具体的場合では，地域の医療事情もあろうから，事前に管轄保健所に確認されることが万全であると思う。

❷ 診療行為と医療事故

Q-56 保護者の付添いがない小学生への診療の可否

1. 小学校低学年の児童が一人で医療機関を訪れ受診を希望した場合，保護者の付添いがなくとも診察してよいものでしょうか。
2. 先年，インフルエンザ様疾患が特別養護老人ホーム等でかなり流行しましたが，インフルエンザワクチン接種について厚生労働省の通知では「入所者が接種を希望する場合には，嘱託医等とよく相談の上，効果的と判断される場合に接種が受けられるよう特別養護老人ホーム等施設入所者に配慮願いたい」となっていました。入所者の多くは認知症等のため判断能力が十分でないと考えられますが，そのような場合，同意の確認をいかにして取ればよいのでしょうか。

A 1. 医師と患者間の診療(医行為)は，法律的にみれば，当事者間に診療契約が締結され，それに基づく契約関係になる。したがって，診療契約が成立するためには，契約当事者に契約を締結する行為能力がなければならない。

ところで，未成年者には完全な法律行為能力は認められていないので，民法5条「未成年者が法律行為をするには，その法定代理人の同意を得なければならない…」「② 前項の規定に反する法律行為は，取り消すことができる」により，法定代理人，すなわち本件の場合，親権者の同意が必要になる。実際ではむしろ親権者が契約当事者になって，子のための診療契約を締結しているのである。次に，医療行為は，多くの場合患者の身体に対する侵襲行為であるから，そのことについて患者本人の同意が必要である(患者の自己決定権)。したがって，医師にはいわゆるインフォームド・コンセントの義務が生ずる。しかし，ご質問の小学校低学年の児童は，医師の説明内容を理解し，それに基づく判断能力

を持たない。そこで、親権者が代諾することになるのである。未成年者の場合、この判断能力は、一般的には15〜16歳以上と解されている。

ご質問は、上記の法的問題に触れず、保護者の事実上の立会い、付添いの必要の可否を問題にしているが、前記の要件を満たしているのであれば、付添い自体は法律的には問題にならないが、若年者の臨床では、保護者が付き添うことが患者の精神上にも望ましいことであろう。

2. ワクチン予防接種は、医師法17条の医行為に当たり、人体に対する侵襲行為であるから、接種について被接種者(以下、患者という)の同意を必要とする(患者の自己決定権)。そこで、ご承知の通りのインフォームド・コンセントが重視され、医療側の患者に対する十分な説明と、患者がそれを理解、納得した上での同意が必要とされる。

ご質問は、この同意を確認する証拠方法はどうしたらよいのかということにあるように思われる。確実で簡易な方法は、同意書という書面に署名または捺印してもらうことであり、署名、捺印ができない場合には、代筆者を明記して代筆してもらうか、指印でもよかろう。それもできない場合には、施設側責任者の聴取り書で同意書に代えることもあろう。

また、同意能力がない場合には患者本人に代わって患者本人にとって利益になるような意見を表明できる者、すなわち代諾権者の同意になろう。

いずれにしても、ご質問の予防接種が緊急に必要という場合には患者側の同意は必要としない。

医師法17条〈医師でない者の医業の禁止〉「医師でなければ、医業をなしてはならない」

▶診療契約 ☞〈p32〉**Q14**診療行為と委任

▶インフォームド・コンセント ☞〈p138〉**Q66**インフォームド・コンセントに関する最高裁判決

❷ 診療行為と医療事故

Q-57 医療法における標榜可能診療科名

診療所・病院において標榜可能な診療科名にはどのようなものがありますか？ また,「総合科」を標榜することはできますか？

標榜可能診療科名については，医療法6条の6第1項に,「前条第1項第2号の規定による診療科名は，医業及び歯科医業につき政令で定める診療科名並びに当該診療科名以外の診療科名であつて当該診療に従事する医師又は歯科医師が厚生労働大臣の許可を受けたものとする」と定められている。すなわち，1つは政令で定められた診療科名であり，もう1つは当該診療に従事する医師または歯科医師が厚生労働大臣の許可を受けたものである。

前者の政令の制定または改廃の立案をしようとするときは，厚生労働大臣は，医学医術に関する学術団体および医道審議会の意見を聴かなければならないものとされている（医療法6条の6第2項）。現在の政令としては医療法施行令3条の2がそれに相当する。この条文は全文を掲載するが，その中に総合科は記載されていない。

後者の厚生労働大臣の許可については，あらかじめ，医道審議会の意見を聴かなければならないものとされているが（医療法6条の6第3項），その許可を受けたものの中にも総合科は入っていない。しかし，診療科名の標榜に関しては，医道審議会医道分科会診療科名標榜部会が総合科の是非を含め検討中であるので，そこでの動きを注視していく必要がある。

医業等の広告に関しては，医療法の第2章「医療に関する選択の支援等」の中の第2節「医業，歯科医業又は助産師の業務等の広告」で定められている（第6条の5〜第6条の8）。同法第6条の5は「医業，歯科医業等に関する広告の制限」

を，第6条の6は「広告することができる診療科名」を，第6条の7は「助産師の業務等に関する広告の制限」を，第6条の8は「広告に関する報告徴収及び立入検査等」を，それぞれ定めている。それらの条文は広告に関しての骨格を定め，さらに詳しいことは，政令，厚生労働省令および厚生労働大臣の定め等に任かせている。

これを受けて，「医業若しくは歯科医業又は病院若しくは診療所に関して広告し得る事項等及び広告適正化のための指導等に関する指針（医療広告ガイドライン）」（平成19年・3・30医政発第0330014号厚生労働省医政局長通知）は，「広告規制の趣旨」，「広告規制の対象範囲」，「広告可能な事項」，「禁止される広告」，「相談・指導等の方法」，および「助産師の業務又は助産所に関する広告」について，それぞれ詳細に定めている。

その中で，広告規制の趣旨に関し，次のように述べられている。平成18年6月21日付で公布された「良質な医療を提供する体制の確立を図るための医療法等の一部を改正する法律」（平成18年法律第84号）（平成19年4月1日から施行）の趣旨は，医療に関する広告については，患者等の利用者保護の観点から医療法その他の規定により制限されてきたが，今般，患者やその家族あるいは住民自身が自分の病状等に合った適切な医療機関を選択することが可能となるように，患者等に対して必要な情報が正確に提供され，その選択を支援する観点から，従来の法や告示のように一つ一つの事項を個別に列記するのでなく一定の性質を持った項目群ごとにまとめて，「○○に関する事項」と規定するいわゆる「包括規定方式」を導入することにより，広告可能な内容を相当程度拡大することとしたものである。

 医療法施行令3条の2 〈p329〉

❷ 診療行為と医療事故

Q-58 混合診療に関する最近の判例

混合診療はどうしても認められないのでしょうか？ 最近の判例があったら教えてください。

A がん患者である原告が，被告国に対し，インターフェロン療法（保険診療）に活性化自己リンパ球移入療法（自由診療）を併用する療法を受けた場合であっても，インターフェロン療法については健康保険法に基づく「療養の給付」を受けることができる権利を有することの確認を求めたケースをご紹介する。

一審東京地方裁判所は，平成19年11月7日，「原告が，活性化自己リンパ球移入療法と併用して行われる，本来，健康保険法による保険診療の対象となるインターフェロン療法について，健康保険法に基づく療養の給付を受けることができる権利を有することを確認する」と判決した。この判断は，混合診療に関する従前の厚生労働省の法解釈および運用を否定するものであって，マスコミ等でも大きく取り上げられた。すなわち，争点の1つである健康保険法63条1項の「療養の給付」に当たる療法であっても，「療養の給付」に当たらない療法と併用された場合には，全体として「療養の給付」に該当しないと解すべきかどうかについて，被告国は，複数の医療行為が行われる場合には，それらの複数の医療行為を合わせて不可分一体の1つの医療行為であるとして「療養の給付」が予定したものに該当するか否かを検討すべきであり，個別的には保険診療に該当するものであっても，これに保険診療に該当しないものが加わって一体として「療養の給付」に該当しないことになれば，前者についても保険給付は受けられないことになる旨主張したのに対し，本判決は，これを否定し，法は，個別の診療行為ごとに「療養の給付」に該当するかどうかを判断する仕組

を採用していると判断した。

争点の2つ目である保険外併用療養費制度について定めた健康保険法86条の解釈によって，同制度に該当するもの以外の混合診療については，本来保険診療に該当するものも含めて，すべて健康保険法63条第1項の「療養の給付」に当たらないと解釈することができるかについて，被告国は，混合診療については，保険外併用療養費制度の対象となる場合を除き，これに対する保険給付は認めておらず，個別的にみれば保険給付の対象となりうる診療部分も含めて「療養の給付」に当たらない旨主張したが，本判決は，これを否定し，保険外併用療養費制度も，特定療養費制度と同様，特定の保険診療についておよそ全ての保険給付の対象から排除するという趣旨をうかがい知ることはできないとした。

これに対して，被告国が控訴したところ，控訴審では，平成21年9月29日，「原判決を取り消す。被控訴人の請求を棄却する」との判決がなされ，一審判決は取り消され，がん患者である被控訴人が敗訴となった。

控訴審において，本件のような混合診療の場合には，本来健康保険法による保険診療の対象となるインターフェロン療法についても，健康保険法に基づく療養の給付を受けられなくなるとした。すなわち，「保険外併用療養制度を規定した法の解釈によって，同制度に該当するもの以外の混合診療については，本来保険診療に相当するものも含めて，すべて「療養の給付」に当たらず，保険給付を受けられないと解すべきである（このように解することは，憲法に違反しない）から，保険外併用療養制度に該当しない混合診療であるインターフェロン療法とLAK療法を併用して行う場合には，LAK療法だけでなく，インターフェロン療法も「療養の給付」に当たらず，法による保険給付を受けられないと解すべきである」と一審とはまったく異なる結果となった。

本件は，その後患者から上告と上告受理申立てがなされたが，平成23年10月25日，最高裁判所第三小法廷は患者側の上告を棄却し，控訴審の判決が確定した。

3 患者の同意

　患者は，自らの生命・健康を維持し，他から侵害されないという，生命・身体の完全性を保持する権利を持つから，身体に対する侵襲である医療行為（代表的例は手術であるが，そのほか薬物投与，危険を伴う検査など）について，医師は身体に対する侵害という違法性を阻却するために，患者より，医療行為を行うことの同意を得なければならない。患者の同意なき医療行為は専断的治療行為といわれるもので，刑法上傷害罪，民法上不法行為が成立し，違法であるとするのが通説である。いずれにしても，同意原則は判例上確立している原則であるといえる。

　そこで，医師には医療行為に際して，患者の真意に基づく同意を得るために，その医療行為について患者に対する説明義務を負うことになるが，この説明義務についても判例は確立しているといってよい。

　問題は，説明義務の範囲・程度である。医師の説明義務には，前述した手術など医療の侵襲の違法性を阻却するための有効な同意の要件としての患者に対する説明，重篤な副作用のおそれのある薬物投与など治療上の危険回避引受けのための説明，いかなる生活態度・行動をとるべきかの判断のための病状・治療状況の説明，療養上の指導（説明），未熟児網膜症訴訟で争われたような転医に関する指示・勧告としての説明，事後の説明などがあるとされている。

　他方，説明義務が免除される場合として，制定法により医師に強制治療権が与えられる場合，危険性が軽微または発生する可能性が少ない場合，患者が自己の病状をよく知っている場合，患者が医師から説明を受けることを放棄している場合，緊急事態で同意が得られない場合，説明することが患者に悪影響を及ぼす場合などが一般にあげられている。

　説明と同意（インフォームド・コンセント；十分な説明を受けた上での患者の同意）は，臨床上，きわめて重要な実践指標になっていることは周知の通りである。

　この章では，こうした医師・患者間の基本的関係を踏まえて，法的側面からの解説を施している。

❸ 患者の同意

Q-59 手術同意書の意義

? 「医学的常識に基づく施術が行われたにもかかわらず，万一発生した不可抗力の事態に対しては，一切の異議申立てを致しません」というような手術同意書は好ましくなく，無効であるといわれていますが，口頭で十分なのでしょうか。よい同意書とはどのようなものなのでしょうか。

A 手術同意書は，患者が医師の行う手術を受けることを承諾する意思を記載した書面である。人(患者)は身体の完全性を保持し，他者から侵害されないという権利を持つから，手術といえども，手術が身体への侵襲である以上，患者の同意なくして行うことは許されない。患者の同意なき手術は一般に専断的治療行為といわれるもので，違法である。

さて，例示の手術同意書は，題名は手術同意書であっても，その実は手術の同意に意味があるのではなく，すべての手術事故について「一切の異議申立てを致しません」に意味があり，法的意味は事前の損害賠償請求権放棄，すなわち一切の事故について損害賠償の請求をしないということにある。

現在ではごく一部になっているようであるが，従来の手術同意書なるものはこの種の放棄書であり，「いかなる結果が起こっても一切異議申立てをしない」といった手術過誤の場合を含めての一方的身勝手な内容であったのである。事前の損害賠償請求権放棄の意味において，この種の身勝手な同意書は「好ましくなく，無効である」とされており，また，いくつかの判例(➡判例)も出ている。患者の窮迫につけ込んだ公序良俗違反とされたり，衡平の原則違反，ときには例文にすぎないとかが，理由である。

しかし，例示のように「医学的常識に基づく施術が行われたにもかかわらず，万一発生した不可抗力の事態」であるとするならば，結論は違ってくる。とい

うのは，大雑把にいえば，そのような「事態」は手術過誤に起因するものとはいえないからである。手術が当時の医療水準に則って行われ，結果が不可抗力によって発生したとするならば，手術過誤による「事態」とはいえない。手術過誤でなければ損害賠償責任は発生せず，したがってこのことに「一切の異議申立てをしない」のは当然のことである。

そうすると，本件の手術同意書はほとんど無意味であり，この手術同意書を差し入れさせたり，口頭でのやりとりも，ときにかえって医師と患者間の信頼関係にマイナスになるように思われる。

近年の重要な問題は，医師と患者間のインフォームド・コンセント（十分な説明を受けた上での患者の同意）であり，手術同意書はこの意味において重要な地位を占める。「よい同意書」をこの意味に理解するならば，手術同意書は患者の病状とその治療法，手術を選ぶ理由と手術内容，これに伴う危険性，手術をしない場合の病状経過，予後などの十分な医師の説明がなされたこと，および患者がこれを聞き十分に理解して同意した旨の記載がなされている書面ということになるであろう。

大阪地方裁判所昭和37年9月14日判決（下民集13巻9号1852頁）は損害賠償請求権放棄までも含む趣旨ではないとし，仮にそうだとすれば公序良俗に反し無効であるとした。

また，静岡地方裁判所昭和37年12月26日判決（下民集13巻12号1591頁）は例文にすぎず免責効力なしとし，この控訴審の東京高等裁判所昭和42年7月11日判決（下民集18巻7-8号794頁）は衡平の原則に反し無効とし，この上告審の最高裁判所（昭和43年7月16日判決）はこれを支持した。

▶損害賠償の請求 ☞〈p82〉**Q39** 医療過誤における損害賠償金の算定基準，〈p84〉**Q40** 交通事故における損害賠償金の算定基準

▶インフォームド・コンセント ☞〈p138〉**Q66** インフォームド・コンセントに関する最高裁判決

❸ 患者の同意

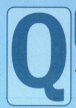

手術同意書と証明問題

患者本人に手術の必要性，危険性も含めて十分説明し，手術同意書に署名してもらったとしても，不幸にして手術後死亡してしまった場合，

1．家族が強い不満を持ち，術前，患者本人から手術の危険性についての話は聞いていなかったということがありますが，どのように対処したらよいのでしょうか。必ず親族にも同意書を書いてもらうべきなのでしょうか。
2．一般的に手術のための同意書・承諾書をとらなければならないという決まりはあるのでしょうか。カルテには説明の内容は記録していません。

患者には，自己の生命・身体について自己決定権があり，医師が患者に対して手術等の医行為を行う場合には，これら侵襲行為の違法性を阻却せしめるために患者本人の同意を得ることが必要である。そして患者の同意が有効であるためには，さらに患者が自らの判断で医行為の諾否を決定することができるように，医師はその判断のために必要な事柄を十分に説明しなければならないとされている。

本件の患者本人とは，成人で判断能力を有する通例の場合としてお答えするが，患者が未成年（未成年でも十分な理解，同意能力を有している場合には，本人の意思による）である等，法定代理人がいる場合にはその法定代理人が同意権者になる。

1．患者の同意，医師の説明が必要なのであって，同意書面が必要なのではない。ただ，あとで本ケースのように同意や説明の有無，内容が争われることがあると困るので，あらかじめ文書にして，できるだけ記載内容も詳しくしておくのであり，同意書は，同意，説明のあったことの証明文書であり，証明方法の1つである。他に証明する方法があればそれでよいわけであるが，一応容易

に作成できる書面にすることにより実務上有力な証拠資料が得られるので，そうしているのである。

その書面をより有力なものとするためには，署名，捺印があったほうがよく，さらには全文自書であったほうがよいということになる。また，家族，保証人，立会人等をたてて，その者に説明し連署させたほうがさらによいということになる。

2．法律上，「説明と同意」（いわゆるインフォームド・コンセント）は必要であるが，書面にしなければならないという決まりはない。前述の必要性から書面にしているのである。カルテにも「説明と同意」の内容を記載しておくことは望ましいし，それ自体有力な証明方法の1つである。

参考に，日本医師会生命倫理懇談会「説明と同意」報告書（平成2年1月）掲出の例をあげておく（表）。

● **説明・同意書（例）**

```
　私は，患者　　　殿に対して，下記手術・検査・麻酔の必要性，
危険性，および合併症などについて，次のように説明いたしました。
手術・検査等の名称＿＿＿＿＿＿＿＿＿＿＿＿＿＿＿＿＿＿
説明の内容＿＿＿＿＿＿＿＿＿＿＿＿＿＿＿＿＿＿＿＿＿＿
　　　　　　　　　　　　　　　　　　　平成　年　月　日
　○○科　医師＿＿＿＿＿＿＿＿＿＿＿＿＿㊞

　私は，上記の内容の説明を受け，同意しました。
　また，上記実施中に必要な操作と，これらの目的にかなった全身，
またはその他の麻酔を受けることも併せて同意しました。
　　　　　　　　　　　　　　　　　　　平成　年　月　日
患者氏名　　　　　　　　　㊞
住　所
親族または代理人（親権者，父母，配偶者，兄弟姉妹，保護義務者，
　　　　　　　　法定代理人，その他）
　氏　名　　　　　　　　　㊞

　　○○医院長殿
```

❸ 患者の同意

Q-61 意識不明患者手術時の手術同意書の取扱い

意識不明の患者に対して手術を行う場合，同意書の取扱いはどのようにすればよいのでしょうか。後日，患者が意識を回復した際に事後承諾してもらえばよいのでしょうか。また，このような手術で結果が悪かった場合，同意書がある場合よりも重く責任を問われるようなことはないのでしょうか。

A たとえば，意識不明の急患が搬入されてきて手術を必要とする場合とか，入院患者で意識不明になり，しかも緊急手術が必要となった場合とか，患者の意識回復を待てないほどに緊急に手術をしなければならない場合であろう。患者が当初から意思能力が欠けているような精神障害者や幼児，未成年者の場合には保護者，監護者（親権者・後見人）が代諾するが，意思能力ある成人が意識不明の状態にある場合にこの問題になる。手術は，身体に対する侵襲であるから，手術について患者本人の同意が必要であることはいうまでもない（同意原則）。かつては医療行為は治療行為であるという理由だけで正当化されたが，最近では患者本人の同意を得ることが必要条件とされるに至っているのである。そこで，本件のような場合には，患者本人の同意は得られない（したがって，同意したことを証する同意書も得られない）ので，本人に代わって誰が同意権を行使できるのかということになる。これは，本人の意思をもっともよく知り，もっともよく本人の利益を考慮してくれる立場の者ということになろう。一般的にいえば，日頃本人の意思をもっともよく把握している者といえば，たとえば，親，配偶者，成人の子供，成人の同居の兄弟などがあげられよう。

したがって，医療側はこれらの者の同意（同意書）を得て，手術に踏み切ることになる。しかし，これらの者もいないという場合であれば，医療側は救命の

ためには，同意なしで手術を行わざるを得ないであろう。刑法37条1項〈緊急避難〉は，「自己又は他人の生命，身体，自由又は財産に対する現在の危難を避けるため，やむを得ずにした行為は，これによって生じた害が避けようとした害の程度を超えなかった場合に限り，罰しない。ただし，その程度を超えた行為は，情状により，その刑を減軽し，又は免除することができる」と規定している。本件のような手術の場合は，本条の緊急避難行為に該当する。この場合は，患者の同意なくして正当な手術と認められるのであるから，法律上，「患者が意識を回復した際に事後承諾」を得る必要はない。また，手術の結果が失敗に終わったとしても，それがいわゆる医療過誤による場合でなければ法的責任はないし，同意がある場合よりも責任が重いということはない。

なお，民法698条〈緊急事務管理〉は，「管理者は，本人の身体，名誉又は財産に対する急迫の危害を免れさせるために事務管理をしたときは，悪意又は重大な過失があるのでなければ，これによって生じた損害を賠償する責任を負わない」と規定している。意識不明の急病人のために親族以外の者が好意で医療側に診療を求めた場合には，この事務管理が成立すると解されている。

▶ 緊急手術 ☞〈p62〉**Q29**緊急輸血の際の交差適合試験の省略
▶ 医療過誤 ☞〈p78〉**Q37**医師の過失・因果関係の認定はどのようにしてなされるか，〈p80〉**Q38**損害賠償の対象となる過失とは何か

Column 18

遺骨の自宅保管の可否

墓地，埋葬等に関する法律（昭和23・5・31法48）4条は，墓地外の埋葬等を禁止して「埋葬又は焼骨の埋蔵は，墓地以外の区域に，これを行つてはならない」とし，4条違反には罰則（同法21条）もついている。しかし，一般に焼骨の埋蔵は4条にふれるが，焼骨を自宅等に保管することは4条に違反しない，と解されている。本条の趣旨は，公衆衛生の確保と国民の宗教的感情の尊重を図ることにあるから，特に違反とする必要はないからであろう。

❸ 患者の同意

Q-62 後見人による認知症患者等の手術承諾

? 認知症患者や知的障害者で後見人や保佐人，補助人が指定されているケースにおいて，手術や予防接種等の医行為の承諾をとる場合，本人の承諾に加えて，先の三者の承諾を得ることが必須でしょうか。また，ある処置について後見人は承諾しているものの，本人が拒否する場合，後見人の承諾のみをもって処置を強行することに法的問題があるでしょうか。

A ご質問の手術等医行為については人体に対する侵襲であるから，患者本人の同意が必要である（患者の自己決定権）。患者本人の同意なき手術は，専断的治療行為といわれ，人体傷害として違法と解されるのが一般である。

患者の同意が有効であるためには，その前提に同意能力を必要とする。同意能力とは，診断および治療方法の内容，予後判断，危険性等について理解した上で，手術を受けるかどうか，いずれの途を選ぶか決定できる能力のことである。この判定は非常に難しい問題であるが，ご質問の例示の知的障害者でも，同意能力があると認められることもしばしばあり得る。ご質問もそのような場合であると思われる。

次に，手術を受けるという法律関係は，患者側と医療側との間に診療契約が締結されるわけである。有効な診療契約を締結するには法的行為能力が必要であるが，ご質問の知的障害者は完全な行為能力を欠くため，これを保護するために，補助，保佐，後見の制度がある。たとえば，法定成年後見人は，身上配慮義務（民法858条）はあるが，直接的には財産管理の法律行為にかかわるものである。そして，後見人の同意なき法律行為，たとえば診療契約は取り消し得るものとされる。

ご質問の知的障害者等で，たとえば，成年後見人が選任されている場合は，診療契約は，代理権限により後見人が締結することになるが，加えて，手術自体の侵襲を受諾するか，拒否するかは，本人が決めることであるから，前述の同意能力が認められるときには，患者本人の同意が必要である。したがって患者本人の不承諾にもかかわらず，後見人のみの同意では，手術による侵襲（身体傷害）を適法にする理由を欠くことになる。

民法858条〈成年被後見人の意思の尊重及び身上の配慮〉「成年後見人は，成年被後見人の生活，療養看護及び財産の管理に関する事務を行うに当たっては，成年被後見人の意思を尊重し，かつ，その心身の状態及び生活の状況に配慮しなければならない」

▶法定成年後見人 ☞〈p145〉Column 22 成年後見制度

Column 19

成年後見人等の選任基準

成年後見人については，民法843条4項に「成年後見人を選任するには，成年被後見人の心身の状態並びに生活及び財産の状況，成年後見人となる者の職業及び経歴並びに成年被後見人との利害関係の有無（成年後見人となる者が法人であるときは，その事業の種類及び内容並びにその法人及びその代表者と成年被後見人との利害関係の有無），成年被後見人の意見その他一切の事情を考慮しなければならない」と定められ，保佐人（同法876条の2により準用），補助人（同876条の7により準用）についても同様である。

任意後見人は適格性の疑い，法定欠格事由（民法847条）がない限り，法律上の資格制限はない。自然人のみならず法人を選任することも可能である。任意後見監督人についても民法843条4項等が準用されており（任意後見契約法7条4項），同様に解される。

後見，保佐，補助などの開始申立てには，後見人などの候補者記載欄があるから，各候補者名を記載することが実務的であろう。

❸ 患者の同意

Q-63 同一印による手術同意書

? 手術同意書の作成に当たって，患者本人と家族代表（同姓）が同じ印鑑を使用してもよいのでしょうか。

A 手術は，患者の身体に対する侵襲であるから，手術を行うことについて患者本人の承諾を得なければならない。

患者本人に承諾能力（判断能力ないし意思決定能力）がある場合には，患者本人の承諾が必要であり，それで足りる。しかし，慣行としては，その場合でも家族代表にも承諾を求めていることが多い。患者本人の承諾をさらに確認させるという意味であろう。

ところで，肝心なことは患者本人が承諾したという事実であるが，その事実があったにもかかわらず，後でその事実が争われることがあってはならないので，それの証明資料，そのうち最も簡単にして確実なものとして書面，すなわち手術の同意書を差し入れさせているのである。

したがって，手術同意書の作成者は，同意権者である患者本人であるので，書面上可能な限り，患者本人が作成したことを証明できることが望ましい。そこで，患者本人の自筆署名，さらにそれを証明するための印鑑押捺となるわけである。しかし，そうでなければならないという法的規制があるわけではないから，記名でもよいし，捺印がなくとも差し支えはない。実際上も記名であったり，捺印があってもほとんどが三文印，認印によるものである。

印鑑が個人別を証明するためのものであれば，捺印は患者本人なり，家族代表者本人なりの個別的本人を証明するために用いられるものであるから，同一印鑑で押捺することはいずれか一方の印鑑所持者の証明にはなっても，他の者の証明にはならない。むしろ印鑑がない場合には，捺印を欠くか，指印にすれば

よい。捺印より，指印のほうが，よほど証明力があろう。

 手術，薬物投与，危険を伴う検査などは，患者の身体に対する侵襲であるから，医師は身体に対する侵襲（侵害）という違法性を阻却するために，患者より医療行為を行うことの同意を得なければならない。患者の同意なき医療行為は，専断的治療行為といわれるもので，刑法上傷害罪，民法上不法行為が成立し，違法であるとするのが通説である。この患者の同意原則は，確立している判例といってよい。東京地方裁判所昭和46年5月19日判決（判例時報660号62頁）は，手術は「治療の依頼を受けたからといって当然になし得るものではなく，原則として，患者（患者が承諾の能力を欠く場合にはこれに代わって承諾をなし得るもの，以下同様）の治療の申込とは別の手術の実施についての承諾を得たうえで行うことを要すると解すべきであり，承諾を得ないでなされた手術は患者の身体に対する違法な侵襲である」と判示している。

Column 20

老人ホーム内で行う無承諾のMRSA検査

患者には，自分に行われる診察，検査，治療等医療行為について，これを受けるか受けないかの最終決定（自己決定）権がある。これは，人間の尊厳性を保つ権利，個人の人格権，人としての自立権，プライバシー権等に基づくものとされる。
同意原則といわれるもので，医の倫理上のみならず，法律上基本的人権として，わが国でも学説・判例上において異論をみないところである。
MRSAの検体採取は，さしたる侵襲を伴うものではないが，検査自体が人権上の問題をはらみ，これの無断ないし詐術を弄しての実施は患者の人権侵害となり，民法709条〈不法行為〉にふれるおそれが出てくる。
近年，法曹界のみならず医界についても，インフォームド・コンセントの実践が厳しく要請されているのは周知のことである。老人ホーム内での検査についても，本人の無承諾というのではなく，十分に説明を尽くした上で，納得を得て実施されることが肝要であろう。

❸ 患者の同意

Q-64 癌の告知と家族の同意

80歳男性。検査結果から判断して癌であることはほぼ間違いない。本人は、「癌であるならば告知を受け治療を受けたい」と希望しているが、家族は、患者が高齢であることを理由にこれ以上の検査・治療を拒否し、告知にも反対しています。
1. 主治医は家族との合意がないまま告知してもよいのでしょうか。
2. 家族は、手術同意書へのサインを拒否する可能性がありますが、患者の同意のみで有効でしょうか。
3. 患者が未成年であれば法的解釈も異なるでしょうか。

A 患者には、自己の生命・身体について自己決定権があり、医師が手術など侵襲を伴う医療行為を行う場合には、患者の承諾を得なければならない。そして、患者の承諾が有効であるためには、さらに患者が自らの判断で諾否を決定できるように医師は必要な事柄を十分に説明しなければならない。これがインフォームド・コンセント（十分な説明を受けた上での患者の同意）といわれているものである。

患者の自己決定権であるから、患者本人に判断能力があり、自己決定が可能である場合には、もとより家族などへの説明義務・承諾義務はないのである。

次に、癌の告知のように、患者本人に事実を知らせることが患者に悪影響を及ぼし、治療上不利益が生じるような場合がある。そこで、癌患者に対する病名告知、不告知の問題が生じる。一般的法的見解は、そのケースの具体的状況下での医師の専門家としての裁量に任されるべきであるとされている（➡ 判例）。

1. 医師が、諸般の状況についての適切な判断に基づいて癌の告知をしたものである限り、法的には問題ない。
2. 患者本人の同意がある限り、家族の同意がなくとも手術は適法である。も

し手術が患者の承諾なく行われるなら，その手術は違法である。また，病名の説明を省略して手術の承諾を得た場合には，一般的には説明義務の軽減の問題であるが，具体的にはケース・バイ・ケースで，諸般の状況についての適切な判断に基づく省略であるならば，適法とされることもあろう。しかし，患者が真の病名を告げられれば，その手術には承諾しないであろう場合には，省略は許されないであろう，と解するものである。

3. 法的な解釈としては，未成年者であれば，法定代理人がいる場合にはその法定代理人が同意権者になる。もっとも，未成年者でも十分な理解・同意能力を有している場合には本人の意思によることになる。

【癌告知時の配慮の主なポイント】
- プライバシーが保たれた，落ち着いた環境と十分な時間を設ける。
- 正直に，わかりやすく，丁寧に伝える。
- 質問を促し，それに答える。
- 大げさな表現や何度も「癌」と繰り返すことを避ける。
- 治療方針だけでなく，日常生活への影響を説明する。
- 患者が相談したり関心事を打ち明けたりできる雰囲気を作る。
- 患者の気持ちを受け止める。
- 家族に対しても患者と同様に配慮する。

(日本サイコロジー学会座談会コメント；平成18・6・12朝日新聞報道より引用)

「正確な病名を告知することによって，その後の事態が(以上に述べた場合を含めて)どのように展開していくかについては，医師と患者の置かれたすべての状況，なかんずく，患者の病状，意思，精神状態，受容能力，医師と患者との信頼関係の有無，程度，患者の家族の協力態勢の有無，程度などの事情が，大きな関係を持っているものと考えられる。このような諸般の状況についての適切な判断は，最終的には医療の専門家である医師の判断によるところが大きく，その合理的裁量は尊重されなければならない」(名古屋高等裁判所平成2年10月31日判決・判例時報1373号68頁)

❸ 患者の同意

Q-65 入院患者の病状説明の対象となる親族

普段、見舞いに来なかった入院患者の遠方の親族が、容体急変等により、次々と見舞いに訪れ、医師や看護師等のスタッフに病状説明を求めることがある。どの程度、たとえば何親等の親族までなら説明する必要があるでしょうか。また、選択した治療法について、後に別の親族が訴訟を起こしそうになったことがあるが、治療方法決定当初に、患者・家族との間で合意文書を取り交わしておけば、完全に免責されるでしょうか。

A

本件の内容は、1.患者の病状の説明義務があるとされる親族の範囲はどこまでか、2.患者の治療方法の合意は文書でなすべきか、という2点のようである。

1. 日本医師会「診療情報の提供に関する指針」（平成14年10月版）は、「診療中の患者に対する診療情報の説明・提供は、おおむね…①現在の病状および診断病名、②予後、③処置および治療の方針、④処方する薬剤については、薬剤名、服用方法、効能、特に注意を要する副作用、⑤代替的治療法がある場合には、その内容および利害得失、⑥手術や侵襲的な検査を行う場合には、その概要、危険性、実施しない場合の危険性、合併症の有無」を提供することに努め、診療情報の開示を求める者とは、原則として、「①患者が成人で判断能力ある場合は、患者本人、②患者に法定代理人がある場合は、法定代理人…、③診療契約に関する代理権が付与されている任意後見人、④患者本人から代理権を与えられた親族、⑤患者が成人で判断能力に疑義がある場合は、現実に患者の世話をしている親族およびこれに準ずる縁故者」としている。

親族とは法律上、一般に民法725条によるとされるが、上記指針では、⑤の通り一定の制約はある。

2. ご質問の合意は，治療方法の医学的侵襲が強いほど確証のため文書を作成し，内容は具体的にされているのが一般である。なお，説明義務や治療合意とかは医師と患者本人との問題で，見舞来訪の親族については，上述の通り例外的な場合である。

また，以上は法的視点からの回答であるが，医師と患者間にあっては，信頼関係の維持が基本であることはいうまでもないところである。実際では，諸般の事情を配慮して行われていると思われる。

民法725条〈親族の範囲〉「次に掲げる者は，親族とする。① 6親等内の血族　②配偶者　③ 3親等内の姻族」

> ### Column 21
> #### 妊娠中絶における配偶者の承諾
>
> 母体保護法14条（医師の認定による人工妊娠中絶）第1項に定める同項第1号人工妊娠中絶の「配偶者の同意」について，配偶者の同意が得られないと思われる場合，同条2項は「前項の同意は，配偶者が知れないとき若しくはその意思を表示することができないとき又は妊娠後に配偶者がなくなつたときには本人の同意だけで足りる」としている。
> この「配偶者が知れないとき」とは，現に所在不明の場合を含み広く解されており，「意思を表示することができないとき」とは，理由は問わず，事実上，意思表示のできない場合を含み，広く解されている。したがって，医師側としては事実確認には限度があり，せいぜい本人限りの書面確認程度が実情ではないかと思われる。

❸ 患者の同意

Q-66 インフォームド・コンセントに関する最高裁判決

? 医師の説明義務（インフォームド・コンセント）に関する最高裁判所の判決があれば，いくつか例示し，その内容についても説明を。

A

1. 医師の説明義務を判示した初めてのものは最高裁判所昭和56年6月19日判決（判例時報1011号54頁）である。10歳の少年が自転車の運転を誤って転倒，頭蓋骨陥没骨折で負傷し開頭手術を受けたが，出血多量による心不全で死亡した事案で，「原審の適法に確定した事実関係のもとにおいては，頭蓋骨陥没骨折の傷害を受けた患者の開頭手術を行う医師には右手術の内容及びこれに伴う危険性を患者またはその法定代理人に対して説明する義務があるが，そのほかに，患者の現症状とその原因，手術による改善の程度，手術をしない場合の具体的予後内容，危険性について不確定要素がある場合にはその基礎となる症状把握の原因，その要素が発現した場合の対処の準備状況等についてまで説明する義務はないものとした原審の判断は，正当として是認することができる」と判示した。この判決は，原審判決が「結局，説明義務は，医師が善良な管理者としてその具体的事情のもとにおいて相当と認める範囲に及ぶべきものである」としていることから，同じ立場をとり，医師の説明義務の範囲の判断基準を合理的医師に置き，合理的医師が説明するであろう情報が説明されるべきであるとしたのである。

2. 説明の要否の基準は臨床医学の実践における医療水準であるとした最高裁判所昭和61年5月30日判決（判例時報1196号107頁）は，昭和45年10月出生した極小未熟児の眼底検査をした眼科医師に検査結果についての告知説明義務はないとして，「思うに，人の生命及び健康を管理すべき業務に従事する者は，その業務の性質に照らし，危険防止のため実験上必要とされる最善の注意義務を要求されるが（略），右注意義務の基準となるべきものは，診療当時のいわ

ゆる臨床医学の実践における医療水準であるところ…告知説明すべき法的義務まではなかったというべきである」と判示した。

3. 胆のう癌の疑いがあると診断した医師が、患者またはその夫に対してその旨の説明をしなかったことは診療契約上の債務不履行に当たるとして、患者の遺族等が損害賠償請求した事案において、最高裁判所平成7年4月25日判決（判例タイムズ877号171頁）は次の通り判示した。「(1) 医師が、患者に胆のうの進行癌の疑いがあり入院の上精密な検査を要すると診断したのに、患者に与える精神的打撃と治療への悪影響を考慮して手術の必要な重度の胆石症であると説明し、入院の同意を得ていた場合に、患者が初診でその性格等も不明であり、当時医師の間では癌については患者に対し真実と異なる病名を告げるのが一般的であって、患者が医師に相談せずに入院を中止して来院しなくなったなど判示の事実関係の下においては、医師が患者に対して胆のう癌の疑いがあると説明しなかったことを診療契約上の債務不履行に当たるということはできない。(2) 医師が、胆のうの進行癌の疑いがあると診断したのに、患者に対しては手術の必要な重度の胆石症であると説明して入院の同意を得ていた場合に、患者が初診でその家族関係や治療に対する家族の協力の見込みが不明であるので、入院後に患者の家族の中から適当な者を選んで検査結果等を説明する予定でいたところ、患者が医師に相談せずに入院を中止したため家族に対する説明の機会を失ったなど判示の事実関係の下においては、医師が患者の夫に対して胆のう癌の疑いがあると説明しなかったことを診療契約上の債務不履行に当たるということはできない」（要旨）

4. 最高裁判所平成12年2月4日判決（判例タイムズ1031号158頁）では、宗教上の信念からいかなる場合にも輸血を受けることは拒否するとの固い意思を有している患者に対して、医師がほかに救命手段がない事態に至った場合には輸血するとの方針を持っていることを説明しないで手術を施行して輸血をした場合において、医師の不法行為責任が認められた。

5. その他、最高裁判所平成14年9月24日判決（判例タイムズ1106号87頁；癌告知の本人不適当のときは、家族に説明すべきである）、同平成13年11月27日判決（判例タイムズ1099号198頁；乳房切除乳癌手術に際し、乳房温存療法についての説明義務がある）がある。

❸ 患者の同意

Q-67 強制退院の可否

? たとえば，「看護師の態度が悪い」「差額ベッド代をとるのはおかしい」などと言いながら，退院を勧めると「20日以上は入院する」などと言い張り退院を拒否するような入院患者を医療機関側が強制退院させることはできるでしょうか。

A 患者が入院するのは，病院の開設者と患者（または法定代理人）との間に入院診療契約が締結され，それに基づいて入院するのである。入院契約の目的は，病院側において入院患者の症状を診察し，症状が通院可能な程度にまで回復するような治療を行うことにあるから，全快しないまでも通院可能な程度にまで回復すれば，医師が当該患者に対し入院治療を必要としない旨の診断をして，この診断に基づいて退院すべき旨の意思表示をすれば，そのときに特段の事由がない限り，入院契約は解約され，患者には病室を退去すべき義務が生じるのである。そして，入院治療の必要があるかどうかは，医師の医学的・合理的判断に委ねられ，患者の判断によるものではない。

しかし，入院治療の必要はあるが，例示の程度のような態度の悪さというだけでは，入院契約を解約することは困難なように考えられる。病院の規律を著しく犯して病院の共同生活に支障をきたさせるような程度に至ったときとか，病院の治療を受けることに非協力的，反抗的で，病院の入院治療の目的を到底達成しがたいといった程度に至ったときなどには入院契約を解約し，退院させることができると考える。その程度の判断は，社会通念によるし，争いあるときは結局は裁判所の判断になる。

いずれにしても，患者が現実に退院を拒否するときには，自力救済で実力を行使して強制退院させることは許されない。そこで，法秩序に従う限り，結局は

病室明け渡し請求訴訟を提起し，勝訴判決を得て強制執行をなすことにならざるを得ない。もし，期間的にそれでは回復しがたい重大な損害の生じる場合には，明け渡しの断行仮処分を得て強制執行をすることになるが，この仮処分は簡単には得られないのが実情である。患者や家族とよく話し合い，それでもだめなら弁護士に相談することになるであろう。

入院加療を必要としない程度に健康が回復したのに，病院の退院勧告・退院通告に応じない女性の患者に対して，病室明け渡しの断行仮処分が認められた事案として，東京地方裁判所昭和44年2月20日判決（判例時報556号74頁）は次の通り判示している。

「入院契約の目的は，病院側において，入院患者の病状を診察し，右症状が通院可能な程度にまで回復するよう治療をなすことにあり，入院治療の必要の有無は医師の医学的，合理的な判断に委ねられ，患者の訴える自覚症状はその判断の一資料にすぎないもので，医師が当該患者に対して入院治療を必要としない旨の診断をなし，右診断に基づき病院から患者に対し退院すべき旨の意思表示があったときは，特段の事由が認められない限り，占有使用に係る病床を病院に返還して病室を退去し退院すべき義務があるものと解すべきところ，以上の事実によると，債務者は，各種の精密検査の結果に基づく医師の医学的，合理的な判断により，もはや通院加療が可能な程度にまで症状が治癒し，入院加療を必要としない健康状態にあることが判明し，これを理由に病院から退院通告を受けたのであるから，右入院契約は，目的の到達により，終了し，債務者は，同契約上債権者に対して占有使用中の右病床を返還し，病室を退去して退院すべき義務があるといわなければならない」

▶反抗的 ☞〈p54〉**Q25** 患者側の暴力・いやがらせへの対応

❸ 患者の同意

Q-68 患者の身体拘束

1. 精神科以外の科，たとえば小児科や整形外科で，治療を施そうとしてもじっとベッドに臥床できない患者が必ずいますが，これらの科における身体拘束は法律的にどのように考えられているのでしょうか。身体拘束をする場合はカルテにその理由と日時などを記載すべきでしょうか。また，記載漏れがあった場合には，どのように責任を追及されるでしょうか。

2. 精神科以外の科であっても，カルテに身体拘束について記載する場合，記載者は管理者である病院長でしょうか，それとも主治医でしょうか。また，本人や家族の同意は必要でしょうか。本人や家族からも同意がとれない場合には，誰が責任をもって身体拘束を命令し，執行すべきかも併せて。

A 精神科病院入院中の患者に対する行動の制限については，「第1項の規定による行動の制限のうち，厚生労働大臣があらかじめ社会保障審議会の意見を聴いて定める患者の隔離その他の行動の制限は，指定医が必要と認める場合でなければ行うことができない」（精神保健及び精神障害者福祉に関する法律36条第3項）と定め，診療録記載が義務づけられている（同法19条の4の2）。

その他の診療科の診療に際して，仮に患者に対して行動の制限がなされたとしても，そのことを診療録に記載しなければならない等の定めはない。

人の身体の自由は憲法の保障する基本的人権であり，医療・看護・介護行為に際しても然りで，救命のための緊急やむを得ざる場合を除き，患者の同意を必要とする。精神科病院においてもそれは変わらないが，その特殊性により例外的に厳しい制約の下に，「精神科病院の管理者は，入院中の者につき，その医療又は保護に欠くことのできない限度において，その行動について必要な制限を行うことができる」（同法36条第1項）とされるのである。

1. 患者本人またはその保護者の同意の下に，社会通念に反しない方法と程度において許される。たとえば保護者や看護師が患者の身体を押さえるとかは通常行われている。この場合の行動の制限は，患者またはその保護者の同意の下に行われるものであり，医師の正当（業務）行為である（刑法35条）。

この場合の身体の拘束についての診療録記載は法定義務とされていない。しかし，記載したほうが望ましいことはいうまでもない。後で起こるかもしれないトラブルを避けるための意味からである。もっとも，記載しなかったからといって，そのことが法的責任追及になることは考えられない。

2. 診療録の記載者は，その診療を行った医師であるから，行動の制限事項であっても，その医師が記載することが望ましい。

行動の制限については，前述した通り，原則として，患者本人またはその保護者の同意が必要である。これらの同意なき行動の制限は原則として違法となり，刑事責任（刑法220条・逮捕及び監禁の罪），民事責任（民法709条・不法行為による損害賠償）が問題にされうる。

刑法35条〈正当行為〉「法令又は正当な業務による行為は，罰しない」
刑法220条〈逮捕及び監禁〉「不法に人を逮捕し，又は監禁した者は，3月以上7年以下の懲役に処する」

脳出血入院患者のベルト抑制と慰謝料請求訴訟（横浜地方裁判所平成14年8月30日判決；未公表）がある。原告の主張は「本件抑制は治療行為の為の一環として行われたものの，本件入院全期間にわたり抑制帯を使用してされたものであり，その実質は逮捕に等しい拘束として，原告の身体の自由に対する重大な侵害であり，違法不当である。殊に，入院当初はともかく，入院期間が経過するごとに，抑制の必要性は消失していったにもかかわらず，本件抑制が継続されたことは看過できない重大な人権侵害である。このような身体に対する拘束は，法令に特段の違法性阻却事由が定められそれに相当する場合，又は治療行為をする必要から拘束が社会的に許容される場合など正当な理由がなければ許されるべきではない…」としたが，横浜地方裁判所は，原告の主張をほぼ容認して，一定期間の抑制の違法性を認め，慰藉料10万円の支払いを命じた。

❸ 患者の同意

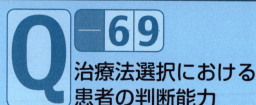

Q-69 治療法選択における患者の判断能力

? 意識障害や知能遅滞等により患者自身が現在の病状を適切に判断できないと考えられる場合，治療法の選択を医療者側のみで判断してよいのでしょうか。また，肉親がいながら患者とのかかわりを拒否して相談できない状況にある場合はどうでしょうか。

A 医療は身体的侵襲を伴うものであるから，ご承知の通り，患者の自己決定権が尊重されなければならない。そして，患者の自己決定権の行使については，医師の情報の提供のほか，そもそも患者の診断および治療方法の内容，予後判断，危険性などについての理解し得る能力，すなわち同意能力が必要である。

したがって，患者が同意能力を欠く場合には，誰かが代わって承諾することになる。たとえば，未成年者であれば親権者である。ただし，未成年者であっても同意能力のある場合もあるので，そのときには未成年者本人の同意でよい（もっとも，実務的には親権者の同意も得ておくことが無難であろう）。

通例では，未成年者なら15～16歳以上になれば同意能力ありとすることが多いであろう。一般的にいえば，代諾権者としては，親，配偶者，成人の子供，成人の同居の兄弟があげられている。要するに，患者本人にとって利益になるような意思を表明できる立場にある者ということである。

ご質問の場合，本人が同意能力を欠く程度にあるならば，代諾権者の同意が必要であり，代諾権者が代諾を拒否する場合には，代諾権者が複数であれば順次同意を求めることが望ましいし，すべての拒否にあえば，医師の判断によらざるを得ない。

なお，いずれの場合でも，患者側の同意を得るいとまがないほどに緊急の場合

には医師の判断によることになる。

 ▶未成年者 ☞ 〈p116〉 **Q56** 保護者の付添いがない小学生への診療の可否

> **Column 22**
>
> ## 成年後見制度
>
> 法定後見と任意後見がある。法定後見は，精神上の障害による本人の判断能力の程度により，後見，保佐，補助の3類型がある。
>
> 後見類型は，精神上の障害により事理を弁識する能力を欠く常況にある者が対象であり，原則として鑑定が必要になるが，明らかにその必要がないと認められるときはこの限りでない。後見開始の審判がなされると裁判所は成年後見人を選任し，成年後見人には，本人が行う全部の行為について同意権（取消権），代理権が付与される。ただし，日用品等の購入その他日常生活に関する行為は取消しの対象から除外される。
>
> 保佐類型は，精神上の障害により事理を弁識する能力が著しく不十分な者であり，原則として鑑定が必要になるが，判断能力が著しく不十分であることが客観的に証拠上明白な場合，鑑定は不要である。保佐開始の審判がなされると裁判所は保佐人を選任する。
>
> 補助類型は，精神上の障害により事理を弁別する能力が不十分な者が対象である。補助開始の審判をするにつき，本人以外の者が申し立てる場合には本人の同意が必要である。補助開始の審判がなされると裁判所は補助人を選任する。
>
> 任意後見制度は，任意後見契約に関する法律の規定により，事前に本人が公正証書により締結しておいた任意後見契約に従って，本人の判断能力が不十分になり，家庭裁判所が申し立てにより任意後見人を選任したときからその契約の効力が生じ，本人が選んでおいた任意後見人が代理権を行使することができるようになる制度である。

❸ 患者の同意

Q-70 患者の未収金と残置物の処理

入院患者が外泊後，帰院せず，連絡がとれなくなりました。未収金の回収と残置物の処理の方法を教えてください。

患者が診療報酬を支払わない場合のいわゆる未収金の問題は，各医療機関で大きな問題となっている。

時には何百万円にもなることがある。「医師，助産師又は薬剤師の診療，助産又は調剤に関する債権」は，民法170条により，3年間行使をしないときは消滅することになっている。診療報酬は，3年の短期消滅時効の規定の適用があるので，その管理には十分気をつけておかなければならない。

3年間近になった場合には時効中断の手段をとるかどうか検討しなければならない。時効の中断事由は，民法147条により「一 請求　二 差押え，仮差押え又は仮処分　三 承認」と定められている。「請求」の中で一番手軽な方法は催告である。催告は口頭でも文書でもよいが，証拠を残す意味では内容証明郵便で出すのが一番確実である。ただ，催告による時効中断の効力は6カ月しかないので注意が必要である。すなわち，催告は6カ月以内に「裁判上の請求，支払督促の申立て，和解の申立て，民事調停法若しくは家事事件手続法による調停の申立て，破産手続参加，再生手続参加，更生手続参加，差押え，仮差押又は仮処分」をしなければ，時効中断の効力を生じないとされている（民法153条）。内容証明郵便は6カ月ごとに出しておけば大丈夫と思っている人が多いので気をつけなければならない。これに対して，「承認」は，完全な時効中断事由になるし，未収金のうち一部でも払ってもらえば承認があったものとして時効中断事由になるので，その努力をする必要がある。最後は，支払督促の申立てか訴訟を起こすなどしかない。

なお，未収金のうち保険診療の自己負担分の回収については，健康保険法74条2項に，「保険医療機関又は保険薬局は，前項の一部負担金（第75条の2第1項第1号の措置が採られたときは，当該減額された一部負担金）の支払を受けるべきものとし，保険医療機関又は保険薬局が善良な管理者と同一の注意をもってその支払を受けることに努めたにもかかわらず，なお療養の給付を受けた者が当該一部負担金の全部又は一部を支払わないときは，保険者は，当該保険医療機関又は保険薬局の請求に基づき，この法律の規定による徴収金の例によりこれを処分することができる」と定められているので，この規定を利用して回収を図ることも考えられるが，現況ではなかなか保険者からの補塡が得られていないようである。

次に残置物の処理については，状況や残置物の内容等によって異なる。しばらく保管しておいて，本人が受けとりに来るかどうか，また受けとりに来る物かどうかなどを見極めて，対処していくしかない。実務的には，入院に際して，入院申込書等に，「離院する際に置いていった物については，所有権を放棄いたします」などの文言を入れておけばこのような問題は起きないので是非入れておくべきである。また，保証人をつけておけば，このようなときも対処の方法が広がるので，是非つけておくべきである。

❸ 患者の同意

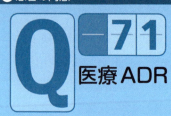

Q-71 医療ADR

? 医療ADRという言葉を最近よく聞きます。これはどのようなものですか。

A ADR（Alternative Dispute Resolution）とは，裁判外紛争解決手続のことをいう。裁判によることなく，紛争を解決する方法，手段など一般を総称する言葉で，あっせん，調停，仲裁などさまざまなものがある。平成16年12月1日に公布され，同19年4月1日から施行された裁判外紛争解決手続の利用の促進に関する法律1条の中では，裁判外紛争手続のことを，「訴訟手続によらずに民事上の紛争の解決をしようとする紛争の当事者のため，公正な第三者が関与して，その解決を図る手続をいう」としている。弁護士会では，早くからこの手続の必要性を感じ，現在では，それぞれの会でこの手続を始めている。東京でいえば，東京弁護士会が「紛争解決センター」，第一東京弁護士会と第二東京弁護士会が「仲裁センター」と呼ばれるところで申立てを受けつけている。詳しいことは各会のホームページにも掲載されている。

東京三会が行うADRには，和解あっせん手続と仲裁手続がある。和解あっせん手続は，お互いの話合いで合意を目指す手続である。和解あっせん手続では和解あっせん期日が開かれ，和解が成立すると和解契約書が作成される。この和解契約書は裁判上で和解が成立した場合の和解調書とは異なり，それ自体執行力はないが，第三者のあっせん人が入って成立した和解なので実行されない確率は非常に少ない。

仲裁手続は，双方合意の下で仲裁人が判断をする手続で，この手続のためには仲裁の合意が必要となる。仲裁手続では仲裁期日が開かれ，仲裁判断がなされることになる。仲裁判断書は裁判所の判決と同じ効力があり，仲裁判断書で強

制執行することもできる（ただし，執行決定が必要）（民事執行法22条第6号の2に「確定した執行決定のある仲裁判断」が加わった。また，仲裁判断の執行決定については仲裁法46条に規定されている）。

現在，東京三会では医療ADRも行うようになった。医療ADRの特色は，患者側代理人の経験のある弁護士と医療機関側代理人の経験のある弁護士が仲裁委員に加わるため，従来理解されづらかった医療事故に関する紛争について充実した話し合いが行われる機会ができたことである。

医療ADRが今後発展していくかどうかは，医師賠償責任保険との関係が大きい。無責のケースはせっかく申し立てられても，土俵にのりづらい面がある。ただ，いろいろなケース・事情があるので，意外にうまく医療ADRで解決した例もある。手数料に関しては，東京三会の場合，表の通りとなる。

● 東京三弁護士会の医療ADRの手数料（消費税別）

①申立手数料（申立時に申立人が納める）	1件10,000円
②期日手数料（期日ごとに当事者双方が納める）	申立人・相手 各自5,000円
③成立手数料 （和解成立または仲裁判断時に，解決額に応じた額を納める。当事者間の負担割合はあっせん・仲裁人が定める〔金額は成立手数料早見表参照〕）	

● 成立手数料早見表（消費税別）

紛争解決額	成立手数料	紛争解決額	成立手数料
100,000円	8,000円	5,000,000円	300,000円
500,000円	40,000円	10,000,000円	450,000円
1,000,000円	80,000円	15,000,000円	600,000円
3,000,000円	240,000円	30,000,000円	900,000円

❸ 患者の同意

Q-72 開業医の裁判員辞退について

? 裁判員に選出された場合，日常診療に支障をきたすことが懸念されます。開業医であることを理由に辞退できるでしょうか。

A 裁判員の参加する刑事裁判に関する法律16条は，辞退事由を定めている。すなわち，「次の各号のいずれかに該当する者は，裁判員となることについて辞退の申立てをすることができる」として，辞退できる場合を，第1号から第8号までに定めている。解釈で問題となるのは第8号であるので，ここでは第8号について述べ，第1号から第8号については，条文のみ後掲することとする。

第8号には，「次に掲げる事由その他政令で定めるやむを得ない事由があり，裁判員の職務を行うこと又は裁判員候補者として第27条第1項に規定する裁判員等選任手続の期日に出頭することが困難な者

イ　重い疾病又は傷害により裁判所に出頭することが困難であること。

ロ　介護又は養育が行われなければ日常生活を営むのに支障がある同居の親族の介護又は養育を行う必要があること。

ハ　その従事する事業における重要な用務であって自らがこれを処理しなければ当該事業に著しい損害が生じるおそれがあるものがあること。

ニ　父母の葬式への出席その他の社会生活上の重要な用務であって他の期日に行うことができないものがあること。

ホ　重大災害により生活基盤に著しい被害を受け，その生活の再建のための用務を行う必要があること」と定められている。開業医というだけでは一概に辞退することができるとは言えないが，第8号のハに該当する場合には辞退することができることになる。

なお，政令（平成20年1月17日政令第3号）により，「裁判員の参加する刑事裁判に関する法律（以下「法」という）第16条第8号に規定する政令で定めるやむを得ない事由は，次に掲げる事由とする。
一　妊娠中であること又は出産の日から8週間を経過していないこと。
二　介護又は養育が行われなければ日常生活を営むのに支障がある親族（同居の親族を除く）又は親族以外の同居人であって自らが継続的に介護又は養育を行っているものの介護又は養育を行う必要があること。
三　配偶者（届出をしていないが，事実上婚姻関係と同様の事情にある者を含む），直系の親族若しくは兄弟姉妹又はこれらの者以外の同居人が重い疾病又は傷害の治療を受ける場合において，その治療に伴い必要と認められる通院，入院又は退院に自らが付き添う必要があること。
四　妻（届出をしていないが，事実上婚姻関係と同様の事情にある者を含む）又は子が出産する場合において，その出産に伴い必要と認められる入院若しくは退院に自らが付き添い，又は出産に自らが立ち会う必要があること。
五　住所又は居所が裁判所の管轄区域外の遠隔地にあり，裁判所に出頭することが困難であること。
六　前各号に掲げるもののほか，裁判員の職務を行い，又は裁判員候補者として法第27条第1項に規定する裁判員等選任手続の期日に出頭することにより，自己又は第三者に身体上，精神上又は経済上の重大な不利益が生ずると認めるに足りる相当の理由があること」と定められているので，これらに該当する場合も辞退することができることになる。

　裁判員の参加する刑事裁判に関する法律第16条〈p331〉

4 診療記録類の取扱い

　診療記録類というと，医師法，医療法上出てくるものは，診療録，診療諸記録〔病院日誌，各科診療日誌，処方せん，手術記録，検査所見記録，X線写真，入院患者および外来患者の数を明らかにする帳簿（医療法施行規則20条）や看護記録等（医療法施行規則20条第10号，21条の5および22条の3等）〕であり，それぞれについて保存期間が定められている。

　たとえば，「診療録であつて，病院又は診療所に勤務する医師のした診療に関するものは，その病院又は診療所の管理者において，その他の診療に関するものは，その医師において，5年間これを保存しなければならない」（医師法24条第2項）し，医療法施行規則上，病院に備えておかなければならない診療諸記録は，過去2年間の記録であるとされている（ただし，保険医療機関にあっては，「保険医療機関及び保険医療養担当規則」9条の規定により，診療録は5年間，その他療養の給付に関する諸記録は3年間とされている）。そして，これら記録の管理・保存は管理者の責任においてなされる。

　記録は証拠書類になることはいうまでもないが，診療（診察，検査，症状，所見，治療等）の実施内容を裏づけ，その適正さを担保することになり（逆にいえば，適正さを欠いていたこともわかる），診療契約，診療報酬請求権の存否，内容，時効等の判定の資料となる。

　また，これら記録は医療法25条における立入検査の対象となるし，健康保険法78条の監査の対象になる。この監査の目的は，保険医療機関の行う療養の給付が，法令の規定する一定の診療方針に従って行われ，保険医療機関が公法上の契約を忠実に履行しているか否かを確かめることにある。したがって，監査の結果明らかにされることは，「保険医療機関及び保険医療養担当規則」等の規定についての違反の有無，療養給付に関する費用の請求にかかる不正の有無等になる。

　いずれにしても，記録は遅滞なく適時に適正な内容が簡潔に記載されなければならないのである。

　この章では，診療記録類の持つ法的意味合いと，保存期間および取扱いに関する留意事項を中心に解説している。

❹ 診療記録類の取扱い

Q-73 法的証拠としての診療録の意義

? 診療録には，患者ごとの診療の経過が記載されており，それが医療行為の記録として重要であることは当然ですが，法的な面での診療録の持つ意味合いを。

A 診療録には，一般には，一貫した診療実施，診療計画資料，医療従事者の研究・教育資料となるとともに，法的証拠書類としての意義があるとされている。法的関係，すなわち以下のように権利義務関係の法的資料になるという意味である。

1. 患者が手術のため受診し，入院するには，病院（開設者）と患者間に診療契約が締結されるのであるが，診療録は，この診療契約の成立，履行に関する法的資料となる。いつ，誰と，どのような経緯で診療契約が締結されたのか，診療録の記載によってうかがうことができるし，入院後どのような診療，看護が行われたかについては重要な証拠になるということはいうまでもない。

2. したがって，診療報酬請求権の存否，内容についての重要な資料となる。自由診療の場合はもとより，国民皆保険の現在，保険者との間の診療報酬請求権の存否内容は医療側にとって重要な問題であり，病院経営上きわめて関心があるところである。

3. 次に法律上重要であり，特にもっとも重要とされるのは医療（看護）事故（過誤）の損害賠償請求権存否の問題にかかわる証拠としての診療録である。また，看護記録についても同様に，医師の医療（手術）過誤の重大な証拠となる。診療録に記載がないが看護記録に記載がある場合，診療録に記載があるが看護記録の記載と相違する場合には問題が複雑になろう。診療録，看護記録は，総じてかなり裁判所の信憑力が高いのである。したがって，患者の情報は正確に記載されなければならない。

4. 次に，刑事責任にかかわる法的証拠であるが，3と同じに考えてよい。なお，医師の医療過誤における法的責任とは，刑事責任，すなわち刑法211条〈業務上過失致死傷〉の場合と，民事責任，すなわち民法415条〈債務不履行〉，民法709条〈不法行為〉の損害賠償責任である。

> **Point**
>
> 診療録は，行われた診療の記録であって，過去の歴史的事実を再現する重要な証拠資料である。証拠とは，法律を適用すべき事実の有無を証明するための材料で，通常は，裁判所が裁判の基礎となる事実を認定するための材料を指す。法的証拠は法的事実を証明するものであり，法的関係事実，一般に法的事実といわれるものである。法的事実とは，法的要件を構成する要素となる事実であり，法的要件とは，権利義務関係の発生，変更，消滅を生じさせるため必要な一定の事実の総体をいい，法律事実によって構成される。法律関係とは，典型的な言葉でいえば，一方が他方に対し一箇一箇の権利を有し，他方がこれに対応した義務を負うという権利義務の関係である。これを要するに診療録には，医師の誰が，いつ，どこで(たとえば手術室)，何をしたのか(作為)，しなかったのか(不作為)，そのために悪い結果(たとえば患者の病状悪化，死亡)が発生した(因果関係)という診療事実が記載されており，この中から過失診療事実が特定され，悪い結果との因果関係が判断されて，刑法211条〈業務上過失致死傷〉または民法損害賠償規定が適用される，ということになるわけである。
>
> 診療記録が，法的証拠としては，きわめて重要な資料であることは多言を要しないところであるから，正確，詳細，具体的に，かつ簡潔に記載されることが望ましい。記録には，少なくとも，誰が(行為者の特定が必要になる)，いつ(診療実施時刻が医療水準適用時問題・時効問題で必要になる)，どこで，どのようなことをなしたか(作為，不作為；法律関係の判定の重要な内容となる。特に医師の診療上の注意義務を認識して行為することが必要になる)が記載されるべきであり，記録者を明らかにしておかなければならない(証人として必要になる)。

❹ 診療記録類の取扱い

Q-74 診療諸記録の証拠保全

医療訴訟で証拠保全申立ての決定を持参した裁判官と書記官，および患者側の弁護士らが来院したが，この証拠保全を拒否することはできるか。その可否に関する法的根拠とともに。また，拒否した後に，裁判所から開示命令のようなものは出るのか。

A ご質問は，医師と患者の当事者間によっての診療録を中心とした診療諸記録の証拠保全に係るものと理解してお答えする。

この場合，この診療諸記録は，民事訴訟法220条に該当する文書に当たることになるので，医師はこの診療諸記録提出の義務を負い，したがって同法第4章7節に定める証拠保全手続には従わなければならないということになる。この証拠保全の方式には，書証としての取調べと，検証としての取調べとがあるが，実務ではそのほとんどが検証である。

書証については，民事訴訟法第4章5節に，検証については，同章6節に定められているところであり，書証方式にあっては，同法224条「当事者が文書提出命令に従わないときは，裁判所は，当該文書の記載に関する相手方の主張を真実と認めることができる」（1項）が適用され，検証方式によっては，同法232条をもって，この同法224条が準用されている。

そこで，ご質問のように，証拠保全の証拠調べを拒否（診療諸記録を提出，提示しないこと）すると，結果はかえって不利になるおそれが強いことになろう。また，通例では証拠保全は訴訟提起前になされ，訴訟提起後では文書提出命令を申し立ててなされるが，訴訟提起前の証拠保全において提出・提示を拒否後，訴訟になってから，患者側が再度提出命令の申立てをすることにより，提出命令が出されうる可能性はあろう。

なお，同法238条は「証拠保全の決定に対しては，不服を申し立てることができない」と定めている。また，実務では医師側は証拠保全にあってはこれに従い，訴訟提起後は，むしろ積極的に医師側の書証として提出し，真実発見のために，極力，診療情報開示に努めているのである。

 ▶診療録☞〈p154〉**Q73**法的証拠としての診療録の意義

Column 23

他医による誤診断定

「患者Aを診療した主治医Bが作成した診断書を，患者Aを診察したことがない医師Cが，診療録や診療諸記録をみて，誤診であると断定することは法的に可能か」という質問を受けたことがある。このような場合，Cが，B作成の診療録等，診療諸記録だけによって，Aを診察することなく，Bの診断書を誤診とする内容の診断書をAに交付した場合には，Cは医師法20条違反により処罰される（同法33条の2）。

しかし，書面（意見書等）または口頭により，Bの診断書が「誤診であると断定」し，表明したとしても，その「断定」はCの医学的判断・意見であって，Cの断定に法的効力があるわけではない。

一般論としても，医師の医学的判断・意見については，医師間に相違があってもおかしくはないのであり，ただ，Cの医学的判断・意見が，当時の医学的レベルに照らして適当であるか，不当であるかの医学的根拠の問題等になるのである。

したがって，たとえば，医学的根拠がなく，専ら中傷のためにする意見表明であれば，ときに違法になる場合もあり得ることはいうまでもない。

❹ 診療記録類の取扱い

Q-75 診療記録類の保存期間

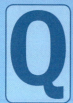

1. 診療録等，診療記録類の保存期間を。
2. 保存期間を考える場合の起算時は，診療の終了時点と考えてよいのでしょうか。

A 1. 医師法24条は，「①医師は，診療をしたときは，遅滞なく診療に関する事項を診療録に記載しなければならない。②前項の診療録であつて，病院又は診療所に勤務する医師のした診療に関するものは，その病院又は診療所の管理者において，その他の診療に関するものは，その医師において，5年間これを保存しなければならない」と規定している。したがって，診療録の法定保存期間は5年である。

医療法21条は，「病院は，厚生労働省令…の定めるところにより，…人員及び施設を有し，かつ，記録を備えて置かなければならない」とし，「記録」とは「診療に関する諸記録」であるとしている。診療に関する諸記録については，同法施行規則20条第10号において，「過去2年間の病院日誌，各科診療日誌，処方せん，手術記録，看護記録，検査所見記録，エックス線写真，入院患者及び外来患者の数を明らかにする帳簿並びに入院診療計画書とする」との規定があるから，診療録以外の診療に関する諸記録の保存期間は2年間ということになる（医療法21条は，病院に関する定めであるが，行政指導により診療所もこれに準ずることになっている）。

また，保険医療機関および保険医は，「保険医療機関及び保険医療養担当規則」に則り診療を実施するわけであるが，同規則9条は，「保険医療機関は，療養の給付の担当に関する帳簿及び書類その他の記録をその完結の日から3年間保存しなければならない。ただし，患者の診療録にあつては，その完結の日から5年間とする」と規定する。したがって，保険医療機関の（保険）診療録の保存

期間は5年間，その他の療養の給付に関する諸記録（療養の給付に関する帳簿，書類その他記録のうち診療自体に関するものは医療法上の診療に関する諸記録とほぼ同一記録となろう）の保存期間は3年間ということになる。

2. 起算時（➡参照条文）については，医師法に規定するところがないが，上述の療養担当規則では，「完結の日から」と定めているので，行政側はこれを「当該患者に対する当該診療が完了した日」と解しており（厚生省健康政策局総務課編『医療法・医師法（歯科医師法）解』439頁，医学通信社，1994），医師法についても同様に解しているようである。したがって，診療録の保存期間の起算時は，当該患者に対する当該一連の診療または継続している診療が終了した日の翌日開始とするのが妥当であろう。

医療法上の診療に関する諸記録（保存期間2年間）および療養担当規則の療養の給付の担当に関する帳簿，書類，その他記録（保存期間3年間）については，原則として当該記録の完結の日の翌日から進行すると筆者は解する。なお，この両者に期間の相違が生じたのは，後者では民法上診療報酬債権の消滅時効が3年間（民法170条）なので，その間の適正な診療を担保する（保険者と保険医療機関の間の診療報酬問題）のに必要な期間として定められたものである。

診療録とその他の診療に関する諸記録の保存期間が異なっているのは，診療録がきわめて高い重要性を持つからなのであって，継続診療の場合，当該患者の利益のために，診療録の保存期間が長期になってもやむを得ざるところである。

参照条文
民法140条〈期間の起算〉「日，週，月又は年によって期間を定めたときは，期間の初日は，算入しない。ただし，その期間が午前零時から始まるときは，この限りでない」

民法141条〈期間の満了〉「前条の場合には，期間は，その末日の終了をもって満了する」

▶診療録 ☞〈p154〉Q73 法的証拠としての診療録の意義

❹ 診療記録類の取扱い

Q-76 勤務医のカルテ不正使用

A病院の勤務医Bが，個人で開業するに当たり，A病院のカルテを無断で持ち出し謄写を行いました。医師法24条によれば，A病院に保管義務があるはずですが，こうしたカルテの不正使用や持ち出しに対して，法的にはどのように対処すればよいのでしょうか。判例があれば併せて。

カルテ（医療法・医師法上は診療録）は，医師法24条第2項により，「その病院又は診療所の管理者において…5年間これを保存しなければならない」とされ，また，診療録の所有権はその医療機関の開設者にある。したがって，診療録は管理者，開設者の同意なく院外に持ち出されたり，または不正に使用されたりしてはならないことはいうまでもない。

質問内容を明確にしながら順次回答すると，

1. A病院の「勤務医であった」Bが，「個人で開業するに当たって」A病院の「カルテを無断で持ち出し」不法領得の意思で返還しないというのであるならば，通説・判例によれば，不法領得の意思をもってカルテを窃取したことになるから，それは所有権の侵害になり，刑法235条〈窃盗罪〉に当たることになる。

2. Bは不法領得の意思はなく，謄写のために持ち出したのであり，すぐに返しているというのであれば，いわゆる使用窃盗であって，不法領得の意思を欠くから，窃盗罪にはならないとされる。

3. Bが勤務医在職中に，1の行為をすれば，やはり，窃盗罪になり，2の行為をすれば，窃盗罪にはならないが，刑法247条〈背任罪〉「他人のためにその事務を処理する者が，自己若しくは第三者の利益を図り又は本人に損害を加える目的で，その任務に背く行為をし，本人に財産上の損害を加えたときは，5年以下の懲役又は50万円以下の罰金に処する」に当たらないかの疑いがあろう。

多数説は，医師の診療もここでいう「事務」に含まれると解するからである。たとえば，主治医が患者に財産上の損害を加える目的で，わざと不適切な療法を施してその病状を悪化させ，それによって商用に支障を起こさせ財産上の損害を生じさせるような場合であるが，本件のような不正使用の場合と明らかに異なっており，また不正使用自体が直接的にAに財産上の損害を加える行為には当たらないと筆者は解する。

4. 次に民事責任の問題であるが，Bの行為が民法709条〈不法行為〉に当たらないかの疑いである。しかし，この場合も3と同様に解してよいであろう。勤務医が開業しようと考えたとき，開業に備えて，在職中の診療患者を引き抜くことはあり得るし，ときに耳にする話ではある。カルテ謄写もそのためにするわけであるが，しかし，結果として患者が引き抜かれたとしても，所詮患者が医師を選ぶわけであるから，そのこと自体によりAがBに損害を加えられたともいえないのではないかと筆者は解する。

これを要するに，実務の範囲では，本件は法的な問題というより道義のそれではないかと思うのである。

なお，これに類する判例は，特に見当たらないが，看護師がデモに参加するに当たり負傷者があれば使用し，なければ返還する意思で，勤務先の会社診療所から薬品などを無断で持ち出した事案で，不法領得の意思があるものとされた大阪高等裁判所昭和28年1月3日判決（刑集6巻57頁）がある。

また，領得の意思については，判例は，「権利者を排除し他人の物を自己の所有物と同様にその経済的用法に従いこれを利用または処分する意思」としている（最高裁判所昭和26年7月13日判決・刑集5巻1437頁）が，謄写のためのカルテ無断持ち出しとは異なると思う。

5. 個人情報保護法（平成17年4月1日より施行）により，病院，診療所の安全管理措置，従事者の監督及び委託者の監督の諸義務が課せられたので，この点留意しなければならない。

 刑法235条〈窃盗〉「他人の財物を窃取した者は，窃盗の罪とし，10年以下の懲役又は50万円以下の罰金に処する」

❹ 診療記録類の取扱い

Q-77 点滴等指示のカルテ不記載と責任

> 点滴などの医療行為を看護師に指示する場合の，指示簿・カルテ等の取扱いについて，
> 1．医師から看護師への指示簿（オーダーシート）に，その内容を記載する義務はあるのでしょうか。また，カルテの医師記載欄にその経過・診療内容を記載しておく義務はあるのでしょうか。
> 2．患者に緊急事態発生の可能性があるケースで，主治医が帰宅する場合，看護師に対する指示は，指示簿やカルテに書いておくべきでしょうか。
> 3．医療トラブルが発生した場合，カルテに記載がないと，医療行為を行ったという証拠としては認められないのでしょうか。
> 4．医師の指示簿に保管義務があるとすれば何年でしょうか。

A 医師法24条第1項は「医師は，診療をしたときは，遅滞なく診療に関する事項を診療録に記載しなければならない」とし，同法33条の2は「第24条の規定に違反した者」は，「50万円以下の罰金に処する」と定めている。ご質問にある「カルテ」とは「診療録」のことを指し，「カルテ等」の「等」は医療法施行規則20条第10号の「診療に関する諸記録」（病院日誌，各科診療日誌，処方せん，手術記録，看護記録，検査所見記録等々）を指すものと考える。

1． 点滴は重大な医療行為であるから，医師法施行規則23条〈診療録の記載事項〉の「治療方法」（→Point）に当たると解される。通例，「医師の指示簿」は診療録と一体をなす記録であるから，指示簿への記載は最低限で医師法上の診療録記載義務を果たしたことにはなろうが，加えて質問文にある通り記載することが望ましい。

なお，点滴は医師の指示なく看護師が行うことは許されないから，医師は看護

162

師に対する指示簿に必ず記載すべきである。別の欄にのみ記載した場合は，看護師に対してその点を教示すべきである。そうでなければ看護師が指示簿のみを見て医師の処置欄を見落とすおそれがあろう。

2. 最低限，指示簿（看護師に対する指示簿であることを銘記されるべきである）には記載すべきであることはいうまでもなかろう。患者に緊急事態発生のおそれがある場合，主治医の帰宅自体問題であるが，それが許される場合だとしても，医師には格段の厳重な注意義務（指示簿記載で能事終わりにはならない）が生ずることもいうまでもなかろう。

3. 診療録は，医療トラブルの場合，きわめて重要な証拠になる。したがって，その不記載は医療側にとってきわめて不利になる。しかし診療録が唯一の証拠ではないから，それ以外のもので，たとえば看護記録，証人などで立証することになろう。

4. 指示簿を1のように診療録と解すれば5年であり，診療諸記録と解すれば2年であり，保険診療記録としてみると3年の各保存期間となる。

一般診療における診療録の記載事項は，医師法施行規則23条によれば(1)診療を受けた者の住所，氏名，性別および年齢，(2)病名および主要症状，(3)治療方法（処方および処置），(4)診療の年月日であり，社会保険診療の場合にはなお既往症，主要症状，原因，経過等々要求されている。これら記載事項のこれ以上の具体的規定はない。記載すべき「診療に関する事項」は診療当時の医学・医療水準により定まるものであり，良識ある医師の判断によるであろう。いずれにしても，診療をする医師にとっても診療を受ける患者にとっても，診療録および諸記録はきわめて重要な記録であることはいうまでもない。したがって，記載事項は可及的正確詳細であり，記載者が明確であることが望ましく，医療従事者はこのように認識し，この責任を果たすよう努めるべきであることもいうまでもない。

▶診療録 ☞〈p154〉Q73法的証拠としての診療録の意義
▶診療に関する諸記録 ☞〈p158〉Q75診療記録類の保存期間

❹ 診療記録類の取扱い

Q-78 看護記録の作成・記載内容の法的根拠

？ 看護記録を作成しなければならないという法的根拠はあるのでしょうか。また，記載内容についても法的規制があれば併せて。

A 看護記録には，たとえば，医師の作成する診療録（医師法24条第1項「医師は，診療をしたときは，遅滞なく診療に関する事項を診療録に記載しなければならない」），助産師の作成する助産録（保健師助産師看護師法42条「助産師が分べんの介助をしたときは，助産に関する事項を遅滞なく助産録に記載しなければならない」）といった法律上の根拠はない。

また，歴史的に見ると，医療法21条には「病院は，厚生労働省令…の定めるところにより，次に掲げる人員及び施設を有し，かつ，記録を備えて置かなければならない。…(9) 診療に関する諸記録」とあるものの，従前の同法施行規則20条においては，「診療に関する諸記録」の中に「看護記録」は含まれていなかった。

その後，特定機能病院について同法施行規則22条の3第2号に「診療に関する諸記録は，過去2年間の病院日誌，各科診療日誌，処方せん，手術記録，看護記録，検査所見記録，エックス線写真，紹介状，退院した患者に係る入院期間中の診療経過の要約及び入院診療計画書とする」と定められて，看護記録が入った。さらにその後，地域医療支援病院について同規則21条の5第2号で診療に関する諸記録の中に看護記録が明記され，さらにその後，一般の病院について同規則20条第10号が改正されて看護記録が追加されることとなった。

なお，「基本診療料の施設基準等及びその届出に関する手続きの取扱いについて」（平成28・3・4保医発0304第1号）によれば，「入院基本料に係る看護記録」として「入院基本料の届出を行った病棟においては，看護体制の1単位ごとに次

に掲げる記録がなされている必要がある。ただし，その様式，名称等は各保険医療機関が適当とする方法で差し支えない。1．患者の個人記録（1）経過記録：個々の患者について観察した事項及び実施した看護の内容等を看護要員が記録するもの。ただし，病状安定期においては診療録の温度表等に状態の記載欄を設け，その要点を記録する程度でもよい。（2）看護計画に関する記録：個々の患者について，計画的に適切な看護を行うため，看護の目標，具体的な看護の方法及び評価等を記録するもの。なお，重症度，医療・看護必要度に係る評価を行う入院料を算定する病棟の患者については，モニタリング及び処置等，患者の状況等及び手術等の医学的状況の項目の評価に関する根拠等について，(1)，(2)またはその他診療録等のいずれかに記録すること。2．看護業務の計画に関する記録（1）看護業務の管理に関する記録：患者の移動，特別な問題を持つ患者の状態及び特に行われた診療等に関する概要，看護要員の勤務状況並びに勤務交代に際して申し送る必要のある事項等を各勤務帯ごとに記録するもの。（2）看護業務の計画に関する記録：看護要員の勤務計画及び業務分担並びに看護師，准看護師の受け持ち患者割当等について看護チームごとに掲げておくもの。看護職員を適正に配置するための患者の状態に関する評価の記録」とされている。

> **Column 24**
>
> ### 学生への定期健診結果の開示
>
> 学生の定期健康診断については学校保健安全法13条第1項に定められており，さらにこの健診結果に基づき，必要な場合には疾病の予防措置，治療指示，運動・作業の軽減等の適切な措置をとらなければならない（同法14条）。
>
> したがって，同法施行規則9条（事後措置）第1項は，「学校においては，法第13条第1項の健康診断を行つたときは，21日以内にその結果を…学生にあつては当該学生に通知するとともに，次の各号に定める基準により，法第14条の措置をとらなければならない」と定めているのである。
>
> 健康診断の事後措置は，健康問題改善だけではなく，健康保持増進のステップ機能も併せ持つものであり，学校長の責任の下に実施されるものであって，その判断や根拠については，当然，学校医の専門的な指導・助言によるものである，とされている（東京都医師会学校医会「学校保健」平成10年10月1日）。

❹ 診療記録類の取扱い

Q-79 X線写真の貸し出し

腰痛を訴えて来院した患者の腰椎X線写真を撮影したところ，患者はX線写真の貸し出しのみを求め，当院での診療を拒否しました。このような場合，X線写真の貸し出しを拒否できるでしょうか。

A X線写真は，医療法上病院が備えておかなければならない「診療に関する諸記録」（同法21条1項9号，同施行規則20条第10号）の1つであり（行政指導により診療所においても病院の場合に準ずることが望ましいとされている），2年の保存期間があり，その所有権はもとより医療機関（の開設者）に属し，実体的には診療録（医療法25条，医師法24条）の内容の一部をなし，またこれに付随するものである。

診療録閲覧請求権については東京高等裁判所昭和61年8月28日判決（判例時報1208号85頁）があり，「医師は，少なくとも本人の請求があるときは，その時期に説明・報告をすることが相当でない特段の事情のない限り，本人に対し，診断の結果，治療の方法，その結果等について説明・報告をしなければならないと解すべきである。しかし，このように義務と解される説明・報告の内容・方法等については，患者の生命・身体に重大な影響を及ぼす可能性があり，かつ，専門的判断を要する医療契約の特質に応じた検討が加えられなければならない。このような観点からすれば，この場合の右説明・報告に当たっては，診療録の記載内容のすべてを告知する義務があるとまでは解し難く，その方法も，当然に，診療録を示して行わなければならないものではない。それぞれの事案に応じて適切と思料される方法で説明・報告をすればよいと考えられる（口頭による説明・報告で足りることも多いであろう）」としている。

患者のX線写真の閲覧，借り出し請求権についても，筆者は上記判決と同様に

解している。すなわち，患者には借り出す請求権まであるわけではなく，通例医師は特別の事情がなければ，患者のためになるとして貸し出してはいるが，法的には医師の裁量に属し，ケース・バイ・ケースで判断されるものである（保存期間内は，返還の確実性も考慮しなければならない）。

特別の事情の例をあげるならば，仮に末期癌で，そのことを患者に知らせない診療態度にある医師ならば，患者の申し出があっても，X線写真によりそのことが知られる場合には，短絡的に渡すようなことはしないのではないだろうか。また，そのような場合でも渡さなければならないとする法的義務を認めてよいものであろうか。

それこそ医療の専門家である医師の裁量に任されている問題だとしたほうが正当であり，妥当ではないか。筆者は後者に解しているのである。

患者へのX線写真貸し出しの法的問題については，医療法，医師法，医師の守秘義務（民法上のプライバシー侵害という不法行為，医師の患者に対する報告義務，刑法上の秘密漏示罪），最近重要視されてきたインフォームド・コンセント等々の視点から，さらに医療問題については，医師の専門である医学・医療の立場から，総合・検討され，その上で結論が出されるべきである。

すなわち，医師は，上述したような法的および医療の立場から十分に検討し，そうすることが適切だと判断し，その上で，通例は特別の事情のない限り，これに応じているのである。

なお，ときに患者が，隠れた無免許医業者の指示で，X線写真取得の目的で受診し，X線検査を受け，X線写真の貸し出しを求めることがあるやに聞くが，このような違法な目的のための貸し出しはもとより拒否しなければならない。

▶ 診療録閲覧 ⟨p180⟩ Q86 診療記録類の開示請求

❹ 診療記録類の取扱い

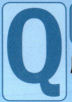

Q-80 廃院時の診療記録類の取扱い

開業医が廃院する場合，診療記録類はどのように処理すればよいのでしょうか。特に，法定の保存期間内のものについては破棄できないと思われますが。

　診療記録類の取扱いについては，以下の行政通知があるので，実務上，これによることが妥当である。

「医事法規の疑義について」（昭和31・2・11医発105）

【照会】診療録は病院診療所の管理者が保存しなければならないが，個人開業の場合，管理者である医師が死亡した場合戸籍法による死亡届出義務者がその義務を継承するか。継承しない場合は別として継承する場合は同法33条の適用を受けるか。

【回答】戸籍法に規定する届出義務者は診療録保存義務を承継しない。

「医師法第24条に規定する診療録等の取扱いについて」（昭和47・8・1医発1113）

【照会】1．病院又は診療所が廃止された場合の診療録の保存義務者は，廃止された時点における管理者と考えられるが，管理者たる医師がいない場合は，如何なる処置をすべきであるか。

2．1に関連して開設者が非医師か又は医療法第12条の規定により管理委任が行われている場合における当該医療施設が，廃止された後の診療録の保存義務者は，（イ）雇用されていた管理者（いわゆる勤務医）であったとして，退職後においても保存義務を負わすべきか。（ロ）当該管理者であったものが，すでに他に医療施設を開設し，又は勤務医として勤務している場合でも（イ）と同様か。（ハ）管理者をやめた時点で管理者でなくなっていると解されないか。

3．医療施設の開設者であり管理者である医師が死亡し，当該医療施設が廃止

された場合，戸籍法による届出義務者は，診療録の保存義務は承継しないと解されているが，この場合の診療録の取扱いについて，（イ）焼却等の方法により廃棄してよいか。（ロ）なんらかの方法で保存すべきであるとすれば，その方法と理由。（以下略）

【回答】1について：病院又は診療所が廃止された場合の診療録の保存義務については，医師法上特段の定めはないが，通常は病院又は診療所の廃止時点における管理者において保存するのが適当である。なお，御照会の事例については，県又は市などの行政機関において保存するのが適当である。

2について：1によられたい。

3について：（イ）保存期間が既に5年間を経過している診療録であっても，事情の許すかぎり保存するのが適当である。（ロ）患者の秘密が守られ，紛失が防止されるような方法により保存すべきである。（以下略）

本件に直接関連するものではないが，診療録の取扱いに関する行政通知として，下記のものが参考になるであろう。

▶診療録の保存について（昭和26・3・20医収172）

【照会】医師法第24条第2項及び歯科医師法第23条第2項の規定により保存しなければならない診療録を災害（火災等）により消失した場合及び紛失したようなときは如何なる措置を執るべきか，又同法違反として罰則の適用を受けることになるものか至急御回示願いたく照会いたします。

【回答】3月7日医第340号をもって照会の右のことについては，自己の責に基かない事由による亡失は，保存義務違反の違法性を阻却するものと解すべきであろう。但し，この場合においても，その旨の届出をなさしめるよう指導願いたい。

▶診療記録類の取扱い 〈p158〉 Q75 診療記録類の保存期間

❹ 診療記録類の取扱い

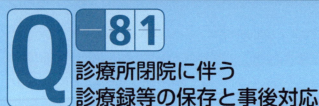

Q-81 診療所閉院に伴う診療録等の保存と事後対応

院長死亡による閉院の場合，カルテ等の保存義務期間はやはり5年でしょうか。また，受診中であった患者等からカルテの開示や診療内容（病名や投薬内容，検査結果等）を問われた場合，元従業員の看護師や事務職員等には答える法的義務があるでしょうか。個人情報保護法からの観点も併せて。

A

　診療録を5年間保存しなければならないという医師法24条第2項の規定は動かないが，ご質問は保存義務者の欠落の場合である。

　従来の複数の行政通知によれば，「病院又は診療所が廃止された場合の診療録の保存義務については，医師法上特段の定めはないが，通常は病院または診療所の廃止の時点における管理者において保存するのが適当である」「戸籍法に規定する届出義務者は診療録保存義務を承継しない」とある。また，そのような場合には焼却等破棄してよいかとの質問に対する回答では，「保存期間が既に5年間を経過している診療録であっても，事情の許す限り保存するのが適当である」としている。

これらの趣旨によれば，死亡廃院の場合，診療録を破棄処分しても「適当」ではないが，違法とまで考えているわけではないようである。しかし事実上，診療録破棄の場合は開示できず，また診療録なき場合の看護師等による診療内容（事実）の開示は，正確性からいってほとんど不可能にならざるを得ないのではないかと筆者は考える。

ただし，近時の患者と医療従事者との信頼関係の構築，情報の共有化による医療の質の向上，透明性，患者の自己決定権，開示請求権等々を考慮すると，診療録が存在するなら，患者等の情報開示要求に対しては，資格，能力その他，

事情の許す限り，情報の正確性の可能性が認められる限り，これに応ずべきが適当と筆者は考える。

ご承知の通り，従来の情報開示の問題は，医療従事者の守秘義務違反の法的責任論であり，医師法，保健師助産師看護師法の資格法，刑法，不法行為法が検討されてきたのであり，現在，ご質問にも触れられている通り，個人情報保護法（ここでは個人情報取扱事業者としての医療機関，実際ではすべての病院，ほとんどの診療所が対象になる）が重視されてきた次第である。ご質問の場合は前述の通り，一般論で対応すれば足りる。

> **Column 25**
>
> ### シュレッダーにかけてしまった診療録
>
> 診療録の紛失の法的問題としては，①診療録保存義務（医師法24条）違反，②保険診療報酬請求手続不能，が主に考えられる。
>
> ①診療録保存義務は医療法，医師法等，公法上の義務であるから，紛失事実を患者に説明して陳謝し納得を得たとしても，公法上の義務違反の責任は消失しない。行政通知（昭和26・3・20医収172）によると，「自己の責に基かない事由による亡失は，保存義務違反の違法性を阻却するものと解すべきであろう。但し，この場合においても，その旨の届出をなさしめるよう指導願いたい」としている。
>
> 刑事告発，医療監視を回避するためにも，地元保健所に対して紛失を連絡し，その経緯，事情等を十分に説明して了解を得ておくことが実際的対応になると思われる。
>
> ②保険診療報酬請求書には，診療報酬明細書を添えて提出しなければならない（療養の給付及び公費負担医療に関する費用の請求に関する省令7条第3項）から，診療録紛失の場合には，法令に定める保険診療報酬請求手続ができないことになろう。
>
> したがって，別途請求書を作成し，証明資料（その他診療諸記録，医師や患者の報告書，聴取書等）を添えて請求せざるを得なくなる。この対応は法認外の手続になるから，事前に，地元社会保険事務所と十分に話し合い協議することが，必要にして実務的で得策と思われる。これが不調になれば，保険診療報酬請求訴訟を提起して解決を図ることになるが，立証困難を避けられまい。

❹ 診療記録類の取扱い

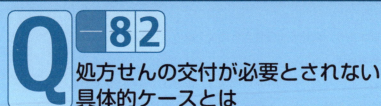

Q-82 処方せんの交付が必要とされない具体的ケースとは

医師法22条には、処方せんを交付しなくてもよい場合として第1〜8号まで8つの例外があげられていますが、このうち、第1号「暗示的効果を期待する場合」と第2号「診療又は疾病の予後について患者に不安を与え、その疾病の治療を困難にするおそれがある場合」とは具体的には、どのようなケースを指すのでしょうか。

A 処方せんの交付については、以下の行政通知があるので、実務上、これによることが妥当である。

「新医薬制度の実施について」(昭和31・3・13薬発94)

〈処方せんの交付について〉　1〜3(略)

4．改正後の医師法22条ただし書各号列記及び改正後の歯科医師法第21条ただし書各号列記に規定する場合の具体的事例については、おおむね次のとおりと思料されること。

(イ)第1号について；医師が患者に投薬する場合において、その投薬行為自体に心理的効果を求める場合、すなわちいわゆる暗示療法を行う場合のことであって、対象となる疾病を例示すれば、神経症(神経衰弱、ヒステリー、不眠神経症、強迫神経症、不安神経症等を含む)、薬品嗜癖等である。

なお、このほか、他の疾病に附随して神経症症状が現れる場合、たとえば、結核性疾病、卒中後の麻痺等のごとく非常に長期の慢性疾病の場合において、患者がその経過又は症状の消長に敏感である場合に、その影響の下に心因性の神経症そのものが加わるか又はこれと類似の神経症症状を呈する場合も含まれる。

(ロ)第2号について；処方せんを交付することが「診療について不安を与える場合」とは、的確な積極的療法が決定していない疾病について対症療法又は非

特異的投薬を続けるとき，患者が通俗的投薬しか受けていないと考えて医師の診療に不信を抱き，そのため治療に困難を来すような場合であり，又「疾病の予後について患者に不安を与える場合」とは，癌，肉腫，白血病等のように当該疾病の予後が不良とされる疾病又は再生不良性貧血，血友病のように殆ど治癒の見込が少ないとされる疾病にかかっている場合が典型的な例である。（以下略）

なお，本条但書きの解釈について行政通知（昭和31・5・8医事16）は，「医師法第22条及び歯科医師法第21条ただし書中の『この限りでない』という規定の趣旨は，同条本文に規定する処方せん交付義務を解除するにとどまり，処方せんの交付を禁止するものではない」としている。

医師法22条〈処方せんの交付義務〉「医師は，患者に対し治療上薬剤を調剤して投与する必要があると認めた場合には，患者又は現にその看護に当つている者に対して処方せんを交付しなければならない。ただし，患者又は現にその看護に当つている者が処方せんの交付を必要としない旨を申し出た場合及び次の各号の一に該当する場合においては，この限りでない。

(1)暗示的効果を期待する場合において，処方せんを交付することがその目的の達成を妨げるおそれがある場合　(2)処方せんを交付することが診療又は疾病の予後について患者に不安を与え，その疾病の治療を困難にするおそれがある場合　(3)病状の短時間ごとの変化に即応して薬剤を投与する場合　(4)診断又は治療方法の決定していない場合　(5)治療上必要な応急の措置として薬剤を投与する場合　(6)安静を要する患者以外に薬剤の交付を受けることができる者がいない場合　(7)覚せい剤を投与する場合　(8)薬剤師が乗り組んでいない船舶内において薬剤を投与する場合」

④ 診療記録類の取扱い

Q-83 診療報酬請求書の請求者捺印の印章

個人立診療所のため，元来，事業所印はなく，医業専用の私印として，数十年間にわたり診療報酬請求書に押す請求者印鑑（ゴム印ではない）の印面に，開設者の姓であるBを含む「B医院」とだけ明記してある様式の印鑑を押していた。最近，「請求者の特定に困難」といった理由から，姓のみの印を押すよう要求されたが，先のような押印は違法か。

ご質問の診療報酬請求書の様式は，「療養の給付及び公費負担医療に関する費用の請求に関する省令」によるから，請求者記載欄は，「保険医療機関の所在地及び名称，開設者の氏名，㊞」である。そこで，ご質問では，たとえば，保険医療機関の名称は「山田医院」，開設者の氏名は「山田一郎」とすると，通例では，山田一郎個人を確証するための印章であるから，印章は，「山田」の姓のみ，または「山田一郎」のフルネームで作成されよう。したがって，印影はこのようになる。

質問者は，多年「山田医院」なる印章を，「山田一郎」個人の印章として使用してきたとのことであるが，そのことを取引先が認めてくれているのであれば，それはそれで問題はない。

しかし，それでは，施設としての医療機関の名称と，個人の氏名とが紛らわしく，どちらかに特定し，その特定者を確証するために（ここでは，保険医療機関の名称と開設者の氏名の記載が特定されている）用いられる印影であるから，疑義を生じやすい「山田医院」なる保険医療機関の名称である印影であることは，「山田」個人の印章としては妥当とはいえず，取引先の要望に理由なしとはしないのではないか，と筆者は解する。

なお，印鑑とは，法令上は印影と対照してその真否を確かめるためにあらかじ

め官公署，取引先に差し出しておく印影をいい，個人の印章のうち実印以外のものを認印といっている。本件請求書の捺印は通例認印によるものである。

診療報酬請求書の記載要領については，昭和51年8月7日保険発第82号の行政通知に具体的・詳細に解説されているので必見である。

「印については，当該様式に，予め保険医療機関の所在地，名称及び開設者の氏名とともに印形を一括印刷している場合には捺印として取り扱うものであること。また，保険医療機関自体で診療報酬請求書用紙の調製をしない場合において，記名捺印の労をはぶくため，保険医療機関の所在地、名称及び開設者の氏名及び印のゴム印を製作の上，これを押捺することは差し支えないこと」

Column 26

診断書等への署名・捺印

認印とは，通例では個人の印章のうち実印以外のもので，一人でいくつでも持つことができる。したがって，悪用・誤解されやすいといえないこともない。印鑑・実印は，印影と対照してその真否を確かめるためあらかじめ官公署，取引先に差し出しておく印影をいう。署名とは，一般に文書に自らの氏名を記することをいう。サインは通例では署名であるが，その略字，符号，暗号であったりする。

さて，医師が作成する書類には，医師法上，処方せんと死亡診断書があるが，作成責任者の「記名押印又は署名」（医師法施行規則20，21条）が必要である。通常の診断書にはこれらの定めがないが，通例では記名捺印されている。診療録については，やはり法令上のそのような定めはないが，記載者が複数であればその記載事項ごとに，記載者の署名または捺印が求められている。医療機関ごとに異なるようであるが，たとえば，都立病院診療録記載マニュアルでは「署名又は捺印」とあり，国立病院関係では「署名」とあるのみであるが，法令上そこまで定めた規定はない。

❹ 診療記録類の取扱い

Q-84 保険証不携行の旅行者と診療費の扱い

当院は観光地にあり，旅行中の急患が多い。先日，旅行中に腹痛を起こして来院した患者の保険証提示がなかったため，自費診療扱いにして請求を行った際，「今，この窓口では全額ではなく，支払う必要のある金額の一部を支払い，後日，保険証をファックスで送信し，保険診療扱いにした場合の負担金から既に支払っている金額を差し引いた残金を銀行振込みにして支払いたい」と請願されました。しかし，後々問題が生じるおそれがあると考え，はっきりと断り，全額支払ってもらいました。

1. 今後も類似のケースは発生すると考えられますが，今回のような対応でよいでしょうか。
2. 今回患者が申し出たような支払方法は，法的・制度的にみて可能でしょうか。
3. 旅行中に発病して全額自費診療にならないようにするために，どのようなことを患者に伝えておけばよいでしょうか。

A

ご承知の通り，保険診療では，療養の給付を受けようとする場合には患者は保険医療機関に保険証を提出しなければならないし，保険医療機関は保険証により受給資格を確認しなければならない（健康保険法63条第3項，同施行規則53条，国民健康保険法36条第3項，保険医療機関及び保険医療養担当規則3条。なお，担当規則3条但し書には「緊急やむを得ない事由によつて被保険者証を提出することができない患者であつて，療養の給付を受ける資格が明らかなものについては，この限りでない」とある）。

保険証の提出がなければ受給資格を確認できず，したがって自費診療の患者と

して取り扱わざるを得ない。本件質問者の対応は正当である。

また，保険診療は療養の給付として現物給付が原則であるが，療養の給付を行うことが困難である等の場合には，患者がいったん療養に要した費用を支払い，事後にその費用を保険者から現金で給付を受け取ることができる療養費払いの制度がある（健康保険法87条第1項，国民健康保険法54条等）。

しかし，その場合，保険者が療養の給付が困難であると認めたときとか，保険医療機関外の受診がやむを得ないものと認めたときなどの条件が付いている。本件のように，旅行者が保険証を携行しなかったことが，これらに当たるかどうかということになるが，貴院は保険医療機関であるから，後者の問題ではなく，前者の問題になろう。

この代表的例示に，事業主の取得届遅延による場合があげられるが，本件の場合はこれに該当せず，旅行者が故意または過失により保険証を携行しなかったということであるから，筆者は消極に解するが，保険者の解釈次第であるともいえよう。筆者の知るところでは，某市の国保では，旅先で急病になり保険証を持たずに治療を受けたときは療養費を支給しているようである（同市発行「国保のしおり」平成15年度版）。したがって，実務的には患者側は事後にこの療養費支払方法について，保険者に相談してみることがよいと思われる。

いずれにしても，旅行には保険証を携行すること，万一忘れた場合は保険者に療養費支給について相談してみることを注意・指導するとよいと考える。

❹ 診療記録類の取扱い

Q-85 引取人のいない患者遺体の埋葬

精神科病院に任意入院していた患者が死亡。入院期間が長かったため，保護者がおらず遺体を引き取る者が存在しない。このような場合，誰がどのような権限（法的根拠）をもって，遺体を引き取り，死亡届を行い，火葬，埋葬など死後の処置を行うのでしょうか。また，この患者に預貯金や不動産といった財産があった場合，財産処分はどのように行えばよいでしょうか。

A 本問を整理すると，遺体の引き取り・火葬，埋葬などの死後の処置の問題，死亡届の問題，遺産の問題の3つに分けられる。まず，遺体の引き取り・火葬，埋葬などの死後の処置の問題については，次の法律による。

「①死体の埋葬又は火葬を行う者がないとき又は判明しないときは，死亡地の市町村長が，これを行わなければならない。②前項の規定により埋葬又は火葬を行つたときは，その費用に関しては，行旅病人及行旅死亡人取扱法の規定を準用する」（墓地，埋葬等に関する法律9条）。実務としては，埋葬等については所管市町村長に相談されることがよいと思う。

次に，死亡届については，次の法律による。

「①左の者は，その順序に従って，死亡の届出をしなければならない。但し，順序にかかわらず届出をすることができる。

　第1　同居の親族
　第2　その他の同居者
　第3　家主，地主又は家屋若しくは土地の管理人

②死亡の届出は，同居の親族以外の親族，後見人，保佐人，補助人及び任意後見人も，これをすることができる」（戸籍法87条）。

遺産については，相続人が相続し，「相続人は，相続開始の時から，被相続人

の財産に属した一切の権利義務を承継する」(民法896条本文)。したがって遺産の管理(処分,運営など)は,相続人が行うのである。しかし,相続人が不存在の場合は,特別縁故者への相続財産の分与(民法958条の3)があればそれにより,その他の財産は国庫に帰属する(民法959条)。

遺産の管理については,遺体引取人がいなくとも,戸籍を追及していくと案外相続人が残っていることがある。善意にせよ,身寄りがないからとて,相続人の同意なく勝手に遺産を処理してはならない。

行旅病人及行旅死亡人取扱法(明治32年法律第93号)

11条〈行旅死亡人取扱費用の負担〉「行旅死亡人取扱ノ費用ハ先ツ其ノ遺留ノ金銭若ハ有価証券ヲ以テ之ニ充テ仍足ラサルトキハ相続人ノ負担トシ相続人ヨリ弁償ヲ得サルトキハ死亡人ノ扶養義務者ノ負担トス」

12条〈遺留物件の処分〉「行旅死亡人ノ遺留物件ハ市町村之ヲ保管スヘシ但シ其ノ保管ノ物件滅失若ハ毀損ノ虞アルトキ又ハ其ノ保管ニ不相当ノ費用若ハ手数ヲ要スルトキハ之ヲ売却シ又ハ棄却スルコトヲ得」

13条〈行旅死亡人取扱費用の弁償なき場合の措置〉「① 市町村ハ第九条ノ公告後六十日ヲ経過スルモ仍行旅死亡人取扱費用ノ弁償ヲ得サルトキハ行旅死亡人ノ遺留物品ヲ売却シテ其ノ費用ニ充ツルコトヲ得其ノ仍足ラサル場合ニ於テ費用ノ弁償ヲ為スヘキ公共団体ニ関シテハ勅令ノ定ムル所ニ依ル ② 市町村ハ行旅死亡人取扱費用ニ付遺留物件ノ上ニ他ノ債権者ノ先取特権ニ対シ優先権ヲ有ス」

14条〈遺留物件の引渡〉「市町村ハ行旅死亡人取扱費用ノ弁償ヲ得タルトキハ相続人ニ其ノ保管スル遺留物件ヲ引渡スヘシ相続人ナキトキハ正当ナル請求者ト認ムル者ニ之ヲ引渡スコトヲ得」

15条〈繰替支弁〉「① 行旅病人行旅死亡人及其ノ同伴者ノ救護若ハ取扱ニ関スル費用ハ所在地市町村費ヲ以テ一時之ヲ繰替フヘシ ② 前項費用ノ弁償金徴収ニ付テハ市町村税滞納処分ノ例ニ依ル ③ 前項ノ徴収金ノ先取特権ハ国税及地方税ニ次グモノトス」

民法958条の3〈特別縁故者に対する相続財産の分与〉

❹ 診療記録類の取扱い

Q-86 診療記録類の開示請求

? 患者からのカルテ等診療記録類の開示請求に対しては、どこまで応じればよいのでしょうか。断ることのできるケースはあるのでしょうか。

A 診療情報開示の指針としては、代表的なものとして、「診療情報の提供等に関する指針の策定について」（平成15年9月12日厚生労働省通知）と「診療情報の提供に関する指針」（平成14年10月日本医師会）がある。

厚生労働省指針の概要は以下の通りである（全文は厚生労働省ウェブサイトで参照可能）。なお、日医指針は厚生労働省指針とほぼ同じ内容である。全文は日医医事法制課に照会するとよい（日医ウェブサイトでも参照可能）。

1. 診療中の診療情報の提供範囲について

①現在の症状及び診断病名、②予後、③処置及び治療の方針、④処方する薬剤について、薬剤名、服用方法、効能及び特に注意を要する副作用、⑤代替的治療法がある場合には、その内容及び利害得失（患者が負担すべき費用が大きく異なる場合には、それぞれの場合の費用を含む）、⑥手術や侵襲的な検査を行う場合には、その概要（執刀者及び助手の氏名を含む）、危険性、実施しない場合の危険性及び合併症の有無、⑦治療目的以外に、臨床試験や研究などの他の目的も有する場合には、その旨及び目的の内容。

2. 診療記録について

診療記録とは、診療録、処方せん、手術記録、看護記録、検査所見記録、エックス線写真、紹介状、退院した患者に係る入院期間中の診療経過の要約その他の診療の過程で患者の身体状況、病状、治療等について作成、記録又は保存された書類、画像等の記録をいう。

診療記録の開示を求め得る者は，原則として患者本人とするが，以下に掲げる場合には，患者本人以外の者が患者に代わって開示を求めることができるものとする。①患者に法定代理人がいる場合には，法定代理人。ただし，満15歳以上の未成年者については，疾病の内容によっては患者本人のみの請求を認めることができる，②診療契約に関する代理権が付与されている任意後見人，③患者本人から代理権を与えられた親族及びこれに準ずる者，④患者が成人で判断能力に疑義がある場合は，現実に患者の世話をしている親族及びこれに準ずる者。

3. 遺族に対する診療情報の提供（略）
4. 診療情報の提供を拒み得る場合

①診療情報の提供が，第三者の利益を害するおそれがあるとき，②診療情報の提供が，患者本人の心身の状況を著しく損なうおそれがあるとき。

個人情報の保護に関する法律（個人情報保護法）との関係について

個人情報保護法は平成17年4月1日より全面施行されたが，患者本人から診療録や手術記録等の個人情報の開示請求が行われた場合，上述の指針に従っていけばほとんど問題はない。ただ，同法や厚生労働省の平成16年12月24日付ガイドライン（平成18・4・21改正）が対象とする個人情報は診療録にとどまらない点に注意の必要がある。

同法は，医療・介護関係事業所（病院，診療所はすべて対象となると考えてよい）の義務等については，

　①利用目的の特定等（法15，16条）

　②利用目的の通知等（法18条）

　③個人情報の適正な取得，個人データ内容の正確性の確保（法17，19条）

　④安全管理措置及び委託先の監督（法20～22条）

を定めている。

▶任意後見人 ☞〈p145〉 **Column 22** 成年後見制度

❹ 診療記録類の取扱い

Q-87 不正診療報酬請求とされる基準・法的根拠

> レセプトの病名をすり替えて支払基金に診療報酬請求することは不正請求ですが，このような行為を不正とする根拠となる法律や政令，省令，規則，通知などにはどのようなものがあるのでしょうか。

A 不正な行為とは法的には法令違反および職責違反の行為を指すが，保険診療における不正な報酬請求とは，行政通知（「社会保険医療担当者の監査について」昭和29年12月28日保発第93号別紙）によれば，「診療報酬の請求の不正」とは「不実の請求をすること。例えば，診療の事実がないのに請求すること。即ち，往診をしていないのに往診料を請求し，5本打つた注射を7本として注射料を請求すること」としている。

故意による不正診療報酬請求は保険医療機関の指定の取消処分の対象となり得るし，重大な過失による不正請求は戒告処分の対象となり得る。また，軽微な過失による不正請求は注意処分の対象となり得る（「保険医療機関等及び保険医等の指導及び監査について」平成7・12・22保発第117号別添2）。

保険医療機関の責務については健康保険法70条，保険医療機関及び保険医療養担当規則，保険医療機関に対する厚生労働大臣の指導については健康保険法73条，同監査については同法78条に規定されており，その他の各保険法もこれらを準用したりしており，ほぼ同様である。

その他，「療養の給付公費負担医療に関する費用の請求に関する省令」（昭和51年厚生省令第36号），「高齢者の医療の確保に関する法律の規定による療養の給付等の取扱い及び担当に関する基準」（昭和58年1月20日厚生省告示第14号）などが参考になる。故意による不正診療報酬請求のうちでも，悪質，高額である場合は，刑法246条〈詐欺〉に問われることもあり得るが，通例は行政

処分で済まされているようである。

 刑法246条〈詐欺〉「①人を欺いて財物を交付させた者は，10年以下の懲役に処する　②前項の方法により，財産上不法の利益を得，又は他人にこれを得させた者も，同項と同様とする」

Column 27

診療録開示手数料と人件費

「診療録を開示するためにはカルテの準備等の手間が発生するが，実費（コピー代金）以外のこのような人件費も手数料に加えることができるか」という質問を受けたことがある。結論から申し上げると，人件費も算入できる。日本医師会「診療情報の提供に関する指針」（平成14年10月）3-6「費用の請求」欄には，「医療施設の管理者は，診療記録等の謄写に要した代金等の実費を，診療記録等の開示を求めた者に請求することができる」とある。

解説欄には「この項は，診療記録等の閲覧，謄写などに要した代金の実費を，請求することができる旨を定めるものである。例えば，エックス線写真等の謄写に要する費用は，当然，患者など請求者の負担となる。記録の量が膨大な場合には，施設内で謄写をするために長時間，職員等を謄写業務に専念させる必要が生ずる。その場合の人件費を謄写費用のほかに加算できるかという問題があるが，合理的な範囲であれば許される」とあり，人件費加算は「合理的な範囲で許される」とされている。

このように理解するのが一般論であり，特別の事情がない限り，開示のため労力を費やす以上，当然なことである。なお，費用を徴収する場合，誤解や紛争を避けるため事前に費用を徴収する旨を告知することが肝要である。

診断書の取扱い

　医師法19条第2項は,「診察若しくは検案をし,又は出産に立ち会つた医師は,診断書若しくは検案書又は出生証明書若しくは死産証書の交付の求があつた場合には,正当の事由がなければ,これを拒んではならない」と定め,同法20条は「医師は,自ら診察しないで治療をし,若しくは診断書若しくは処方せんを交付し,自ら出産に立ち会わないで出生証明書若しくは死産証書を交付し,又は自ら検案をしないで検案書を交付してはならない。但し,診療中の患者が受診後24時間以内に死亡した場合に交付する死亡診断書については,この限りでない」としている。診断書等不交付には罰則がないが,無診察診断書等交付には罰則がある。また,刑法160条は,「医師が公務所に提出すべき診断書,検案書又は死亡証書に虚偽の記載をしたときは,3年以下の禁錮又は30万円以下の罰金に処する」と定めている。

　医師法に規定する診断書には通常の診断書および死亡診断書を含み,検案書には死体検案書および死胎検案書を含むとされている。通常の診断書とは人の健康状態に関する医師の医学的判断を表示,証明する文書であり,死亡診断書とは医師または歯科医師が診療した傷病等により死亡した人の死因などに対する医学的判断を証明する文書であり,死体検案書とは医師が診療しなかった傷病等により死亡した人の死因などに対する医学的判断を証明する文書であり,死胎検案書とは医師または助産師が出産に立ち会わなかった胎児の死産に対する医学的判断を証明する文書であるとされている。

　これら文書の作成者は,患者等を直接に診察等した医師等であり,医師等はこれら文書には記名捺印しなければならない(死亡診断書,死体検案書においては記名捺印または署名である)。

　文書の記載事項,様式については,通常の診断書のほかは定められている。実際上一番多く作成される通常の診断書には,法令上定めはないが,最小限度,①受診者の氏名,年齢(生年月日),②診断結果(病名または健康状態),③診断年月日,④診断した医師の住所(または医師の所属する医療機関の名称および所在地),氏名,押印および医師である旨の記載が必要であると解されている。

　ときに,これら証明書自体の有効期間を尋ねる者があるが,そのような期間があるはずがない。いつまでも有効ではあるが,必要とする目的により,事実上あまり古い診断書は実際の用をなさないであろう。

　この章では,診断書の作成,交付に関する諸問題について取り上げている。

❺ 診断書の取扱い

Q-88 診療録，診療報酬請求書，明細書等の記載事項の訂正加除の仕方

？ 診療録，診療報酬請求書，明細書等の記載事項の訂正や加除の仕方について。

A　診療録の記載については，医師法24条〈診療録の記載及び保存〉，同施行規則25条〈診療録の記載事項〉，保険医療機関及び保険医療養担当規則22条〈診療録の記載〉がある。実際では，ほとんどが保険医療であるから，療養担当規則による診療録様式になる。診療録の記載事項の訂正加除の仕方についてはそれらの法令においては直接の定めはない。診療報酬請求書，明細書の記載については，診療報酬請求書等の記載要領等についての行政通知（昭和51・8・7保険発82号）が出ている。

同行政通知別紙1の1，一般事項5は，「診療報酬請求書及び診療報酬明細書に記載した数字等の訂正を行うときは，修正液を使用することなく，誤って記載した数字等を＝線で抹消の上，正しい数字等を記載すること。なお，診療報酬請求書等の記載に当たっては，黒若しくは青色のインク又はボールペン等を使用すること」と定めている。したがって，これら記載事項の訂正加除についてはこれによることになる。

ここで参考に，東京都医師会発行の「医療保険の手引」（平成6年8月版）をみてみると，診療報酬請求書および明細書に限って訂正の仕方の記述はもとより行政通知によっているが，診療録の記載事項の訂正加除にはふれていない。しかし，その後，平成12年9月発行以降のものをみると，以下のようになって，広く診療録等の記載上の訂正になっている。これらの訂正の仕方は診療報酬請求書等に限るべきでもないであろうから，適当である。

「診療録の記載については複数の医師が診療に当たるとき，またはその可能性

があるときはその都度診療した医師が押印又は署名をするようにし診療した医師がわかるようにする。また，記録には鉛筆でなく，ペン又はボールペンを用いるようにし，訂正の際には二本線で抹消し，必ず訂正前の記載が判読できるようにする。修正液の使用は禁じられている」とある。

最後に，厳格な要式方式を適用している遺言書の自筆証書遺言を定めている民法968条をあげておこう。同条は，「① 自筆証書によって遺言をするには，遺言者が，その全文，日付及び氏名を自書し，これに印を押さなければならない ② 自筆証書中の加除その他の変更は，遺言者が，その場所を指示し，これを変更した旨を付記して特にこれに署名し，かつ，その変更の場所に印を押さなければ，その効力を生じない」と定めている。どの部分に何字の挿入加除があったかを，またはどのように訂正したかを付記してその下に署名し，かつ，挿入削除の部分に印を押さなければならないのである。

かつて（戦前）公文書の訂正加除については公式例があって，それに従い，私文書もこれに準じていたところ，戦後もほぼこのようにすることが慣行になっていたようである。いずれにしても，文書の訂正加除については，訂正の権限，訂正の明確性（正確性）を明らかにするため，公務員の作成する診断書その他診療記録（公文書），開業医の作成するもの（私文書）について同じく疑義を残さないようにすべきである。

保険医療機関及び保険医療養担当規則22条〈診療録の記載〉「保険医は，患者の診療を行つた場合には，遅滞なく，様式第一号又はこれに準ずる様式の診療録に，当該診療に関し必要な事項を記載しなければならない」

❺ 診断書の取扱い

Q-89 競技参加と健康診断

校医に対して，小学校対抗の駅伝競走に参加する児童の事前検診の要請がありました。校医が異常なしと判断して出場を許可した児童が，急性心不全等により死亡した場合，法的に校医の責任が問われないためには，どの程度の検診が必要とされるでしょうか。
1．定期検診はしてあるが，特別の事前検診は行っていない場合
2．打聴診のみの事前検診を行った場合
3．安静時の心電図と打聴診を行った場合
4．安静時および運動負荷心電図と打聴診を行った場合

A

本件は，校医による駅伝競走出場選手である小学生の健康診断の問題であり，学校から依頼された診断目的は参加中選手が急性心不全を起こすおそれがないとの確認にあるのであろう。しかし，現在の健康状態に異常が認められないからといって，直ちに将来の競技参加中の健康状態までを確実に予測することは困難であることはいうまでもなく，それは一応の予測にすぎないものの，現在の健康状態の把握が確実であればあるほど，予測の確実性が増すことも道理である。

健康診断は，医師が行う診察時の人の健康状態についての医学的判断であるが，本件のような場合には競技の内容を十分に知り，それを念頭において，十分に検査して診察を行い，出場選手の現時点の健康状態を十分に把握した上で，出場参加の許否意見を述べるべきである，と解される。

1．これまでの健康診断票だけで参加許可の判断をするのは杜撰であろう。

2．これまでの健康診断票，問診票に加えて，さらに打聴診のみの健康診断による参加許可の判断は危険であろう。

3. 2に安静時心電図検査を加えたとしても十分とはいえないであろう。
4. 本件健康診断の目的が，競技運動負荷の限界の判断にあることを考えれば，運動負荷心電図は必要になるであろう。

本件のように，急性心不全による死亡事故が発生した結果において，結果論的に校医の許可判断の適否，損害賠償責任が追及されることを考えるならば，事前診察において検査が厳しすぎても厳しすぎることはないと理解しなければならない。とはいえ，学校側，小学生本人側，校医側の諸事情，都合，条件などにより，検査が十分になされず，ある範囲の検査にとどめざるを得ない場合もあろう。

このような場合には，健康診断が限られたその範囲におけるものであることをはっきりさせておくことが必要である。たとえば，このことを説明しておくことのほかに診断書，カルテに明記しておくことなどである。

いずれにしても，「検診の結果…（スポーツ）に耐えられるものと認める，または耐えられないものと認める」といった生命の保証ができないことは当然であるから，このような表現はなすべきではない。ぎりぎりのところは，「…の検査の結果からは…（スポーツ）に参加できない理由（疾患）は認められない」という内容になると考えられる。予防接種の予診の場合のように，権威ある機関で，スポーツごとの参加可能，参加不可能（禁忌）の検査基準を決めて，事前のふるい分けをするのが実際的ではあろう。

なお，学校生活管理指導表（日本学校保健会）等も参考にされたい。

▶校医 〈p165〉 Column 24 学生への定期健診結果の開示

❺診断書の取扱い

Q-90 無理な診断書の作成

？ 各種の診断書用紙を持参して来院し，その証明を求められることがありますが，一面識もない受診者に対して，当日の診察だけで，精神病，アルコール中毒，薬物中毒等の症状の有無を判断することは困難であり，診断書の交付に困惑することがあります。具体的にどの程度の診察・検査が必要とされるのでしょうか。また，これらの症状を見逃した場合，医師は法的責任を追及されるのでしょうか。

A 診断書とは，医師が診察の結果，人の健康状態に関する医学的判断を表示，証明する文書であり，診察した医師は診断書の交付を求められた場合には，正当な事由がなければこれを拒んではならない（医師法19条）とされる。

「一面識もない受診者に対して，当日の診察だけ」で上記症状の医学的判断をすることが困難であり，それが，医学・医療水準に照らして無理からぬことであるならば，このような診断書の交付はこれを拒んで差し支えない。正当な事由に該当する。

このような診断書を要求する機関は，実はこのような診断書は手続的，形式的なもので，専門家たる医師の一応の診察の判断であれば足りるとしているのであろうから，「これらの症状を見逃した場合」医師の責任を追及するようなことはないであろうし，受診者はもとより有利な診断書である限り問題にするわけがない。いずれにしても仮に訴訟になったとしても，特段の事情がない限り医師が敗訴することは考えられない。

そもそもこのような診断書が安易に交付され，使用されていることに問題があるが，医師側としても診断書に対する理解の不足がある。診断書は医師の権威

をかけた文書であるから，これを作成する以上，医学・医療水準により「具体的」に必要な程度の診察，検査をしなければならないものであり，そうでない限り，このような診断書の交付を拒むべきであることは当然である。

しかし，実際上ある範囲の診察，検査にとどめざるを得ないとか，専門外のことでの診断書の交付があり得るとすれば，このようなときには，診断書が限られたその範囲におけるものであることをはっきりとさせておくことが必要である。そしてそのことを診断書に明記し，カルテにも記載しておくことが必要である。たとえば，「○○の診察，検査によれば，診察時点で精神病主症状とされる△△のうち，□□の症状は認められない」といった具合である。

なお，平成13年7月16日より施行の医師法一部改正（その他の医療従事者職種も同じ）により，免許・受験資格から「精神病者」が削除されたので，これらの申請には，精神病に関する診断書を添付する必要がなくなった。

Column 28

検診業者のデータのみによる診断書の交付

医師法20条は「医師は，自ら診察しないで…診断書…を交付してはならない」とし，同法33条で違反の際の罰則を定めている。ここにいう「診察」とは，触診，聴診，問診，望診その他手段の如何を問わないが，現代医学からみて疾病に対して一応の診断を下し得る程度の行為でなければならない，とされている（通説）。

また，ここでいう診断書は，刑法160条〈医師の虚偽診断書等作成〉の診断書と同趣旨に解されており，「医師ガ診察ノ結果ニ関スル判断ヲ表示シテ人ノ健康上ノ状態ヲ証明スル為メニ作成スル文書ヲ指ス」（大審院大正6年3月14日判決・刑録23輯129頁）もので，いわゆる健康診断書は，死亡診断書に対し，通常の診断書といわれているものの一種である。すなわち，人の健康状態に関する医師の医学的判断を表示，証明する文書である。

自ら診察の上，信頼可能な他者の検査データを参考資料にすることは当然であるが，自らは診察しないで，他者の検査データのみで診断書を作成交付することは許されない。

❺ 診断書の取扱い

Q-91 院長名義の診断書作成

診断書を交付する際，診断書の作成者が院長名になっていることがありますが，実際には，院長が診察した患者ではない場合でも院長名で診断書を交付してよいのでしょうか。

　医師法20条は，「医師は，自ら診察しないで治療をし，若しくは診断書若しくは処方せんを交付…してはならない。（略）」とし，同法19条第2項は，「診察…をし…た医師は，診断書…の交付の求があつた場合には，正当の事由がなければ，これを拒んではならない」（➡ Point）と定めているから，診断書の作成者は診察した医師でなければならないということである。したがって，院長等の名義になっている診断書は，その院長が診察していないときには医師法上の診断書としては認められないことになる。
　一般に，「診察」とは，触診，聴診，問診，望診その他手段の如何を問わないが，現代医療からみて，疾病に対して一応の診断を下し得る程度の行為でなければならないとされる。しかしながら，周知の通り，この診察手段は長足の進歩を遂げ，必ずしも医師が患者に対面しなければならないということではなくなりつつある。また，病院等の診療は組織診療になり，特定医師が特定患者に対して継続して診療するということも少なくなりつつあり，かつ，医術も分業化しつつあるので，1人の患者の診療に多数の医師が関与することになっているのも実情である。したがって，組織診療では，ある時点での診療に従事する医師は，かなりの部分において診療録の記載によって病状経過や判断を知り，現時点での診療に資することになるわけである。そうだとすると，診療していない院長名義の診断を内容とする証明書は，医師法上の診断書には該当しないが，診療録に基づいて作成される限り，他の医師の診断を内容とする証明書としては有効であることになる，と解される。

通常の診断書とは，診察した医師が作成するもので，診察の結果に関する判断を表示して人の健康状態を証明する文書であり，他方，診察していない医師が当該診療録に基づき人の健康状態を証明する文書は，その事実を証明する文書ということになろう。診察した医師が，旅行，転勤，所在不明，死亡などで不在の場合において診断書を求められたときには，他の医師（多くの場合院長名義になろう）が当該診療録に基づいて診断内容の事実を証明する文書にならざるを得ないであろう。これは，いわゆる診断書ではないので，診断書と題することなくまた，診断書に紛らわしい名称にせず，単に証明書とするのがよいと考えられる。

> **Point !**
> ▶ 診断書の交付を拒否できる正当な事由についての具体的定めは医師法上にはないが，たとえば，診断書が詐欺，恐喝などに悪用される場合，不当に患者の秘密が他人に漏れるおそれがある場合，癌など患者に知られることが治療上支障となるおそれがある場合，診断書作成者自身が病気等で事実上交付することができない場合などである。いずれにしても，患者側・医師側の事情，使用目的，社会的必要性，第三者の利益を害するおそれの有無などを総合考慮しなければならないであろう。
>
> ▶ 医師法19条第2項の診断書交付義務は，公法上の義務，すなわち医師が国家に対して負う（公法上の）義務であり，医師が患者に対して負う（私法上の）義務でないと解されている。しかし，これに違反したからといって，罰則があるわけではない。すなわち，医師法は罰則を定めていないのである。しかし，診断書の交付は診察の結果において生ずる問題であるから，医師と患者は既に診療契約の存在を前提にしているのである。したがって，交付義務は，この診療契約（私法関係）上の債務であると解されるのである。つまり，医師は診断書の交付を求められたときは，私法上の義務としてもこれを交付しなければならないということになる。

▶ 診療録 ☞ 〈p154〉 **Q73** 法的証拠としての診療録の意義

❺ 診断書の取扱い

Q-92 病名虚偽記載の問題

> 入院患者から入院証明書（生命保険会社に入院給付金を請求するためのもの）の作成を求められることがありますが、患者が癌に罹患しており、本人には告知がなされていない場合、診断名に良性疾患を記入することもあると思われます（癌保険を除く）。厳密に考えれば虚偽の記載をしたことになり、公文書偽造にもなると思われますが、法的な解釈を。

A 癌告知の可否は、インフォームド・コンセントの重要な問題であるが、現時点においての大方の考え方は、医学上、法律上ともに医師の裁量行為としている。それは癌告知により患者に生きる希望を失わせ、絶望に至らしめるなど患者側に受容能力なき場合があり、かえって、医師の倫理、むしろ治療義務に反することになるからである。したがって、癌告知はケース・バイ・ケースであり、具体的事情の下で最善を尽くしての医師の良心により決断されよう。

この場合の癌不告知は医学上、法律上正当な行為である。このような理由により、患者に癌を告知していない場合に、診断書（本件では、保険会社へ提出する入院証明書）作成交付により患者に癌が知れるときには、診断書の病名記載をあえて良性疾患にすることは許されよう。

さて、「厳密に考えれば、虚偽の記載をしたことになり、公文書偽造にもなると思われるが」ということであるが、公文書とは公務所、公務員がその職務上作成する文書であり、公務員以外の医師の作成する診断書はもとより公文書には当たらない。しかし、たとえば、国立病院において国家公務員である医師が診療に従事した患者について作成する診断書は公文書に当たり、その公文書については刑法156条〈虚偽公文書作成〉が一応問題になり得るが、本件の保険

会社へ提出する入院証明書のようなものは，上述の理由により違法性がなく正当な行為として許されると解されよう。

また，公務員以外の医師の作成する診断書は私文書であるが，私文書にあっては虚偽記載は刑法上罪にならず，問題にならない。したがって，保険会社へ提出する入院証明書のようなものは刑法上まったく問題にならないのである。

ただ，刑法160条〈医師の虚偽診断書等作成〉の場合があり，公務所へ提出する診断書については正しく記載すべきであるが，同時に患者側に対しては本人に知れないような慎重な手段（家族に交付するとか，厳封するとか，公務所へ直送するとかなど）を講ずるべきであろう。

刑法156条〈虚偽公文書作成〉「公務員が，その職務に関し，行使の目的で，虚偽の文書若しくは図画を作成し，又は文書若しくは図画を変造したときは，印章又は署名の有無により区別して，前2条の例による」

刑法160条〈医師の虚偽診断書等作成〉「医師が公務所に提出すべき診断書，検案書又は死亡証書に虚偽の記載をしたときは，3年以下の禁錮又は30万円以下の罰金に処する」

刑法35条は「法令又は正当な業務による行為は，罰しない」と規定している。正当業務行為が違法性阻却事由である旨を規定したもので，これは業務に格別意味があるのではなく，正当な行為は違法性を阻却する旨を明らかにしたものと解されている。いわば，実質的違法性の原則を示したもので，社会的に相当な行為は違法ではないということを示したものである。本件の良性疾患の記入は，刑法上，医師としての正当業務行為に解される場合に当たると解するものである。

▶癌告知 ☞〈p134〉**Q64** 癌の告知と家族の同意

▶インフォームド・コンセント ☞〈p138〉**Q66** インフォームド・コンセントに関する最高裁判決

❺ 診断書の取扱い

Q-93 死亡診断書と死体検案書

? 特別養護老人ホームでは，入所者が急死することがありますが，ほとんどが寝たきりの方で，定期的に診察しており，犯罪その他を想定する状況にはありません。このような場合，24時間以内に診療した患者でなくても，死亡診断書を作成して差し支えないのでしょうか。

A 医師が初めて患者を診察したとき，患者が瞬時でも生存しておれば死亡診断書，患者がその直前に死亡しておれば死体検案書を作成しなければならない。

診療中の患者であっても，その者の死亡時が最後の受診時から24時間を超える場合には，改めて診察しなければならない。

また，診療中の患者であっても，それが他の別個の原因により死亡した場合には，死体検案書を交付するべきであるとされている（図）。

したがって，診療中の患者が診療した傷病等により死亡した場合には，死亡後改めて診察し，診療した傷病等により死亡したことを診断して，死亡診断書を交付することは医師法20条に違反するものではないと解される。

なお，第20条但書きの趣旨は，診療中の患者が死亡した場合のこの原則に対する例外として，受診後24時間以内の死亡の際の死後診察なしでの死亡診断書交付を認めたものである。

> **Point !**
> 医師法21条にある「異状」とは，病理学的な異状ではなく，法医学的な異状を意味するとするのが，判例，通説であり，死亡診断書記載欄の「病死及び自然死」以外のものすべて，すなわち「外因死」（不慮の中毒，その他の災害死，自殺，他殺，その他及び不詳）を指す。
> 最高裁（平成16・4・13判決，判例タイムズNo1153）で，「医師法21

● 死亡診断書と死体検案書の使い分け

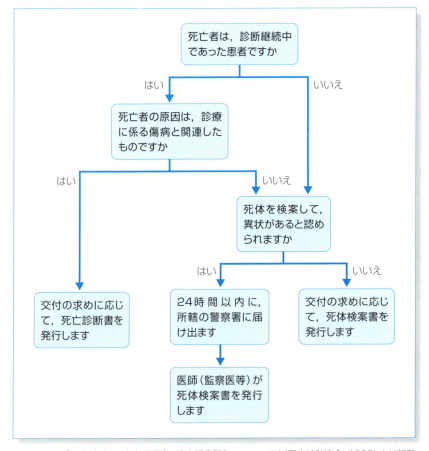

『死亡診断書・出生証明書・死産証書記入マニュアル』(厚生統計協会, 1995) より転載

条にいう死体の『検案』とは，医師が死因等を判定するために死体の外表を検査することをいい，当該死体が自己の診療していた患者のものであるか否かを問わないと解するのが相当である」とされた。この刑事事件は都立広尾病院に係るもので広く公表された（筆者が主任弁護人担当事件）。

❺ 診断書の取扱い

Q-94 市立病院勤務医の診断書手数料の取扱い

市立病院勤務医が，患者から依頼される医療保険請求のための書類について。

1. これらの書類は，診療録からの転写であるので，医師法上の診断書でも証明書でもなく私文書と考えてよいでしょうか。
2. 書類の作成は，病院の通常業務に含まれないと考えてよいでしょうか。
3. 手数料は，相手が納得すれば任意の料金を請求してよいでしょうか。
4. 手数料は，謝礼または原稿料として医師個人に帰属すると考えてよいでしょうか。

A

医師の診断書は，一般的にいえば実質的には鑑定書と異なるところはないとされ，刑事訴訟法上も，「正規の鑑定人の作成した書面に関する刑訴第321条第4項が準用されるもの」（最高裁判所昭和32年7月25日判決・刑集11巻7号2025頁）とされ，権威あるものとされる。

「医師の診断書とは医師が診察の結果に関する判断を表示して人の健康上の状態を証明するために作成する文書」（大審院大正6年3月14日判決・刑録23輯179頁）であり，「公職選挙法49条3号，同法施行令52条1項3号に基づいて作成される選挙人に対する医師の証明書は，その内容が医師の診察の結果に関する判断を表示して人の健康上の状態を証明する部分を包含する限り医師法20条にいわゆる『診断書』と解すべきである」（最高裁判所昭和30年12月2日判決・刑集9巻13号2582頁）と判示されている。

これを要するに，通常の診断書とは，「人の健康状態に関する医師の医学的判断を表示，証明する文書」である。

<u>公文書</u>とは，公務所・公務員がその職務上作成する文書であり，文書の信用力は私文書より強い。

さて，市立病院の勤務医が同病院を受診した患者を同病院の医師として診療

し，その診断に関して，患者より同病院に診断書（書式が保険会社の定める内容の記載用紙であるにせよ）交付の依頼があったという通常の場合で考えれば，
1. 記載内容が前述の医師の医学的判断を表示・証明するものである限り，書面の表題に関係なく，それは診断書であり，かつ，本件の場合は公文書である。
2. 通常業務に含まれる。
3. 一般に，診断書手数料は自由料金となっており，各医療機関の慣行料金であるが，市立病院の場合は市が定めているはずである。たとえば，東京都立病院の場合には条例で定められている。
4. 診断書手数料は，市に帰属する。

なお，患者が必要とする医療保険受給のための診断書の書式は通例保険会社が定めた用紙である。医師はもとよりそれに拘束されるわけではないが，特別の事情がない限り，それを用いたほうがかえって便宜であろう。また，診断書と題されていても，記載内容が過去の受診日数とか診療費などの事実証明のみであるならば，医師が作成する必要はなく，市立病院として証明すればよいであろう。もちろん証明書の手数料は市に帰属する。

▶ 公文書 ☞〈p194〉Q92 病名虚偽記載の問題
▶ 診断書手数料 ☞〈p203〉Column 32 診断書手数料

Column 29

患者へ交付する診断書と原本

「診断書を2枚綴り複写で作成した場合，どちらを交付すべきか」ということであるが，一般に，原本とは一定の事項を表示するため確定的なものとして作成された文書をいい，謄本や抄本のもととなる。診断書の場合，医師がそのいずれを原本とし，他を謄本（原本の内容をそのまま全部完全に謄写したもの）とするか，そしてそのいずれを患者に交付するかは医師の裁量であって，法的定めはない。管理の問題である。

しかし，一般的にいえば，原本は医師の手許に残し，他を謄本として患者に交付することが，あとあとのために万全であると筆者は考える。

❺ 診断書の取扱い

Q-95 交通事故診断書の交付拒否

? 交通事故に遭った患者から診断書の交付を求められることがあるが、その使用目的は「警察が加害者の処罰の程度を判断するため」であると、理解しています。しかし、警察が介入していない場合でも、保険会社から診断書提出要求があったり、自損事故であっても、警察からの要求があるという理由で、診断書発行を求めてくる場合があります。交通事故の際の診断書の交付目的について、法的側面を踏まえて。

A 医療従事者が個人として、また医療機関がその使用者、もしくは団体、組織として、患者の診療情報の秘密保持、診療情報保護のための違反者への法的責任を有することについて、刑法、民法、各資格法、個人情報保護法等に定められていることは、十分にご承知の通りである。ご質問は、交通事故被害者（患者）本人からの診断書交付の要求である。使用目的はご質問にあるように、提出先が警察署であれば交通事故犯罪捜査の資料とするであろうし、保険会社であれば、事故の内容、被害（損害）状況の資料とするであろうことは容易に想像できよう。その他についても、それぞれ社会生活上必要があり、そのために患者は交付を求めていると思われる。

医師が診断書の使用目的を確認する場合には、診断書末尾あたりにその旨を記載するであろうが、記載しないことも多い。それは医師の裁量である。この記載は診療内容でないことはいうまでもない。

いずれにしても、医師法19条第2項により、診察した医師は「診断書…の交付の求があつた場合には、正当の事由がなければ、これを拒んではならない」のであり、交付を拒否するには、たとえば、患者がその診断書を何らかの犯罪に使用することが明らかである等、正当な理由がなければならない。常識上、患者

が診断書を求める理由が，仮にご質問のような理由であるとしても，社会生活上，通常はあり得ることであり，患者の非とするわけにもいかないと思われる。医師は正しい診断書作成交付に法的にも倫理上も責任を負うが，警察署，保険会社，その他診断書利用側の使用上の責任までに関与しないのは当然である。

> ### Column 30
> ### 患者希望による虚偽健康診断書作成
>
> 受診者の提出先がたとえば公務所であれば，刑法160条〈虚偽診断書作成罪〉の問題があり，またたとえば個人の勤務先であれば，事案により民事上の問題の起こるおそれがあるであろう。
> ケース・バイ・ケースで判断が難しい場合もあろうが，いずれにしても，診断事実に反する診断書の作成交付は許されない（ときに上記のごとき犯罪となる）。いうまでもないことであるが，正しい診断書を作成することが，医師の権威ある専門職責である。

> ### Column 31
> ### グループホーム入居時の診断書
>
> 認知症老人グループホームは，家庭的な環境の中で5～9人で共同生活する認知症老人に対し，生活援助員による生活上の指導・援助を行い，認知症の進行を緩和，問題行動の減少，精神的に安定した生活の確保を目的とする。入居資格は各実施者が定めているが，入居の際，医師の診断書を必要とするかどうかについては定めていないようなので，実務的には各入居先に照会されたい。
> 実務問題は，グループ入居者が介護保険を受けられるかどうかにあるから，要介護認定についての主治医意見書が参考になり，これに準ずれば問題はないと思う。主治医とは，主に診療している医師であるが，いわゆるかかりつけ医のことである。それがない場合は近医に依頼することになろう。意見書といっても実体は一般的には医師法上の診断書のことである。内容は，診察の結果，病名のほか要介護，入居の必要性，すなわち要介護状態を可能な限り具体的に記載することが望ましい（**Q99**）。

❺ 診断書の取扱い

Q-96 保険金請求のための書類に対する文書料の請求

治療終了後，患者から，保険金請求のための書類（「入・通院状況申告書」）の作成に当たって，診療内容等に関する問い合わせを受けることがあります。この種の申告書は，欄外に「これは診断書ではない」旨の記載がなされていますが，事実上は診断書と同様の内容が含まれています。
1. 当然有料とするべきではないでしょうか。
2. 窓口や電話を利用した患者からの細かい問い合わせは，しばしば業務に支障をきたしますが，拒否してもよいものでしょうか。

A

1. 生命（損害）保険会社が要求する「入・通院状況申告書」は，あくまで被保険者（保険金請求者）が作成名義人であるから，その内容にかかわらず，医師が作成名義人である診断書にはならない。したがって，医師が事実上かかる申告書の記載内容に関与したからといって，診断書料を請求することはできない。

患者は，医師から診断書を得て診断書を提出するか，患者自らこの診断書に基づき申告書を作成すべきである。

2. また，患者が窓口・電話により問い合わせすることであるが，医師には診療の受任者としての報告義務（民法645条）があるとされているので，患者の請求があるときは，ある程度これに応じなければならないが，診療業務に支障をきたす程度の場合はもとよりこれを拒否することが許されよう。

いずれにしても，医師には本件の「入・通院状況申告書」のような他人名義の文書を作成する義務はない。具体的には，ケース・バイ・ケースで常識的に対応するべきではあるものの，診断書交付で対処するのが正当であろう。

なお，社会保険診療にあっては，無償交付の場合のあることに留意しなければ

ならない。すなわち，保険医療機関は，患者（被保険者）から保険給付を受けるために必要な保険医療機関または保険医の証明書，意見書等の交付を求められたときは，療養費（柔道整復を除く施術に係るもの），傷病手当金，出産育児一時金，出産手当金，家族出産育児一時金の請求書を除き，無償で交付しなければならない（保険医療機関及び保険医療養担当規則6条）。保険給付には法定給付と任意給付とがあるが，ここでいう保険給付とは法定給付のことであって，健康保険法，国民健康保険法等各法律本法に定められている給付のことである。

民法645条〈受任者による報告〉「受任者は，委任者の請求があるときは，いつでも委任事務の処理の状況を報告し，委任が終了した後は，遅滞なくその経過及び結果を報告しなければならない」

保険医療機関及び保険医療養担当規則6条〈証明書等の交付〉「保険医療機関は，患者から保険給付を受けるために必要な保険医療機関又は保険医の証明書，意見書等の交付を求められたときは，無償で交付しなければならない。ただし，法第87条第1項の規定による療養費（柔道整復を除く施術に係るものに限る），法第99条第1項の規定による傷病手当金，法第101条の規定による出産育児一時金，法第102条第1項の規定による出産手当金又は法第114条の規定による家族出産育児一時金に係る証明書又は意見書については，この限りでない」

Column 32

診断書手数料

診断書料は自由料金であり，各医療機関の慣行料金となっている。
料金額については，独禁法の関係もあって，医師会では決めていないので，医師の良識によることになろう。たとえば東京都立病院条例施行規則（平成15年4月1日よりの施行・現行）では診断書1通4,500円，証明書3,000円になっている。

❺ 診断書の取扱い

Q-97 出生証明書の虚偽記載

? 2月29日生まれの新生児を家族からの申し出で，2月28日または3月1日生まれとして出生届に記載した場合，法的に問題はないのでしょうか。

A 出生児の生年月日は客観的事実であって，医師といえどもその真実を人為的に後で変更できるといったことではない。実際問題としては，出生年月日を変更するといったことは戸籍の出生届書に添付する出生証明書に虚偽の出生年月日を記載するという方法で実行されるのである。

刑法160条〈医師の虚偽診断書等作成〉は，医師による虚偽私文書作成を処罰している（私文書の虚偽記載は一般には罪とされないのであるが，この場合は特別）。

そこで，医師の作成する出生証明書がこの刑法160条の罪に当たるかどうかが問題になるのであるが，出生証明書は同条の診断書，検案書，死亡証書のいずれにも当たらないのであるから，結論として同罪には当たらないと解する。

しかし，出生証明書は出生届書の添付文書であり，届書の生年月日などの記載はこの証明書に基づくものであり，このことは医師は当然認識しているところである。端的にいえば，戸籍上に虚偽の生年月日を記載させるために出生証明書に虚偽記載して交付するのであるから，刑法157条の公正証書原本不実記載罪に触れることになると解する。

そこで，虚偽記載の出生証明書を交付する医師については，この権利，義務に関する公正証書である戸籍の原本に不実の記載をなさしめる届出義務者の共犯者として刑事責任が問題にされるであろうと解するのである。

人の出生時期，死亡時期などは人の権利義務に重大な関係があることはいうま

でもない．医師といえどもこのような重大な事実を曲げてはならないのである．なお，たとえば，国公立病院において公務員である医師が出産に立ち会い出生証明書を作成する場合は，この出生証明書は公文書になるから，刑法156条〈虚偽公文書作成〉にも当たることになるであろう．

なお，厚生省大臣官房統計情報部・健康政策局監修『死亡診断書・出生証明書・死産証書記入マニュアル』（厚生統計協会，1995）には，出生証明書は，「人の出生…に関する厳粛な医学的・法律的証明です．したがって，出生証明書…の作成に当たっては，出生…に関する医学的・客観的な事実を正確に記入してください．出生に関する統計，死産に関する統計は，保健・医療・福祉に関する行政の重要な基礎資料として役立つとともに，医学研究をはじめとした各分野においても貴重な資料となっています」と記述され，生年月日の重要性を強調している．また，作成上の留意事項として，「①字はかい書で書き，番号が付された選択肢を選ぶ場合は，該当する数字を○で囲みます．②時・分の記入に当たっては，夜の12時は『午前0時』，昼の12時は『午後0時』と記入します．③書式欄内に記入した内容を訂正する場合は，訂正印を押してください．④書式下部の医師等の氏名記入欄には，記名捺印してください」と記載されている．「記名捺印」であるから，必ず捺印する必要がある．

この点，死亡診断書の場合は署名があれば捺印の必要がないのと異なる点であり，注意しなければならない．

刑法157条〈公正証書原本不実記載等〉「①公務員に対し虚偽の申立てをして，登記簿，戸籍簿その他の権利若しくは義務に関する公正証書の原本に不実の記載をさせ，又は権利若しくは義務に関する公正証書の原本として用いられる電磁的記録に不実の記録をさせた者は，5年以下の懲役又は50万円以下の罰金に処する　②略」

▶刑法160条 〈p194〉Q92病名虚偽記載の問題
▶刑法156条 〈p194〉Q92病名虚偽記載の問題

❺ 診断書の取扱い

Q-98 診断書の有効期間

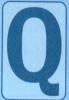 特別養護老人ホーム等福祉施設の入所申請に際しては、感染症の有無等を記載した診断書の提出が義務付けられていますが、入所施設に空床がない場合は待機者として登録され、実際に入所するときに入所措置の手続きがとられています。入所申請からまる1年間といったように待機期間が長い場合、後にそのように時間が経過した診断書によって入所措置を行うことに問題はないでしょうか。

A 通常の診断書とは人の健康状態に関する医師の医学的判断を表示証明する文書をいうのであるから、診察時の状態に関するものであることはいうまでもない。診断書を作成した診察当時の健康状態が1年後も同様であるとは、常識上も一般的にもいえることではない。健康状態は時々刻々に変化するものと考えられよう。特に例外的に慢性状態にあり、1年後も当時の診察と同様であるということはあろうが、ご質問の感染症の有無の診断については、そのようには考えられないことは多言を要しないところである。診察にはそれなりのいわば有効期間があろう。医師法で無診察治療が禁じられたり、保険診療で投薬期間の制約があるのはそのためである。しかし、診察の有効期間を定めた法律はない。

実際では、診断書を必要とする目的により、何カ日または何カ月のものと、それを求める者が規制、要請しているのである。したがって、ケース・バイ・ケースで、一義的にはいえない。ただ、目安を述べれば、たとえば、大学入試の入学願書添付の健康診断証明書は願書受付1カ月以内のものとする行政指導があり、入所・入社などの場合では、1カ月ないし3カ月くらいまでのものを提出させるのが常識的ではないかと筆者は解する。

本件の感染症なしの1年前の診断書を信じて入所させたところ、その後感染しており、入所後他者に伝染させたとすれば、その特養管理者の責任問題となるおそれがある。

「医師の診断書とは医師が診察の結果に関する判断を表示して人の健康上の状態を証明するために作成する文書」(大審院大正6年3月14日判決・刑録23輯179頁)であり,実質的には鑑定書と異なるところはないとされ,刑事訴訟法上もそのように扱われる権威ある文書である(最高裁判所昭和32年7月25日判決・刑集11巻7号2025頁)。

したがって,診断書は医師の診察の結果の医学的判断を表示し,これを証明する文書である。証明とは一般には,ある事柄または事項が間違いないことを明らかにすることである。

これを要するに,医師法上の診断書は診察した医師のみが作成できる証明文書であり,その内容が医学的判断・鑑定ということである。

なお,診断書作成交付後,作成権限のある医師,すなわち診療した医師が死亡したり,転勤してしまった場合,後日,患者側より診断書を求められたとき,病院長においてカルテに基づき同医師の診療・診断内容を証明する文書を作成することがあり得るが,この場合の文書は,内容的には医師法上の診断書であるが,単なる事実の証明書である。

▶無診察治療 ☞〈p4〉Q1 電話による無診察治療

Column 33

休養期間日数の診断

「診断書に休養期間を記入する必要があるものの,それが予測困難な場合があるが…」という質問を受ける。人の業務上の判断はもとより広く人の言動の判断基準は良心によるべきが基本であるが,医師の医学的判断は特別の事情がない限り,当時の医療・医学水準に則ることが必要である。医学的判断には,医師の専門職による自由裁量の範囲もあるが,医師の恣意の判断までが認められるわけではないことはいうまでもない。こうした医療水準に則った判断が,結果的には誤っていたとしても,法律上の責任は問題にならない。予想困難な場合には判断(予想)することが困難なのであるから,判断できないとの判断が相当になる。患者サイドの希望は判断資料の1つにはなっても,それに拘束される理由はまったくない。医師の判断基準は,良心と専門職能力である。

❺ 診断書の取扱い

Q-99 要介護認定と主治医意見書

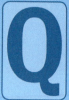

1. 要介護認定の際にかかりつけ医が作成する「主治医意見書」は法的にはどのような意味合いがあるのでしょうか。
2. 主治医の定義はあるのでしょうか。

A　1. 要介護認定では「主治医意見書」が必要とされる。介護保険法27条1項は、「要介護認定を受けようとする被保険者は、厚生労働省令で定めるところにより、申請書に被保険者証を添付して市町村に申請をしなければならない。この場合において、当該被保険者は、厚生労働省令で定めるところにより、第46条第1項に規定する指定居宅介護支援事業者、地域密着型介護老人福祉施設若しくは介護保険施設であって厚生労働省令で定めるもの又は第115条の46第1項に規定する地域包括支援センターに、当該申請に関する手続を代わって行わせることができる」と定め、第3項は、「市町村は、第1項の申請があったときは、当該申請に係る被保険者の主治の医師に対し、当該被保険者の身体上又は精神上の障害の原因である疾病又は負傷の状況等につき意見を求めるものとする。ただし、当該被保険者に係る主治の医師がないときその他当該意見を求めることが困難なときは、市町村は、当該被保険者に対して、その指定する医師又は当該職員で医師であるものの診断を受けるべきことを命ずることができる」と定めている。

そして、厚生労働省老人保健福祉局長より各都道府県知事宛行政通知（平成21年9月30日老発0930第5号）の第3項（主治医の意見の聴取）において、「要介護認定申請を受理した市町村は、審査対象者の主治医（当該調査対象者の主治医がいない場合は、市町村の職員たる医師又は市町村が指定する医師。以下同じ）に対し、別途老人保健課長名で通知する「主治医意見書記入の手引き」に従って、別添3に示す主治医意見書への意見の記載を求め、記載された主治医意

見書を回収する」としている。

したがって，「主治医意見書」なる書面作成は，上記行政通知による行政指導によるものである。

なお，主治医意見書の様式は平成18年1月，平成21年4月に改正された。平成18年改正の要点は「1．傷病に対する意見」では，①「(2) 症状としての安定性」で「不安定」を選択した場合には，具体的な内容を自由記載欄に記載すること，②「(3) 生活機能低下の直接の原因となっている傷病または特定疾病の経過及び投薬内容を含む治療内容」で，外出の機会の減少，社会参加の機会の減少など，さらに生活機能が低下する要因があれば具体的に記載すること，を追加。また「3．心身の状態に関する意見」のうち，「(5) 身体の状態」では，①過去6カ月程度の体重の変化を記入，②麻痺・褥瘡等について身体図を省略，などである。さらに，従来の「4．介護に関する意見」を「4．生活機能とサービスに関する意見」に改め，「移動」「栄養・食生活」「サービス利用による生活機能の維持・改善の見通し」といった項目を追加，大幅に見直している。また，平成21年以降は，「4．生活機能とサービスに関する意見　(5) 医学的管理の必要性」の選択肢の中に「看護職員の訪問による相談・支援」を追加した。

2．主治医とは何か，というと介護保険上その定義はない。一般には，主治医とは主としてその患者を担当する医師，その患者を主に診療している医師あるいはかかりつけ医師といってよいであろう。東京都医師会・東京都福祉局作成の「主治医意見書記入マニュアル」(2002年7月)によると，「…診断書としての記載のみならず，患者が日常生活を営む上での『介護の手間』を十分に表現できることが必要であり，主治医にはこの『介護の手間』に対する認識と対応が望まれる。…この様な行動を実行し『介護の手間』を十分に表現することが可能な医師が本来の『主治医』である」としている。

主治医とは，複数医師のうち主としてその患者の診療を担当している医師（かかりつけ医ともいっている）のことであるが，この場合，主治医について，その資格が限定されているわけではなく，法の趣旨は，要介護者認定に必要な事項の状況把握に詳しい医師が適任とされているということである。

6 守秘義務

　人の幸福にとって，健康であることが基本的条件であり，健康の保持（予防を含めて），回復に奉仕する上で，医療は不可欠であろう。この医療が効果的に目的を達成するには，医師は患者の状態，情報を十分に把握しなければならないわけであるが，そのためには，医師と患者間の信頼関係の確立がなければならない。

　患者が医師に何を話しても絶対他に漏れないという安心感，信頼感が必要となるのである。したがって，医師の守秘義務は医療の大前提であり，第3章〈患者の同意〉で既にふれたインフォームド・コンセントの問題とともに，きわめて重要な意味を持っているのである。

　こうした医師の守秘義務の重要性については，古くから認識されており，既に紀元前およそ800年頃のインドにおいて，「医師ハ案内ヲ受ケテ導カレテ病家ニ入ル時ハ容儀ヲ正シ，伏シタル頭首ト深イ思慮トヲ以テ，周到ナ注意ヲ払ヒツツ進マネバナラナイ。而シテ病家ニ入ッテ室内ニ在ル間ハ，言語ト思考皆専ラ治療及ビ之ニ関スル事項ニ限局シ，決シテ他事ヲ考ヘテハナラナイ。又患家ニ於テ知リ得タル事項ハ，一切之ヲ他人ニ漏サナイト同時ニ，患者ニハ死期ヲ予告スルガ様ナ事等，凡テ患者若クハ其他ノ者ニ不利ヲ来ス様ナ事項ハ，決シテ之ヲ告ゲテハナラナイ」という規則があったという（土井十二著『医事法制学の理論と其実際』304頁）。

　ヒポクラテスの誓約第7に，「治療中において医師の見聞した事実は秘密にし，決して漏泄してはならない」という趣旨があり，また，ジュネーブ宣言第5，同時に発表された「医師の倫理に関する国際法典」においても同趣旨のことがある。

　この章では，こうした守秘義務の理念や法律上の規制が，実際の医療の現場においてはどのような事例で問題となるか，また，医師として不可欠な守秘義務に関する知識としてはどのようなものがあるか等について解説している。

❻ 守秘義務

Q100 医療機関と個人情報保護法

? 医療機関における個人情報保護法上の義務としてはどのようなものがあるでしょうか。

A 「個人情報の保護に関する法律」(以下,「個人情報保護法」という)における「個人情報」とは,「生存する個人に関する情報であって,当該情報に含まれる氏名,生年月日その他の記述等により特定の個人を識別することができるもの(他の情報と容易に照合することができ,それにより特定の個人を識別することができることとなるものを含む)」をいい,「個人情報データベース等」とは,「個人情報を含む情報の集合物であって,次に掲げるものをいう。① 特定の個人情報を電子計算機を用いて検索することができるように体系的に構成したもの。② 前号に掲げるもののほか,特定の個人情報を容易に検索することができるように体系的に構成したものとして政令で定めるもの」であり,「個人情報取扱事業者」とは,「個人情報データベース等を事業の用に供している者(以下,略)」をいうとされ(個人情報保護法2条),医療機関である病院,診療所はすべて対象となると考えられている。なお,個人情報保護法2条は平成27・9・9後掲のとおり改正された(施行は,2年を超えない範囲内において政令で定める日からとなっている)。また,病院や診療所の個人情報の具体例としては,診療録,処方せん,手術記録,助産録,看護記録,検査所見記録,エックス線写真,紹介状,退院した患者にかかる入院期間中の診療経過の要約等である。

個人情報取扱事業者の義務等,すなわち病院,診療所等医療機関の個人情報保護法上の義務として以下の内容が定められている。

　(1) 利用目的の特定,利用目的による制限(第15,16条)。
　(2) 適正な取得,取得に際しての利用目的の通知等(第17,18条)。
　(3) データ内容の正確性の確保(第19条)。

(4) 安全管理措置,従事者・委託先の監督(第20〜22条)。

(5) 第三者提供の制限(第23条)。

(6) 公表等,開示,訂正等,利用停止等(第24〜27条)。

(7) 苦情の処理(第31条)。

医療機関における個人情報保護法については,「医療・介護関係事業者における個人情報の適切な取扱いのためのガイドライン」(平成16・12・24厚生労働省医政局総務課通知,平成22・9・17改正),同ガイドラインに関するＱ＆Ａ(事例集)(平成17・3・28作成,平成22・9・17改訂)があり,他に日本医師会の「診療に関する個人情報の取扱い指針」があり,詳細・具体的できわめて参考になる。その一例を以下に掲記する。

安全管理措置として考えられる事項──医療・介護従事者はその取り扱う個人データの重要性にかんがみ,個人データの漏洩,滅失または毀損の防止その他の安全管理のため,その規模,従業者の様態等を勘案して,以下に示すような取り組みを参考に,必要な措置を行うものとする。① 個人情報保護に関する規程の整備,公表,② 個人情報保護推進のための組織体制等の整備,③ 個人データの漏洩等の問題が発生した場合における報告連絡体制の整備,④ 雇用契約時における個人情報保護に関する整備,⑤ 従業者に対する教育研修の実施,⑥ 物理的安全管理措置,⑦ 技術的安全管理措置,⑧ 個人データの保存,⑨ 不要となった個人データの廃棄,消去,等々がある。各説明部分は省略した。

個人情報保護法(平成15年法律第57号)は,平成27年9月9日改正法が公布され,施行は公布の日から起算して2年を超えない範囲内において政令で定める日と定められた。「参照条文」の中に,第2条,第17条第2項,第83条だけを掲載する(➡参照条文)。

改正法の改正内容は多岐にわたるが,主な内容は次の通りである。

1. 個人情報の定義をより明確にした(第2条第1項,第2項)。
2. 「要配慮個人情報」を明確にして本人に対する不当な差別または偏見が生じないようにした(第2条第3項)。
3. 適切な規律の下で個人情報等の有用性を確保するため「匿名加工情報」を定義した(第2条第9項,第10項)。
4. 名簿屋対策等のため,個人情報の保護を強化した(第25条,第26条,第83条)。
5. 内閣府の外局として,個人情報保護委員会を新設し,現行の主務大臣の有す

る権限を集約させた（第50条〜第65条，第40条〜第44条，第59条〜第74条）。
6. 個人情報の取扱いのグローバル化（第75条，第78条）。
7. オプトアウト規定の厳格化（第23条第2項〜第4項）。
8. 利用目的の制限の緩和（第15条第2項）。
9. 小規模事業者への対応（第2条第5項）。

 改正個人情報の保護に関する法律
第2条〈定義〉
この法律において「個人情報」とは，生存する個人に関する情報であって，次の各号のいずれかに該当するものをいう。
　一　当該情報に含まれる氏名，生年月日その他の記述等（文書，図画若しくは電磁的記録（電磁的方式（電子的方式，磁気的方式その他人の知覚によっては認識することができない方式をいう。次項第2号において同じ）で作られる記録をいう。第18条第2項において同じ）に記載され，若しくは記録され，又は音声，動作その他の方法を用いて表された一切の事項（個人識別符号を除く）をいう。以下同じ）により特定の個人を識別することができるもの（他の情報と容易に照合することができ，それにより特定の個人を識別することができることとなるものを含む）
　二　個人識別符号が含まれるもの
2　この法律において「個人識別符号」とは，次の各号のいずれかに該当する文字，番号，記号その他の符号のうち，政令で定めるものをいう。
　一　特定の個人の身体の一部の特徴を電子計算機の用に供するために変換した文字，番号，記号その他の符号であって，当該特定の個人を識別することができるもの
　二　個人に提供される役務の利用若しくは個人に販売される商品の購入に関し割り当てられ，又は個人に発行されるカードその他の書類に記載され，若しくは電磁的方式により記録された文字，番号，記号その他の符号であって，その利用者若し

　　　　くは購入者又は発行を受ける者ごとに異なるものとなるよう
　　　　に割り当てられ，又は記載され，若しくは記録されることに
　　　　より，特定の利用者若しくは購入者又は発行を受ける者を識
　　　　別することができるもの
3　この法律において「要配慮個人情報」とは，本人の人種，信条，社会的身分，病歴，犯罪の経歴，犯罪により害を被った事実その他本人に対する不当な差別，偏見その他の不利益が生じないようにその取扱いに特に配慮を要するものとして政令で定める記述等が含まれる個人情報をいう。
4　この法律において「個人情報データベース等」とは，個人情報を含む情報の集合物であって，次に掲げるもの（利用方法からみて個人の権利利益を害するおそれが少ないものとして政令で定めるものを除く）をいう。
　　一　特定の個人情報を電子計算機を用いて検索することができる
　　　　ように体系的に構成したもの
　　二　前号に掲げるもののほか，特定の個人情報を容易に検索する
　　　　ことができるように体系的に構成したものとして政令で定め
　　　　るもの
5　この法律において「個人情報取扱事業者」とは，個人情報データベース等を事業の用に供している者をいう。ただし，次に掲げる者を除く。
　　一　国の機関
　　二　地方公共団体
　　三　独立行政法人等（独立行政法人等の保有する個人情報の保護に
　　　　関する法律（平成15年法律第59号）第2条1項に規定する独
　　　　立行政法人等をいう。以下同じ）
　　四　地方独立行政法人（地方独立行政法人法（平成15年法律第
　　　　118号）第2条第1項に規定する地方独立行政法人をいう。以
　　　　下同じ）
6　この法律において「個人データ」とは，個人情報データベース等を構成する個人情報をいう。

7　この法律において「保有個人データ」とは，個人情報取扱事業者が，開示，内容の訂正，追加又は削除，利用の停止，消去及び第三者への提供の停止を行うことのできる権限を有する個人データであって，その存否が明らかになることにより公益その他の利益が害されるものとして政令で定めるもの又は1年以内の政令で定める期間以内に消去することとなるもの以外のものをいう。

8　この法律において個人情報について「本人」とは，個人情報によって識別される特定の個人をいう。

9　この法律において「匿名加工情報」とは，次の各号に掲げる個人情報の区分に応じて当該各号に定める措置を講じて特定の個人を識別することができないように個人情報を加工して得られる個人に関する情報であって，当該個人情報を復元することができないようにしたものをいう。

　　一　第1項第1号に該当する個人情報　当該個人情報に含まれる記述等の一部を削除すること（当該一部の記述等を復元することのできる規則性を有しない方法により他の記述等に置き換えることを含む）。

　　二　第1項第2号に該当する個人情報　当該個人情報に含まれる個人識別符号の全部を削除すること（当該個人識別符号を復元することのできる規則性を有しない方法により他の記述等に置き換えることを含む）。

10　この法律において「匿名加工情報取扱事業者」とは，匿名加工情報を含む情報の集合物であって，特定の匿名加工情報を電子計算機を用いて検索することができるように体系的に構成したものその他特定の匿名加工情報を容易に検索することができるように体系的に構成したものとして政令で定めるもの（第36条第1項において「匿名加工情報データベース等」という）を事業の用に供している者をいう。ただし，第5項各号に掲げる者を除く。

第17条第2項

2　個人情報取扱事業者は，次に掲げる場合を除くほか，あらかじめ

本人の同意を得ないで，要配慮個人情報を取得してはならない。
　一　法令に基づく場合
　二　人の生命，身体又は財産の保護のために必要がある場合であって，本人の同意を得ることが困難であるとき。
　三　公衆衛生の向上又は児童の健全な育成の推進のために特に必要がある場合であって，本人の同意を得ることが困難であるとき。
　四　国の機関若しくは地方公共団体又はその委託を受けた者が法令の定める事務を遂行することに対して協力する必要がある場合であって，本人の同意を得ることにより当該事務の遂行に支障を及ぼすおそれがあるとき。
　五　当該要配慮個人情報が，本人，国の機関，地方公共団体，第76条第1項各号に掲げる者その他個人情報保護委員会規則で定める者により公開されている場合
　六　その他前各号に掲げる場合に準ずるものとして政令で定める場合

第83条
個人情報取扱事業者（その者が法人（法人でない団体で代表者又は管理人の定めのあるものを含む。第87条第1項において同じ）である場合にあっては，その役員，代表者又は管理人）若しくはその従業者又はこれらであった者が，その業務に関して取り扱った個人情報データベース等（その全部又は一部を複製し，又は加工したものを含む）を自己若しくは第三者の不正の利益を図る目的で提供し，又は盗用したときは，1年以下の懲役又は50万円以下の罰金に処する。

❻ 守秘義務

Q101 個人情報保護法に配慮した外来での患者呼び出し

？ 外来での患者呼出しでは，個人情報保護にどの程度配慮すべきでしょうか。

A もともと医師および助産師は刑法134条第1項〈秘密漏示〉の規定により，保健師，看護師および准看護師は保健師助産師看護師法42条の2〈秘密保持義務〉の規定により，それぞれ守秘義務を負っている。診療放射線技師，臨床検査技師，理学療法士，作業療法士，視能訓練士，言語聴覚士，臨床工学技士，義肢装具士など医療についての専門職種の人々もすべてそれぞれ守秘義務を負っており，医療機関という場所では，全体として，患者の秘密が守られるような制度になっているのである。

平成17年4月1日から個人情報保護法が全面的に施行されることになったが，医療機関においては，同法の存在以前に各専門職種の人々はそれぞれの法律により，それぞれ守秘義務を負っていることを忘れてはならない。

外来での患者呼出しに関しては，厚生労働省が平成16年12月24日公表した「医療・介護関係事業者における個人情報の適切な取扱いのためのガイドライン」のⅢ，4，（6）に，次のように記載されている。「受付での呼び出しや，病室における患者の名札の掲示などについては，患者の取り違え防止など業務を適切に実施する上で必要と考えられるが，医療におけるプライバシー保護の重要性にかんがみ，患者の希望に応じて一定の配慮をすることが望ましい」。

すなわち，医療においては，患者を取り違えないようにするという大前提があり，外来での患者呼出しに関してもそれとの兼ねあいが重要になってくる。対応に関しては，大病院の場合と，地域に密着した小さな診療所の場合とで異なるであろうし，診療科目によっても異なる。通常の内科で名前を呼ばれて何で

もなくても，泌尿器科，産婦人科などでは呼ばれてはずかしいと感じる場合もあるであろう。上記ガイドラインは，「医療におけるプライバシー保護の重要性にかんがみ，患者の希望に応じて一定の配慮をすることが望ましい」としているが，一般論としてはそれくらいまでしかいえないと思われ，あとは各医療機関で具体的な状況を前提として対応していくこととなる。

なお，厚生労働省では，上記ガイドラインを公表した後，「医療・介護関係事業者における個人情報の適切な取扱いのためのガイドライン」に関するQ&A（事例集）を平成17年3月に作成し，その後も改定を重ねている。

刑法134条第1項〈秘密漏示〉「医師，薬剤師，医薬品販売業者，助産師，弁護士，弁護人，公証人又はこれらの職にあった者が，正当な理由がないのに，その業務上取り扱ったことについて知り得た人の秘密を漏らしたときは，6月以下の懲役又は10万円以下の罰金に処する」

保健師助産師看護師法42条の2〈秘密を守る義務〉「保健師，看護師又は准看護師は，正当な理由がなく，その業務上知り得た人の秘密を漏らしてはならない。保健師，看護師又は准看護師でなくなつた後においても，同様とする」

❻ 守秘義務

Q102 診断書交付と秘密漏示

? 診断書(死亡診断書等を除く)を交付する際，最終的な提出先に対し，本人の同意を得た上で，医師が直接書留等で送付するのがもっとも良い方法ではないかと思いますが如何でしょうか。内容の秘密保持の必要性と法的な解釈を。

A 医師法19条第2項は，「診察若しくは検案をし，又は出産に立ち会つた医師は，診断書若しくは検案書又は出生証明書若しくは死産証書の交付の求があつた場合には，正当の事由がなければ，これを拒んではならない」と定め，医師には患者本人から診断書の交付を求められたときには交付する義務があるとしている。交付すべき相手方は原則として患者本人(例外：たとえば法令上の届出義務者)である。なぜならば，医師には患者の秘密を守る義務が課せられているからである。

刑法134条第1項は「医師，薬剤師，医薬品販売業者，助産師，弁護士，弁護人，公証人又はこれらの職にあった者が，正当な理由がないのに，その業務上取り扱ったことについて知り得た人の秘密を漏らしたときは，6月以下の懲役又は10万円以下の罰金に処する」と定める。漏示とは，秘密をまだ知らない他人(第三者すなわち患者本人以外の者)に告知することである。患者本人に告知するのはもちろん漏示ではない。

したがって，本人の承諾があれば第三者に対する告知も守秘義務違反にはならない。

一般に診断書を交付する相手方は患者本人(またはその代理人)であり，交付を受けた本人が，必要により勤務先その他本人が必要とする提出先(たとえば保険会社とか官公庁等)へ提出するのが「もっとも良い方法」である。もっとも，患者の依頼があり，医師がこれに応じてそれら提出先へ「直接書留で送付

する」ことは親切なことである。

いずれにしても，患者本人の承諾が要(かなめ)であることに留意することが必要である。

 ▶第三者に対する告知 ☞〈p222〉**Q103**弁護士による病歴照会，〈p224〉**Q104**損保会社からの電話照会，〈p226〉**Q105**守秘義務と警察への通報

Column 34

守秘義務違反とプライバシーの侵害

刑法134条にいう「人の秘密」とは患者のプライバシーに当たることになるので，守秘義務違反は同時にプライバシー侵害になる。プライバシー侵害の不法行為の成立は，通例，刑法134条の場合よりも範囲が広い。たとえば，医師が患者の秘密（プライバシー）を業務と無関係に知った場合，これを公表しても刑法134条の守秘義務違反にはならないが，プライバシー侵害の不法行為の成立は免れないことになるということである。

また，たとえば，刑法230条第1項〈名誉毀損〉にならない場合でも，プライバシー侵害の不法行為が成立することがある。すなわち，刑法134条や230条第1項が成立する場合はプライバシー侵害の不法行為も成立するが，プライバシー侵害の不法行為が成立するときは必ず刑法134条や230条第1項が成立するとはいえないという関係になる。したがって，医師は刑法134条の守秘義務違反にならないからまったく法的責任を免れるということにはならず，民法709条の不法行為による損害賠償責任を負うことはあるわけである。要するに，医師は患者の秘密，プライバシーについては，これを他言しないように用心すべきなのである。

❻ 守秘義務

Q103 弁護士による病歴照会

妻Aがアルコール依存症の患者Bとの離婚を希望し，相談を受けた弁護士が当院に対して，患者Bの過去の病歴を文書で回答してほしい旨，電話で依頼してきました。過去3年間1度も当院を受診していないこともあり，断ったところ，「弁護士には職務権限があり患者の許可なしに調査する権利を有しているので，回答してもらわなければ困る」と言われました。このような場合，医師の守秘義務と弁護士の職務権限はどちらが優先するのでしょうか。

A

内容を明確にしつつ回答すると，その弁護士は離婚問題の依頼者A，すなわち患者Bの妻のためにBの身辺を調査すべく，医師にBの過去の病歴を文書で回答してほしいと申し入れたものであるが，その弁護士にとっては，受任した以上その調査は職務行為であり，そのことについて，もとよりBの許可を必要とするものではない。しかし，その職務と，申し入れを受けた医師がこれに対しどのように対応すべきかはまったく別の問題であり，医師のまったく任意であり，換言すれば，この申し入れは強制力を伴うものでは決してない。

医師の守秘義務の主たるものは刑法134条第1項「医師…が，正当な理由がないのに，その業務上取り扱ったことについて知り得た人の秘密を漏らしたときは，6月以下の懲役又は10万円以下の罰金に処する」であるが，Bの同意なくBの病歴をB以外の者（もちろんAおよびその弁護士を含む）に知らせれば，本罪が成立する。したがって，本件医師は，Bの同意なく回答してはならないのである。

上記は守秘義務違反の問題であるが，違反は患者のプライバシー侵害にもなり，この場合は民法709条の〈不法行為〉が成立し，損害賠償責任も免れないことになるおそれもある。

通例，弁護士による病歴照会は，所属弁護士会に申し出て，弁護士会が報告を求める（弁護士法23条の2）手続きによるのであるが，この場合の医師の対応も上述したところで処理されればよいのである。

なお，弁護士会の報告の請求先は，「公務所又は公私の団体」であるから，実務上の取扱いでは，照会先の「私」の団体の範囲については広義に解釈して，「一定の人的，物的設備などが備わっていれば，これらを含む」と考えられ，取扱いとしても，これらに対し照会手続きをとっている。実例としては，個人に対してなした場合もあり，照会に応じるようであれば対象を広く解しているのが実情である。

弁護士法23条の2〈報告の請求〉「① 弁護士は，受任している事件について，所属弁護士会に対し，公務所又は公私の団体に照会して必要な事項の報告を求めることを申し出ることができる。申出があつた場合において，当該弁護士会は，その申出が適当でないと認めるときは，これを拒絶することができる　② 弁護士会は，前項の規定による申出に基き，公務所又は公私の団体に照会して必要な事項の報告を求めることができる」

▶ プライバシー侵害 〈p221〉Column 34 守秘義務違反とプライバシーの侵害，〈p228〉Q106 死者のプライバシー

Column 35

病院待合室等への防犯カメラの設置

一般的にいえば，施設における防犯管理の問題であり，したがって，不法侵入者に対する防犯カメラ設置は患者，家族，職員の人格権，プライバシーの侵害にならない限り，実情に応じて広く認められてしかるべきであると考えられる。

ただし，実際的には，カメラ設置費用より常時監視のためのかなりの人件費を要するのではないかと懸念されるので，いずれにしても実情に応じた対策が望まれることになろう。

❻ 守秘義務

Q104 損保会社からの電話照会

治療が終了し，患者自身が「入・通院状況申告書」を損保会社に提出した後，損保会社からも同じように患者の病名および通院日数を教えてほしいと電話で問い合わせがくることがあります（患者の申告に偽りがないか確認のためであると思われます）。「申告書」の作成に関与していないにもかかわらず，医師が業務時間をさいてまで会社のために電話に応じる義務はあるのでしょうか。
また，電話では，当然患者の承諾のあるなしは確認できませんが，確認しなくてもよいのでしょうか。

A 本件の事実関係においては，もとより「業務時間をさいてまで会社のために電話に応じる義務」はない。また，任意，好意でこれに応じる場合でも，医師の守秘義務上，患者の同意を確認した上でなすべきである。確認方法としては，医師側において会社のためにどこまで親切にするかの程度によるものの，親切にも限度があるから，患者の同意書を損保会社に提出するよう求めたらよいと思う。

損保会社の問い合わせには，電話によると書面によるとを問わず，医師側はこれに応ずる義務はなく，まして，患者の同意がなければ，これに応じてはいけないのである。

そもそも，損保会社が少額保険金請求の場合，申告者を信用して申告内容の証明文書である医師の作成する診断書の提出を省略しておきながら，無料で，安易に，診断書の内容を医師に問い合わせようとすることが身勝手なことなのである。
いずれにしても，実際的には，「患者の診療内容については，患者本人でないとお答えできません」でよいし，患者への親切心が考慮される場合には，「患者本人の同意書を提出してください」と断ればよい。その後，患者本人からの

請求があれば文書料が請求できよう。確実を期するためにも医師は書面によって証明すべきである。

▶ 入・通院状況申告書 ☞〈p202〉**Q96** 保険金請求のための書類に対する文書料の請求

▶ 同意書 ☞〈p220〉**Q102** 診断書交付と秘密漏示

Column 36

他院宛患者紹介状の開披

患者を他院に紹介する場合がある。紹介状は，名刺に患者の状況を記載する簡単なものから，書面にしたり，ときに封緘することもある。この場合，保険診療においては，診療情報提供料が請求できる。

ところで，患者が紹介先のA病院に行かずにB病院を受診した場合（患者の自己決定権），B病院において，診療を行うことはもとより問題はないが，患者がA病院宛紹介状（診療情報提供文書）を提出したときに，これを見ることに法律上問題はないかというと，紹介状が封緘されていた場合には，刑法133条〈信書開披罪〉が一応問題になるおそれがあろう。同条は，「正当な理由がないのに，封をしてある信書を開けた者は，1年以下の懲役又は20万円以下の罰金に処する」と定めており，信書とは，「特定人に対し自己の意思の伝達を媒介すべき文書」（旧郵便法2条の「信書」についての判例が，本条の「信書」に当てはめられている）と解されている。また，「意思」といっても，事実の報告，感情の表現，意見の開陳などを含めて広く意識内容一般を意味するものと解されている。「封緘」とは，第三者の披見を禁止する意思が認められるもので，破壊しなければ容易に内容を知り得ないものであり，封緘の方法は問わない。開披権限を持つ者は紹介者（発信人）および紹介先（受信人）であり，患者にはない。したがって，B病院で開披について患者の同意を得たとしても無効であり意味がない。開披を必要とするならば，紹介状作成者に連絡すべきであろう。

なお，患者が病状急変し，A病院では間に合わずB病院に受診したような場合には，診療上必要とするならば，B病院において開披するも刑法37条〈緊急避難〉により違法性が阻却される。

❻ 守秘義務

Q105 守秘義務と警察への通報

? 刑法134条第1項において，医師は「正当な理由がないのに」患者の「秘密」を漏示することが禁じられていますが，「正当な理由がある」場合とはどのような場合でしょうか。また，「秘密」とは，患者に関する情報すべてのことでしょうか。たとえば，通院中の患者の病名について警察から電話で問い合わせがあった場合，答えても差し支えないでしょうか。また，診察時，覚醒剤使用が疑われた患者を警察に通報することは本法に抵触するでしょうか。

A 「正当な理由がある」場合とは，主に(1) 本人の承諾がある場合，(2) 法令上の届出義務がある場合（たとえば感染症の届出義務，麻薬中毒者の届出義務など），(3) 証言拒絶権（刑事訴訟法149条，民事訴訟法197条）に該当する場合以外の法廷証言，(4) 看護上必要あるときの親権者への告知などであって，「秘密」とは，一般に知られていない事実であってこれを他人に知られないことが本人にとって相当の利益があると客観的に認められるものをいう，とされている。「患者に関する情報すべてのこと」ではない。また，刑法134条の秘密は職務上知り得た範囲に限られていることに留意しなければならない。

「漏らす」とは，秘密をまだ知らない他人（第三者）に告知することであるが，本件の警察が他人（第三者）に当たることはいうまでもない。本件では具体的に病名が何であるか明らかでないが，通例，患者にとって病名が秘密であると解されよう。

一般に，患者の承諾なく患者の病名を他人に告知することは医師の守秘義務違反であるが，警察からの照会（依頼）により警察へ告知することは，ケース・バイ・ケースの具体的事情によっては犯罪捜査権行使（公益）の協力として「正当

な理由がある」とされる場合があろう。具体的には公益と患者の守秘利益との衡量によって決められよう。ケースごとに警察の照会の趣意，必要性などを確認し，患者の事情を考慮して良識ある医師の判断によることになろう。

また，覚醒剤使用の疑いがある者の警察への積極的通報の件であるが，医師の守秘義務の重要性（医療の大前提）に鑑み，守秘義務違反になると筆者は解する。なお，最近，医師が必要な治療や検査で違法な薬物（覚醒剤）を検出した場合，警察への通報は守秘義務違反にならないとの最高裁決定が出たが，届出義務を認めたわけではないと筆者は解する。

刑事訴訟法149条〈業務上の秘密と証言拒絶権〉「医師，歯科医師，助産師，看護師，弁護士（外国法事務弁護士を含む），弁理士，公証人，宗教の職に在る者又はこれらの職に在つた者は，業務上委託を受けたため知り得た事実で他人の秘密に関するものについては，証言を拒むことができる。但し，本人が承諾した場合，証言の拒絶が被告人のためのみにする権利の濫用と認められる場合（被告人が本人である場合を除く）その他裁判所の規則で定める事由がある場合は，この限りでない」

▶ 証言拒絶権 ☞ 〈p264〉Q122 保健師の証言拒絶権
▶ 患者に関する情報 ☞ 〈p212〉Q100 医療機関と個人情報保護法
▶ 犯罪捜査権行使 ☞ 〈p8〉Q3 強制採尿令状と医師の応諾義務

Column 37
市役所からの診療内容照会への対応

第三者（たとえば市役所）への患者の診療情報開示にあっては，常にまず患者の秘密保持（医師の守秘義務）を考慮しなければならない。法的根拠，その他正当な事由がない限り，疑わしい場合には，必ず患者の同意を得ることが必要である。まず照会の目的を確認することである。それにより，医師の守秘義務に反しない限り，または反しない範囲で，法的回答義務はないが，行政に協力することが望ましい。

❻ 守秘義務

Q106 死者のプライバシー

? 産業医が，職場の研修会で，以前死亡した従業員の症例を取り上げる場合，死者のプライバシーを考慮する必要はあるでしょうか。

A 人のプライバシーは法益として保護され，ましてや医師には患者の秘密を他に漏らしてはならないという守秘義務があるが，刑法134条〈秘密漏示〉にいう「人の秘密」とは生存している人を意味し，死者を含まない。したがって，「以前死亡した従業員の症例」を公表しても本罪には該当しない。

次に，刑法230条第1項〈名誉毀損〉「公然と事実を摘示し，人の名誉を毀損した者は，その事実の有無にかかわらず，3年以下の懲役若しくは禁錮又は50万円以下の罰金に処する」と定めるが，同条第2項〈死者名誉毀損〉では「死者の名誉を毀損した者は，虚偽の事実を摘示することによってした場合でなければ，罰しない」と定める。したがって，死者についてはその症例内容が虚構でない限り本罪を構成しない。

上記は刑事責任の問題であるが，民事責任の問題としても，他人に知られたくない私生活上の事実，情報は，個人のプライバシー権として広く保護され，これを侵害すると民法709条〈不法行為〉「故意又は過失によって他人の権利又は法律上保護される利益を侵害した者は，これによって生じた損害を賠償する責任を負う」が成立する。この場合も，もとより生存している人に関することであり，その「他人の権利」であるから，死者に対する不法行為は成立しない。

本件の場合は，職場において正当な目的のために行われるものであるから，死者に関する限りは問題はないと思われる。しかし，死者の親族についてのプライバシーの問題がまったくないとはいえない。たとえば，父親たる従業員のエ

イズ症例報告である場合，子のプライバシー侵害が問題になるおそれがないとはいえないのではなかろうか。

ケース・バイ・ケースでの症例報告内容により異なると思われるが，同じ職場での事例研究であって親族も知れていることなどを考慮して，実名，写真その他本人と推認し得るような事柄などにつきその親族へも気配りすることが望ましいことと思う。これを要するに，特定の個人が識別されないようにしなければならないのである。

Point
秘密漏示罪の「漏らす」とは，秘密をまだ知らない他人に告知することであり，他人は1人であってもよい。カルテを他人の閲覧にまかせる場合も不作為による漏示であると解されている。また，たとえば，エイズ患者にとって，エイズ患者であることは秘密であるが，死亡した場合，その親族にとって死者がエイズ患者であったことは秘密である。そこで，死者がエイズ患者であったという事実の公表は，死者については，刑法134条にふれないが，その親族のプライバシー侵害として不法行為が成立することがあろう。

なお，現代的問題として，情報公開制度と個人情報保護制度の整合性の面から，私事をみだりに知られないといういわば伝統的なプライバシー権が，自己情報コントロールの権利として意義づけられている。

判例
プライバシーの定義：『エイズ・プライバシー事件』（大阪地方裁判所平成元年12月27日判決・判例時報1341号53頁）「他人に知られたくない私的な事柄をみだりに公表されない利益が，プライバシーの権利として一定の法的保護を与えられることは，多言を要しないが，このように法的保護を与えられる私生活上の事柄とは，一般人に未だ知られておらず，公表されれば私生活上の事実又はそれらしく受け取られるおそれのある事柄で，一般人の感受性を基準にして，当該私人なら公開を欲しないであろうと認められるものであることが必要であると解される」（抜粋）

Reference
▶ プライバシー 〈p221〉 Column 34 守秘義務違反とプライバシーの侵害

❻ 守秘義務

Q107 健康診断と守秘義務

？ 健康診断の定義および各種の健康診断に従事する医師が遵守すべき守秘義務の範囲について。

A 　健康診断（以下，診査も含めて広義に健診という）または健康診断書についての医師法上の定義はない。
　一般には，診断書は通常の診断書と死亡診断書等に分けて考えられているが，健康診断書は前者に入り，人の健康状態に関する医師の医学的判断を表示，証明する文書であると解される。診断は，問診，診察，検査等により人の健康状態を調べ，医学に照らして問題（病気）を明らかにする医師の判断であり，様々な概念が短い簡潔な用語で表現されるものであるが，受診者にとっては，診断結果を含めてその内容は，通例，他人に知られたくない秘密であるから，法律はこれを保護し，健診に従事する医師，ときにはその他医療従事者，事務担当者にも守秘義務を課するのである。
　健診には，（1）個人健診；まったく個人的に，たとえば入試，入社，損害保険提出のため，または人間ドック等に受診する場合，（2）学校保健法によるもの，（3）住民健診；高齢者の医療の確保に関する法律，母子保健法，感染症の予防及び感染症の患者に対する医療に関する法律等によるもの，（4）職域健診；労働安全衛生法によるもの，などがあり，それぞれの場合に，問題となる守秘義務の範囲は表の通りである。
　なお，診察した医師は，診断書の交付を求められた場合は正当な事由がなければこれを拒んではならない（医師法19条第2項）。医業は医師の独占業務であり，きわめて公共性の高いものであるから，医師の応招義務（同法19条第1項）とともに，診断書交付義務が課せられているのである。もっとも，これら応招義務違反，診断書交付義務違反についての罰則はない。

● 各種健診と守秘義務の関係

個人健診	健診医は，受診者の同意がない限り，受診者以外の者，すなわち他人に健診内容を知らせてはならない。電話照会はもとより，診断書，健診票などを交付してはならず，違反すると刑法134条〈秘密漏示罪〉にふれるおそれがある。健診の依頼自体は，たとえば，会社なり，学校であっても，本人が告知に同意していない限り違法になる
学校健診	学校医など健診に従事した医師について，刑法134条が問題になることはいうまでもない
住民健診	健診に従事した医師について，刑法134条が問題になることはいうまでもない。ただし，法の定める通報または報告はこの限りでない
職域健診	労働安全衛生法に基づく健診に従事した医師について，刑法134条の適用があることはいうまでもないが，この場合は同法に定める健診事項の結果について事業者その他労働者の労務管理関係者に通報ないし報告することは法の定める義務であるから，守秘義務違反にならない

▶ 健康診断書 ☞〈p192〉**Q91** 院長名義の診断書作成
▶ 死亡診断書 ☞〈p196〉**Q93** 死亡診断書と死体検案書
▶ 応招義務違反 ☞〈p14〉**Q6** 時間外診療拒否の法的責任
▶ 診断書交付義務違反 ☞〈p192〉**Q91** 院長名義の診断書作成

Column 38

患者が他の患者の秘密を漏らした場合の法的問題

一般通常人には，医師や看護師に対するような厳しい守秘義務はなく，一般社会人としての責任である。すなわち，刑事上は，名誉毀損罪（刑法230条），侮辱罪（刑法231条）があるが，いずれも親告罪であるから，被害者である患者の告訴がなければ処罰はない。民事上は民法709条不法行為による損害賠償責任が加害者にはあるが，請求権を行使するかどうかは，もとより被害者の問題であり，病院側はその秘密を病院側が漏らしたのでない限り，問題にはされない。

❻ 守秘義務

Q108 コンピューターに入力された個人の医療情報の保護

地方自治体が，乳幼児健診の結果その他（生育歴，既往歴，家庭環境など）をコンピューターに入力し，事務処理を行う場合，
1. 本人（保護者）の承諾を得ずデータを入力し，長く保存しても問題ないでしょうか。
2. データを健康診断以外の目的に利用することの可否。
3. 本人（保護者）は自分に関するデータの閲覧が可能でしょうか。
4. データの保存期間と廃棄に関する規定はあるのでしょうか。

A

乳幼児健診は，母子保健法12，13条によるものである。その結果をコンピューター（刑法その他の法律用語としては電子計算機）に入力した場合，それらデータは当然，本人のプライバシーであり，個人情報に当たる。これらコンピューター入力の個人情報の保護については，「行政機関の保有する電算機処理に係る情報の保護に関する法律」（昭和63・12・16法律95）があり，同法26条は，「地方公共団体は，個人情報のコンピューター処理等を行う場合又はその設立に係る地方独立行政法人が個人情報の電子計算機処理等を行う場合には，この法律の規定に基づく国の施策に留意しつつ，個人情報の適切な取扱いを確保するため必要な施策を策定し，及びこれを実施するよう努めなければならない」と定め，多くの自治体が個人情報保護条例を定めている。本件のようなコンピューター入力の事務処理が，直ちにプライバシー侵害とはいえないが，コンピューターの個人情報漏れのおそれ（不当なアクセス，改竄，管理運営，取扱者の問題等）がないとはいえない。そこで，上記保護法があり，保護条例が定められているのである。同法5条も「当該行政機関の長…は，個人情報の漏えい，滅失，き損の防止その他の個人情報の適切な管理のために必要な措置…を講ずるよう努めなければならない」としている。なお，本法は平成15年5月30日法律第58号で全改（法律名も「行

政機関の保有する個人情報の保護に関する法律」となる）された（平成17年4月1日施行）。改正法は改正前趣旨を含み，なお格段にきびしく整備している。

1．母子保健事業のために係る事務処理がなされるのであり，その目的に沿う限り法律上問題はない。

2．同法8条は，「利用目的以外の目的のために保有個人情報を自ら利用し，又は提供してはならない」とし，条例の多くも，収集目的の範囲内で利用，提供することを基本とし，目的外の利用，提供はごく限定的に定めているのであり，この範囲内において許される。

3．法も各条例も，限定的な例外を除いて，自己情報の開示請求権を認めている。本人が本人の健診の結果データなど自己情報の開示を求め得ることは，除外例に当たらない限り当然な権利である。

4．乳幼児健診票など健診の記録については，母子保健法，同施行規則，その他諸通知に保存期間の定めは見当たらなかったが，学校保健法の健康診断票，労働安全衛生法の労働者健康診断個人票の保存期間が5年と定められていることなどをあわせ考慮すれば，母子保健法の健診の記録の保存期間は診療録同様5年とするのが相当であろう。

なお，コンピューターに入力されたものについては，東京都個人情報の保護に関する条例7条の第3項「実施機関は，保有の必要がなくなった保有個人情報については，速やかに消去し，又はこれを記録した公文書を廃棄しなければならない。ただし，歴史的資料として保有されるものについては，この限りでない」のようにすることが相当であろう。

判例　医療情報開示に関しては，そのものではないが，知事の交際費の情報開示，学校における成績の評価または入学者の選抜に関する情報開示等が問題になっている。前者について，大阪地裁平成元年判決は憲法21条に基づく知る権利とし，文書非公開決定を取り消し，大阪高裁平成2年5月17日判決はこれを支持した。宇都宮地裁平成元年判決は憲法21条によって保障された権利ではなく条例によって創設された権利であるとし，非公開処分を適法とし，東京高裁平成3年1月21日判決はこれを基本的に支持したが，相手方が特定されないものに限って開示を認めた。なお，最高裁平成6年1月27日判決がある。

❻ 守秘義務

Q109 刑法134条以外の守秘義務

? 医療従事者として，刑法134条の守秘義務以外にも遵守すべき守秘義務の規定はあるのでしょうか。

A 医療従事者には，刑法134条〈秘密漏示罪〉以外にも，特別法上種々の守秘義務が課せられている。

その主なものは以下の通りであるが，一般に，刑法134条よりも刑罰が重く（刑法134条は6月以下の懲役または10万円以下の罰金），かつ，非親告罪になっている（刑法134条は親告罪）。ただし，保健師，看護師，准看護師については，平成13年7月16日施行の保健師助産師看護師法（平成13年法87号）の改正により，同法42条の2〈秘密保持義務〉が新設され，刑法134条と同様の守秘義務が課せられた。

1．精神保健及び精神障害者福祉に関する法律

精神科病院の管理者，指定医，地方精神保健福祉審議会の委員，精神医療審査会の委員，第22条の4第4項，第33条第4項もしくは第33条の4第2項の規定により診察を行った特定医師もしくは第47条第1項の規定により都道府県知事等が指定した医師またはこれらの職にあった者が，この法律の規定に基づく職務の執行に関して知り得た人の秘密を正当な理由がなく漏らしたときは，1年以下の懲役または100万円以下の罰金に処せられる（同法53条）。

2．母体保護法

不妊手術または人工妊娠中絶の施行の事務に従事した者が，職務上知り得た人の秘密を，故なく漏らしたときは，6月以下の懲役または30万円以下の罰金に処せられる（同法27条，33条）。

3. 国民健康保険法

国民健康保険診療報酬審査委員会（同法87～90条）もしくは審査会の委員もしくは連合会の役員もしくは職員またはこれらの職にあつた者が，正当な理由なしに，職務上知得した秘密を漏らしたときは，1年以下の懲役または100万円以下の罰金に処せられる（同法121条）。

4. 社会保険診療報酬支払基金法

社会保険診療報酬支払基金における審査委員，役員，幹事もしくは職員またはこれらの職にあった者が，職務上知得した秘密を漏らしたときは，1年以下の懲役または100万円以下の罰金に処せられる（同法33条）。

5. 感染症の予防及び感染症の患者に対する医療に関する法律

医師が，感染症の患者（疑似症患者及び無症状病原体保有者並びに新感染症の所見がある者を含む）であるかどうかに関する健康診断または当該感染症の治療に際して知り得た人の秘密を正当な理由がなく漏らしたときは，1年以下の懲役または100万円以下の罰金に処する（同法73条1項）。

親告罪とは，公訴の提起に被害者その他法律の定めた者の告訴，告発または請求のあることを必要条件とする犯罪をいう。侮辱罪，器物損壊罪，各種税法違反の罪等がこれに当たる。非親告罪は被害者の意思にかかわらず，法秩序の立場から処罰を求めるということになる。

保健師助産師看護師法42条の2〈秘密保持義務〉「保健師，看護師又は准看護師は，正当な理由がなく，その業務上知り得た人の秘密を漏らしてはならない。保健師，看護師又は准看護師でなくなつた後においても，同様とする」

❻ 守秘義務

Q110 インターネット上の症例開示と守秘義務

ホームページでの症例検討会開設を準備していますが，症例の年齢，性別，治療経過，X線写真等を提示する場合に，その患者の同意は必要でしょうか（ホームページ上には，患者の氏名，住所，顔写真は開示しない）。また，学術集会のように会員制にして閲覧を制限すべきでしょうか。

A

ご質問のインターネット上の症例検討会症例開示は，通例では，症例患者の秘密を第三者に漏らすことになり，刑法134条〈医師の守秘義務〉違反に問われるおそれがあり，ときに刑法230条〈名誉毀損〉に当たるおそれが生ずる。

また，その内容は患者のプライバシーに当たるから，その公示は民法709条〈不法行為〉による損害賠償請求に当たるおそれもある。

したがって，症例発表に当たっては，原則として，患者の同意を得ることが必要である。しかし，ご質問では氏名，住所，顔写真は開示しないということであり，症例内容で特定の患者を推認できない場合には，学術研究目的等公益のためになされる限り，違法とはいえないと解される。

なお，会員制にしても，患者が推認される場合は，患者の同意がない以上，原則として，医師の守秘義務違反のおそれがあることに変わりはない。

参照条文

刑法230条〈名誉毀損〉「① 公然と事実を摘示し，人の名誉を毀損した者は，その事実の有無にかかわらず，3年以下の懲役若しくは禁錮又は50万円以下の罰金に処する。② 死者の名誉を毀損した者は，虚偽の事実を摘示することによってした場合でなければ，罰しない」

民法709条〈不法行為〉「故意又は過失によって他人の権利又は法律上

保護される利益を侵害した者は，これによって生じた損害を賠償する責任を負う」

> **Column 39**
>
> ### インターネットによる無料医療相談・医業情報
>
> 1) インターネットによる医療健康相談が具体的内容において医行為になるようであれば，無資格者の場合には，医師法17条違反となる可能性があり，「無免許医業」として処罰されるおそれが生ずる。実務的にはケース・バイ・ケースで検討されなければならないことになろう。医行為になる場合とは，たとえば，個別的質問者について病名を診断したり，投薬（処方せん発行を含む）を指示するような場合である。
>
> 仮に，医業に当たるとなると，医師の場合には，医師法20条の〈無診察治療等の禁止〉（罰則がある）にふれるおそれも出てくるであろう。
>
> 2) 医療情報については，現在では，患者側は，インターネットという強力な情報交換ツールを手にして，保健サービスの消費者として，医療機関，治療法，医薬品等の選択をできるまでにその知識を拡大している。
>
> 医業広告については，医療法で「医業，歯科医業又は助産師の業務等の広告」として，かなり厳しく規制されてきたところであったが，平成12年法律141号改正医療法は規制を大幅に緩和した。平成14年4月1日施行の省令等改正では，専門医の資格，治療方法，手術件数等までに拡大した。その後，平成19年3月30日医政発第0330014号厚生労働省医政局長通知で，「医業若しくは歯科医業又は病院若しくは診療所に関して広告し得る事項等及び広告適正化のための指導等に関する指針（医療広告ガイドライン）について」が発せられ，「第一　広告規制の趣旨，第二　広告規制の対象範囲，第三　広告可能な事項について，第四　禁止される広告について，第五　相談・指導等の方法について，第六　助産師の業務又は助産所に関する広告について」きめ細かく規定されることとなった。
>
> なお，インターネット上のホームページについては，上記ガイドラインにより，「インターネット上の病院等のホームページは，当該病院等の情報を得ようとの目的を有する者が，URLを入力したり，検索サイトで検索した上で，閲覧するものであり，従来より情報提供や広報として扱ってきており，引き続き，原則として広告とは見なさないこととする」とされた（誘引性，特定性，認知性がある場合には，一定の場合広告として扱われる）。

7 医療従事者

　現代医療は，組織医療である。医学の進歩とともに医療は分業になり，各分野の仕事が専門化し，細分化しており，その結果，患者にとっての危険をも内包することになった。危険は協同者の1人からも生じ得るし，不十分な連絡・協同体制からも，また安全性や管理を適切ならしめていない組織からも生じ得る。したがって，医療を効果的にするためには，医療従事者の各人の能力を高めるのみならず，医療従事者間の協同関係を適切にする組織自体の安全体制，管理体制の確立が必要となっているのである。

　医療法1条の2も「① 医療は，生命の尊重と個人の尊厳の保持を旨とし，医師，歯科医師，薬剤師，看護師その他の医療の担い手と医療を受ける者との信頼関係に基づき，及び医療を受ける者の心身の状況に応じて行われるとともに，その内容は，単に治療のみならず，疾病の予防のための措置及びリハビリテーションを含む良質かつ適切なものでなければならない。② 医療は，国民自らの健康の保持増進のための努力を基礎として，…医療提供施設の機能に応じ効率的に…提供されなければならない」と定めるに至った。

　なお，看護師の業務は，保健師助産師看護師法によれば，傷病者，じょく婦に対する診療の補助業務と療養上の世話業務とされ，いずれも看護師（准看護師）でなければ行うことはできない（業務独占）とされているが，これに関して，「千葉大学病院採血空気注入死亡事件」というのがある。これは，内科医が電気吸引器を用いて採血するに際し，看護師が誤って噴射用のパイプを接続したのを看過して，採血針を静脈に刺入したため，多量の空気が注入され，この結果，供血者が空気塞栓症による脳軟化症の傷害を受けて死亡するに至ったものであり，医師および看護師が刑法211条〈業務上過失致死傷〉で起訴され，一審ではいずれも罰金5万円，二審ではいずれも禁錮10月（執行猶予2年）の有罪になった。東京高等裁判所昭和48年5月30日判決は，「看護婦は，医師の指示により医療に関与する場合にも医師の補助者であり，医療行為は常に医師の責任において行われるのであるから，医師は，たとえ看護婦にきわめて単純な行為を行わせる場合でも，それが人に危険を及ぼすおそれのある以上，漫然と看護婦を信頼してこれに委ねないで，看護婦に過誤を犯させないよう充分に注意，監督をして事故の発生を未然に防止するのが当然であり，これを怠ったために発生した事故についての医師の責任は決して軽いものではない」と判示している。医師の責任の重大さが知らされた事件である。

　この章では，こうした医師とその他の医療従事者との法的関係や，業務の範囲についてまとめている。

❼ 医療従事者

Q111 看護という言葉の法律上の定義はあるのか

一般的には，看護師等が行う医療上の種々の行為が「看護」であると考えられますが，法的には，どのような行為を「看護」と定義しているのでしょうか。

保健師助産師看護師法5条は，「この法律において「看護師」とは，厚生労働大臣の免許を受けて，傷病者若しくはじょく婦に対する療養上の世話又は診療の補助を行うことを業とする者をいう」とし，同法第6条は，「この法律において「准看護師」とは，都道府県知事の免許を受けて，医師，歯科医師又は看護師の指示を受けて，前条に規定することを行うことを業とする者をいう」と定めているから，看護師（准看護師）の業務とは，法的には，「傷病者若しくはじょく婦に対する療養上の世話又は診療の補助をなすこと」になる。

看護婦規則が初めて制定されたのは，大正4年6月30日内務省令9号によってであるが，1条は「本令ニ於テ看護婦ト称スルハ公衆ノ需ニ応ジ傷病者又ハ褥婦看護ノ業務ヲ為ス女子ヲ謂フ」とあり，「療養上の世話又は診療の補助」と区分されず「看護」で統一されている。

法的にみれば，これらによると「看護」とは「療養上の世話」および，または「診療の補助」ということになるとみられ，看護とは療養上の世話に診療の補助を含めて理解してもよく，また，それぞれ別々の場合を指すことにしてもよいようである。

臨床上では，看護をこのように明確には二分できず，療養上の世話に診療の補助としての診療行為が加味されていたり，診療の補助に療養上の世話行為が加味されていたりして，渾然と一体的になっていることも多いとみたほうがより実際的であるように思われる。

次に、業務の対象者をみると、保健師助産師看護師法は「傷病者若しくはじょく婦」とし、前述の看護婦規則においても「傷病者又ハ褥婦」としている。療養上の世話または診療を必要とする対象者が代表例であるが、これに限るものではない。たとえば、寝たきり老人、これに準ずる者、妊婦、新生児など、また健康者についても対象になる(予防接種法の場合など)。

旧老人保健法17条は、「医療は、疾病又は負傷に関して行われる次に掲げる給付とする。(1) 診察　(2) 薬剤又は治療材料の支給　(3) 処置、手術その他の治療　(4) 家庭における療養上の管理及びその療養に伴う世話その他の看護　(5) 病院又は診療所への入院及びその療養に伴う世話その他の看護　(6) その他政令で定める給付」とし、給付される「医療」の中に「看護」を含めていたが、旧老人保健法を継承した「高齢者の医療の確保に関する法律」の64条では、「医療は」という表現ではなく「次に掲げる療養の給付を行う」と表現している。また、昭和17年国民医療法23、24条のように、「医療、保健指導、助産及看護」というように、「看護」と「医療」を区別している法律もあった。

Column 40

看護師・准看護師の職名表示

「病棟や外来で准看護師Ａが『看護師Ａです』と名乗っても資格・職名の詐称にならないか」という質問を受けたことがある。ケース・バイ・ケースの具体的事情により答えは異なり得るが、こうした単純な事情の下では法的責任問題は生じない場合が多いであろう。

ただし、平成18年の保健師助産師看護師法の改正により、看護師等には名称独占権があることになった。この点、注意が必要である。

❼ 医療従事者

Q112 看護部長・総看護師長の職制

> 1. 看護部長と総看護師長（総婦長）のそれぞれの職制の違いを。
> 2. 20床規模の病院でも総婦長は必要なのでしょうか。また，総婦長が単一病棟の看護師長を兼任することはできるでしょうか。
> 3. 病院の総婦長が看護師の員数に換算されない理由とその法的根拠について。

A 病院の法定人員の基準については，医療法21条により，「看護師その他の従業者」「看護師及び看護の補助…者」とあり，総看護師長，看護部長についての規定はない。医師法，保健師助産師看護師法においてもそうであり，社会保険診療報酬上においてもそうである。

1. 総看護師長，看護部長とは，病院における職制を設けた場合の役職名である。病院における看護業務の正しい命令系統を定めることは看護業務の遂行上重要なことで，それが確立されないと責任の所在も明らかでなく，連絡等にも不便をきたし，看護業務の完全を期することはできない。

これらの職制は，医療法上定められたものではなく，民間病院ではその組織，規模その他実情に応じて定められる任意なもので，必要ならば設け，必要なければ設けない。小病院では師長のみのことも多い。

総看護師長と看護部長は，通例では名称の違いで，職務（職責）は同じである。ちなみに，「看護部長（総看護師長）は，施設長の命を受け，管理者として施設の運営に参画し，看護業務を総括，看護職員の掌握，指導監督を行う。なお，看護業務遂行にあたり，必要な権限の内規について病院長の承認を受けて実施する」（日本看護協会看護婦部会編『看護婦業務指針』155頁，日本看護協会出版

会，1973)とされている。

厚生労働省組織規則（平成13・1・6）493条（総看護師長）「看護課の長を総看護師長とする」の規定がある。これは国立ハンセン病療養所の看護課に係るものである。他の国立病院関係においてもほぼ同様のようである。

また，東京都病院経営本部処務規程15条は「院に事務局，看護部…を置く」とし，3項で「看護部に看護科を置く」とし，18条3項は「事務局長は，参事のうちから，知事が命ずる」と定めている。

2. 実情に応じて可。兼任は専任より業務の運営に劣らざるを得ないので，この点留意して看護業務に万全を期すべきである。

なお，医療法上は，民間病院において院長，副院長の職制までは定めておらず，「管理者」としての規定があるのみである。副院長を置くかどうか，置けば1人か数人か，誰をもってこれに当てるかは，その病院の組織の問題である。組織は，その病院の開設者が理事会の議決を得て定めるものであり，副院長の資格に，特に医師でなければならないとの制限を置かない限り，看護師をもって副院長に当てることも差し支えない。わが国では，現在では，相当数看護部長から副院長に任用した例が出てきている。理由は，(1) 看護部門の役割増大に伴うチーム医療の確立，(2) 看護部門の教育システムの充実，(3) 看護師の職場環境と組織整備などがあげられている。看護（介護）力強化の必要からの時代的要請でもあろう。

3. 「基本診療料の施設基準等及びその届出に関する手続きの取扱いについて」（平成28・3・4保医発0304第1）によると，「看護要員の数は，病棟において実際に入院患者の看護に当たっている看護要員の数であり，その算定に当たっては，看護部長等（専ら，病院全体の看護管理に従事する者をいう），当該保険医療機関附属の看護婦養成所等の専任教員，外来勤務，手術室勤務又は中央材料室勤務等の看護要員の数は算入しない」とされている。

❼ 医療従事者

Q113 非医師による血圧測定

看護師，保健師，ホームヘルパー，介護福祉士，社会福祉士などが血圧を測定し，数値を本人および家族に告げ指導する場合，医師法その他の法律にふれるでしょうか。

A 医師法17条は「医師でなければ，医業をなしてはならない」と定め，罰則もある（同法31条）。医業とは「医行為を業とすること」であり，「医行為」とは「当該行為を行うに当たり，医師の医学的判断および技術をもってするのでなければ人体に危害を及ぼし，または危害を及ぼすおそれのある行為」であり，「業とすること」とは「反覆継続する意思をもって行うこと」であると解されている。

看護師（ここでは准看護師も含めていう）は，保健師助産師看護師法により，傷病者，じょく婦に対する療養上の世話または診療の補助をなすことを業とする者であり，保健師は，看護師の業務を行うことができるが，主として保健指導に従事する者である。ホームヘルパー，介護福祉士，社会福祉士（以下，その他の者という）は看護師資格を持たない者であり，ホームヘルパー，介護福祉士は，身体上または精神上の障害があるために，日常生活を営むのに支障がある者につき，入浴，排泄，食事等の介護を行い，介護福祉士は，さらに「その者及びその介護者に対して介護に関する指導を行う」ことを業とする者である。また，社会福祉士は，日常生活支障者の福祉に関する相談，助言，指導その他援助を行うことを業とする者である。

さて，医行為は医師の独占業務であるが，看護師には「診療の補助」業務としてある範囲の医行為を行うことが許されている。この範囲の医行為を相対的医行為といい，医師自らなさなければならない医行為はこれを絶対的医行為という。そうすると，本件の血圧測定行為が，いずれの医行為に当たると考えるか

によって結論が違ってくることになる。絶対的医行為に当たると解すると，医師以外の者には許されないし，相対的医行為に当たると解すると，看護師は医師の指示により行うことはできるがその他の者には許されないことになる。

一般的にいえば，看護師は看護師として医学知識および技術があり，診療の補助業務を行う者であり，血圧測定を含むバイタルサイン検査は業務行為であるが，その他の者にあっては，血圧測定は，本人や家族より依頼されて行うことはともかく，積極的に業として行うことは，介護の範囲を超えるおそれもあり，望ましいことではないのでないか，と解される。

なお，自動血圧測定器により血圧を測定することは平成17年7月26日医政発0726005号により非医行為と解釈されるに至った。

かつては，血圧測定行為を医行為と解した時期があったが，機器の進歩により家庭でも広く用いられるようになった現在，そのように解する者は少ないと思われる。しかし，診断行為はもとより医師自ら行うべき絶対的医行為と解されるから，非医師が測定結果につき，たとえば高血圧症とか腎不全とかその他疾患を診断したり，告知したりすることは許されない。もっとも出た数値をそのまま告げることは当然なことであり問題はない。また，検査値は一般的に基準値が知られていることであるから，それと異なる場合には，そのことを告げて医師の診察を受けることを勧めることはむしろ望ましいことである。

なお，看護師による静脈注射についても，従前「医師又は歯科医師が自ら行うべきもの」との行政解釈があったが，平成14年に廃止され，「医師又は歯科医師の指示の下に保健師，助産師，看護師及び准看護師(以下，「看護師等」という)が行う静脈注射は，保健師助産師看護師法5条に規定する診療の補助行為の範疇として取り扱うものとする」との新通知が出されている(**Q114**)。

▶ 医業 ☞ 〈p10〉**Q4** 応招義務の内容
▶ 相対的医行為 ☞ 〈p260〉**Q120** 看護師等のX線撮影
▶ 絶対的医行為 ☞ 〈p260〉**Q120** 看護師等のX線撮影

❼ 医療従事者

Q114 看護師による動脈注射

? 現在，動脈血採血・動脈注射は医師が行っていますが，将来的に看護師をトレーニングして動脈血採血・動脈注射を行わせることは，違法でしょうか。

A 「医師でなければ，医業をなしてはならない」（医師法17条）が，ある範囲の医業は，医師の指示により看護師の「診療の補助」として許される（保健師助産師看護師法5，31，37条）。そこで，看護師による動脈注射が医師法17条違反になるかどうかは，動脈注射が医師自らなさなければ人体に衛生上危害を生ずるおそれのある医行為か，看護師に任せても人体に衛生上危害を生ずるおそれはない医行為か，のいずれに解するかにかかわることになる。

静脈注射については，当初，行政解釈（昭和26・9・15医収517）は，「静脈注射は，薬剤の血管注入による身体に及ぼす影響の甚大なること及び技術的に困難であること等の理由により医師又は歯科医師が自ら行うべきもので」看護師の業務外であるとしたが，「しかし，従来斯る法の解釈が一般に徹底せず又医師数の不足等の理由により，大部分の病院等においては医師…の指示により看護婦が静脈注射を行っていたのが実情であり，今直ちに全般的に法の解釈通りの実行を期待することは困難な実情もあるので当局としては今後漸次改善するよう指導する方針である」としていたが，この行政通知は廃止され，平成14年9月30日医政発第0930002号の新通知が出た。内容は次の通りである。

「1) 医師又は歯科医師の指示の下に保健師，助産師，看護師及び准看護師（以下「看護師等」という）が行う静脈注射は，保健師助産師看護師法第5条に規定する診療の補助行為の範疇として取り扱うものとする。2) ただし，薬剤の血管注入による身体への影響が大きいことに変わりはないため，医師又は歯科医師の指示に基づいて，看護師等が静脈注射を安全に実施できるよう，医療機関及び看護師等学校養成所に対して，次のような対応について周知方お願いいた

したい。①医療機関においては，看護師等を対象にした研修を実施するとともに，静脈注射の実施等に関して，施設内基準や看護手順の作成・見通しを行い，また個々の看護師等の能力を踏まえた適切な業務分担を行うこと。②看護師等学校養成所においては，薬理作用，静脈注射に関する知識・技術，感染・安全対策などの教育を見直し，必要に応じて強化すること」

問題は，動脈注射については，一層の患者の安全性にあるが，ケース・バイ・ケースにおいて具体的に患者の病態，薬剤の種類，量，副作用，看護師の能力（知識，技術，経験），緊急事態発生時の対応体制等を総合して判断されるべきであると解される。

さて，本件のような看護師による動脈血採血，動脈注射であるが，実情では，大病院の一部では看護師による動脈血採血を行っているところもあるようであるが，動脈注射は行われていないようである。動脈は静脈の場合より患者への危険性が高いことは当然であるから，動脈注射はもとより動脈血採血も看護師の「診療の補助」業務の範囲を逸脱するものであり，医師自ら行うべきであると解されよう。なお，将来的問題として，看護師の能力の向上，医療機器の進歩につれて，これら医行為の安全性も高まり，看護師にこれらの医行為が許される可能性は高くなるであろう。

なお，保健師助産師看護師法の一部改正により，平成27年10月1日から，「直接動脈穿刺法による採血」および「橈骨動脈ラインの確保」に関しては，「指定研修機関」において，「特定行為研修」を受けた看護師は，医師の「手順書」により，診療の補助として行えることになった。

> **Point !**
> 動脈注射が看護師に許されるかどうかは，医師法17条と保健師助産師看護師法における看護師の業務（診療の補助）の範囲の問題になる。動注が医師が自らなすべき医行為（絶対的医行為）であるとなると，動注をした看護師は医師法17条違反になり，動注を指示した医師は，看護師の違法行為の共犯者になり，ともに法的責任を免れない。しかし，この場合といえども動注が成功している限り，実際では責任問題には発展しないであろうと思われるが，動注が失敗して事故になった場合には，刑事責任，民事責任が追及されることになるから，問題は重大である。

❼ 医療従事者

Q115 看護師の静脈注射をめぐる判決と行政解釈の効力の優劣

> 看護師による静脈注射については，かつてこれを否とする厚生省通知（昭和26・9・15医収517）と，名古屋高等裁判所金沢支部判決（昭和26年6月13日）および最高裁判所の支持判決（昭和28年12月22日）がありましたが，一般的に裁判所の判決と行政指導はどちらが優先するのでしょうか。

A 判決は，効力において行政解釈より優先されるものである。なお，例示の厚生省通知は**Q114**において述べた通り既に廃止されている。例示の判決は，いずれも筆者が主任弁護人を務めた刑事事件である。

看護師による静脈注射が，保健師助産師看護師法上，看護師の業務の範囲内か，範囲外かについては，**Q114**で述べた通りである。

本判決事案（→判例）は，刑法211条〈業務上過失致死傷〉の成否が争われたものであり，同条の業務上過失が争われたものであるが，同条にいう業務とは，従来から拡張的に「反覆継続の目的乃至その事実のある限り格別の経験或は法規上の免許等を必要とする場合においてもその業務たるにはこのような経験乃至免許の有無を問わない」（大審院昭和14年5月23日判決・刑集18巻287頁）と解されているのである。

したがって，本件事案においては，本件静脈注射が保健師助産師看護師法の業務の範囲内か，範囲外かは，刑法211条の成否には関係なく，ほとんど論ずる必要がないといってもよいのである。にもかかわらず，従来から保健師助産師看護師法上の看護師の「業務」と刑法211条〈業務上過失致死傷〉上の「業務」とが混同されて理解されてきたことが多い。

ところで，ご質問にもある通り，最高裁判決は，高裁判決を支持したものであり，刑法211条の「業務」の解釈については従前の判例を踏襲しただけであるが，判例（先例・普遍性）の価値のある判旨は，「看護婦が医師の指示に従って静脈注射をするに際し過失によって人を死傷に致した場合には刑法211条の責を負わなければならない」にあると解されよう。

いずれにしても，臨床の実際においては，法的責任問題をも配慮するならば，行政解釈を知り，行政指導に従うのが妥当であり，実務的ではある。

なお，看護師等の静脈注射についての文献としては，拙稿「静脈注射の実施」（「看護教育」2002年12月号1050頁）が詳しい。

本判例のケースとは，国立鯖江病院誤薬静注死亡事件である。昭和26年8月1日薬剤師がブドウ糖と劇薬3％ヌペルカインを製剤し，同色同型の100cc入りコルベンに入れ，同一滅菌器に入れた。翌2日，事務員がブドウ糖を取り出した際，薬剤師は3％ヌペルカインが入っているのを失念して，このことを事務員に注意しなかった。事務員は全部ブドウ糖だと信じこれを取り出し，その後ブドウ糖を取りにきた看護師にブドウ糖だとして，3％ヌペルカインを交付した。看護師はこれを看護師詰所の処置台に置いたところ，当時の乙種看護婦が，医師のブドウ糖静脈注射の指示によりブドウ糖のつもりで3％ヌペルカインを患者2名に静注して死亡させたというものである。一審判決は，乙種看護婦が刑法211条により禁錮10月（執行猶予2年），薬剤師，事務員は無罪になり，二審判決は，乙種看護婦は同罪，薬剤師は薬事法違反となり，懲役10月（執行猶予2年），事務員は罰金3,000円が言い渡された。いずれも上告したが，棄却されている。

▶ 過失[1] 〈p78〉 **Q37** 医師の過失・因果関係の認定はどのようにしてなされるか，〈p80〉 **Q38** 損害賠償の対象となる過失とは何か

❼ 医療従事者

Q116 看護師の特定行為に係る研修制度

新設された看護師の特定行為に係る研修制度について教えて下さい。

保健師助産師看護師法の一部が改正され，看護師の特定行為研修の制度が平成27年10月1日から始まった。同法第37条の2第1項は，「特定行為を手順書により行う看護師は，指定研修期間において，当該特定行為の特定行為区分に係る特定行為研修を受けなければならない。」と定める。同条第2項は，第1号から第5号までに「特定行為」「手順書」「特定行為区分」「特定行為研修」および「指定研修機関」という用語の意義を定めている。

「特定行為」（第1号）とは，「診療の補助であって，看護師が手順書により行う場合には，実践的な理解力，思考力及び判断力並びに高度かつ専門的な知識及び技能が特に必要とされるものとして厚生労働省令で定めるものをいう」とされ，後記のように，厚生労働省令の第2条で38の医療行為が定められている。

「手順書」（第2号）とは，「医師又は歯科医師が看護師に診療の補助を行わせるためにその指示として厚生労働省令で定めるところにより作成する文書又は電磁的記録（電子的方式，磁気的方式その他人の知覚によっては認識することができない方式で作られる記録であって，電子計算機による情報処理の用に供されるものをいう）であって，看護師に診療の補助を行わせる患者の病状の範囲及び診療の補助の内容その他の厚生労働省令で定める事項が定められているものをいう」とされている。後掲の厚生労働省令第3条第2項には，厚生労働省令で定める事項として次の6つが定められている。

1. 看護師に診療の補助を行わせる患者の病状の範囲

2. 診療の補助の内容
3. 当該手順書に係る特定行為の対象となる患者
4. 特定行為を行うときに確認すべき事項
5. 医療の安全を確保するために医師又は歯科医師との連絡が必要となった場合の連絡体制
6. 特定行為を行った後の医師又は歯科医師に対する報告の方法

「特定行為区分」(第3号)とは,「特定行為の区分であって,厚生労働省令で定めるものをいう」とされている。特定行為区分は,後掲省令の別表第2で定められている。

「特定行為研修」(第4号)とは,「看護師が手順書により特定行為を行う場合に特に必要とされる実践的な理解力,思考力及び判断力並びに高度かつ専門的な知識及び技能の向上を図るための研修であって,特定行為区分ごとに厚生労働省令で定める基準に適合するものをいう」とされている。特定行為研修は,後掲省令の第5条,別表第3,第4で定められている。

「指定研修機関」(第5条)とは,「1又は2以上の特定行為区分に係る特定行為研修を行う学校,病院その他の者であって,厚生労働大臣が指定するものをいう」とされている。指定研修機関については,法第37条の3,第37条の4,後掲省令に規定されている。

保健師助産師看護師法37条の2第2項第1号に規定する特定行為及び同項第4号に規定する特定行為研修に関する省令(平成27年3月13日厚生労働省令第33号)

第2条 法第37条の2第2項第1号の厚生労働省令で定める行為は,別表第1に掲げる行為とする。

別表第1(第2条関係)
1. 経口用気管チューブ又は経鼻用気管チューブの位置の調整
2. 侵襲的陽圧換気の設定の変更
3. 非侵襲的陽圧換気の設定の変更

4. 人工呼吸管理がなされている者に対する鎮静薬の投与量の調整
5. 人工呼吸器からの離脱
6. 気管カニューレの交換
7. 一時的ペースメーカの操作及び管理
8. 一時的ペースメーカリードの抜去
9. 経皮的心肺補助装置の操作及び管理
10. 大動脈内バルーンパンピングからの離脱を行うときの補助の頻度の調整
11. 心嚢ドレーンの抜去
12. 低圧胸腔内持続吸引器の吸引圧の設定及びその変更
13. 胸腔ドレーンの抜去
14. 腹腔ドレーンの抜去（腹腔内に留置された穿刺針の抜針を含む）
15. 胃ろうカテーテル若しくは腸ろうカテーテル又は胃ろうボタンの交換
16. 膀胱ろうカテーテルの交換
17. 中心静脈カテーテルの抜去
18. 末梢留置型中心静脈注射用カテーテルの挿入
19. 褥瘡又は慢性創傷の治療における血流のない壊死組織の除去
20. 創傷に対する陰圧閉鎖療法
21. 創部ドレーンの抜去
22. 直接動脈穿刺法による採血
23. 橈骨動脈ラインの確保
24. 急性血液浄化療法における血液透析器又は血液透析濾過器の操作及び管理
25. 持続点滴中の高カロリー輸液の投与量の調整
26. 脱水症状に対する輸液による補正
27. 感染徴候がある者に対する薬剤の臨時の投与
28. インスリンの投与量の調整

29. 硬膜外カテーテルによる鎮痛剤の投与及び投与量の調整
30. 持続点滴中のカテコラミンの投与量の調整
31. 持続点滴中のナトリウム，カリウム又はクロールの投与量の調整
32. 持続点滴中の降圧剤の投与量の調整
33. 持続点滴中の糖質輸液又は電解質輸液の投与量の調整
34. 持続点滴中の利尿剤の投与量の調整
35. 抗けいれん剤の臨時の投与
36. 抗精神病薬の臨時の投与
37. 抗不安薬の臨時の投与
38. 抗癌剤その他の薬剤が血管外に漏出したときのステロイド薬の局所注射及び投与量の調整

❼ 医療従事者

Q117 C型肝炎を発症した看護師による医行為

医師の監督指導のもとに採血・注射処置等を行う看護師がC型肝炎ウイルス抗体陽性で，このウイルスによるものとみられる慢性肝炎を発症している場合，このまま医療に従事してよいですか。また，C型肝炎感染を理由に解雇されてしまうことはないでしょうか。

A 看護師が注射等医行為を行うには，貴見の通り医師の指示を必要とする（医師法17条，保健師助産師看護師法5，6，31，32，37条）が，業務執行に際しては，感染予防について十分な注意をなす業務上の注意義務があることはいうまでもない。したがって，C型肝炎ウイルスによる慢性肝炎を発症している看護師の医行為には，健常者の看護師以上の注意をなすべき義務がある。

しかし，その看護師が一般論として「医療従事者として不適当」とは断じられない。本人が前記疾病を自覚し，血液の取扱いについて気をつけるならば心配はないとされているからである（東京都衛生局編『知れば安心，ウイルス肝炎』同感染課，1996）。

また，その看護師が「C型肝炎感染を理由に解雇されてしまうことはないか」というと，それはできない。解雇権の乱用になる。なぜなら前述の通り，十分に注意を尽くせば，業務執行について心配はないとされているからである。

このような判例については筆者は知らないが，かつて，エイズを理由に解雇したことは不法行為に当たるとした判決がある（東京地方裁判所平成7年3月30日判決・判例タイムズ876号122頁）。参考にされたい。

 ▶医行為〈p10〉**Q4**応招義務の内容

Column 41

看護師による予防接種

予防接種は医師法17条の医行為に当たり，原則として医師が行うのが建前であるが，看護師は保健師助産師看護師法5条により，医師の指示の下に診療の補助業務として，時に各種の注射を行うことが許される。

この許否の基準は，当該注射行為が医師がなすのでなければ衛生上危害を生ずるおそれがあるかどうかであり，旧予防接種実施要領（行政通知）では，「接種を行う者は，医師に限ること」とされていたが，その後，平成6年8月25日の新行政通知以降は，このような定めは削除されている。

行政通知「看護師等による静脈注射の実施について」（平成14・9・30医政発0930002号厚生労働省通知）によれば，看護師等の静脈注射は保助看法5条の「診療の補助業務」の範囲内にあると解釈されるに至ったこと等を考慮すると，予防接種（ワクチン接種）は，特別の事情のない限り，医師の具体的指示（注射部位，注射量，注射方法等を具体的に指示し，十分に監督すること）の下では許されると筆者は解する。なお，看護師への十分な教育の上であることはいうまでもない。

Column 42

看護助手や事務員の守秘義務

医師については，刑法134条に定める職務上の守秘義務があり，医師のほかに同条は薬剤師，医薬品販売業者，助産師，弁護士，弁護人，公証人等を定めている。しかし，保健師，看護師，准看護師には適用がなかった。そこで，平成13年7月16日施行の改正保助看法において，保健師，看護師，准看護師についても，刑法134条と同様な規定が定められた。看護補助者や事務員は，上記法律に該当する者ではないので，同法上の職務上の守秘義務はない。しかし，これらの者が，たとえば患者の名誉を毀損すれば刑法230条〈名誉毀損罪〉により，あるいは患者のプライバシーを侵害すれば民法709条〈不法行為〉により，それぞれ法律上の責任が問われることになる。また，たとえば事務員が国家公務員であれば，国家公務員法100条の守秘義務（罰則109条），地方公務員であれば，地方公務員法34条の守秘義務（罰則60条）が問題になる。

❼ 医療従事者

Q118 助産師による医療行為

次の医療行為を助産師が行うことは許されるのでしょうか。
1. 妊産婦と胎児に対する超音波診断
2. 骨盤位分娩におけるブラハト氏手技などの介助
3. 会陰裂創の縫合
4. 気管内挿管，ラリンゲアルマスク法等による新生児仮死の蘇生術
5. 分娩時大出血に対する輸血
6. 弛緩出血に対する子宮収縮剤の静注，筋注等
7. 感染症予防のための抗生物質の投与
8. 子宮内反症の整復術

助産師は，「助産又は妊婦，じょく婦若しくは新生児の保健指導を行うことを業」とし（保健師助産師看護師法3条，30条），看護師の業務（医師の診療の補助，療養上の世話）も行うことができる（同法31条2項）。

助産師が単独で業務を行える対象は正常な場合であり，「異常があると認めたときは，医師の診療を求めさせることを要し，自らこれらの者に対して処置をしてはならない。ただし，臨時応急の手当については，この限りでない」（同法38条）。

また，「助産師…は，主治の医師…の指示があつた場合を除くほか，診療機械を使用し，医薬品を授与し，医薬品について指示をしその他医師…が行うのでなければ衛生上危害を生ずるおそれのある行為をしてはならない。ただし，臨時応急の手当をし，又は助産師がへその緒を切り，浣腸を施しその他助産師の業務に当然に付随する行為をする場合は，この限りでない」（同法37条）のである。

1. 医師の指示により超音波検査を行うことはできるが，病名などを診断（医師としての診断）することは許されない。

2. 一般には医師が行うが，緊急を要する場合には助産師が術者として行うことができる，と解される（同説；青木康子他編『助産婦業務要覧・業務編』56-58頁，日本看護協会出版会，1990）。

3. 2と同様。

4. 医師の指示によりラリンゲアルマスク法蘇生術を行うのは問題ない。気管内挿管も，緊急の場合であるから認められてよいと思う。前掲文献68頁には，助産師の行う蘇生術として，「必要のあるときは，気管内挿管を行う」と記述している。

5. 一般に，診療の補助業務として，医師の指示による輸血は認められている。

6. 一般に，診療の補助業務として，医師の指示によるそれらの行為は認められている。ただし，ケースにより医師自らしなければならないことがある。

7. 一般に，診療の補助業務として，医師の指示によるそれらの行為は認められている。

8. 子宮内反症による出血の場合のことと思われるが，その場合は，救急処置として認められる（前掲文献参照）。

「臨時応急の手当」の場合とは，これらの者の容体が生命に危険を及ぼすほどの変化，異常をきたし，かつ，それが危急のものであることを要する。たとえば，大動脈を切断して出血死に至るべき場合，分娩後出血が甚だしい場合，産道が狭いために分娩が遅延し，新生児が仮死に陥るおそれがある場合などである。この場合の手当は，臨時応急処置であって，原則としてそれ以上に進んだ治療行為であってはならない。

Rh式母子血液型不適合に基づく核黄疸に起因して脳性麻痺が発症しているのに両親の血液型を確認しなかったため，発見が遅れた助産師の過失を認めた事例として，神戸地方裁判所昭和62年10月7日判決（判例時報1297号197頁）がある。

❼ 医療従事者

Q119 保健師による保健指導

? 保健師の業務のうち，看護師に許されないものはあるのでしょうか。両者の業務範囲の区分を。また，保健指導とは，具体的にどのような業務を指すのでしょうか。

A 保健師は，「保健師の名称を用いて，保健指導に従事することを業とする」者であり（保健師助産師看護師法2条），「保健師でない者は，保健師又はこれに類似する名称を用いて」上記の保健指導を業としてはならない（同法第29条）。

また，保健師は看護師の業務を行うことができる（同法第31条第2項）。そして，「傷病者の療養上の指導を行うに当たつて主治の医師又は歯科医師があるときは，その指示を受けなければならない」（同法第35条）。

看護師は，「傷病者若しくはじよく婦に対する療養上の世話又は診療の補助を行うことを業とする」者である（同法第5条）。また，同法第2条にいう「保健指導」とは，旧保健婦規則（昭和20年）14条に保健婦の業務として掲記されているもので，衛生思想涵養の指導，疾病予防の指導，母性または乳幼児の保健衛生指導，栄養の指導，傷病者の療養指導，その他の保健衛生指導を総括したものと解されている（現在においては，その後の進歩により質・量ともにある程度の変化のあることは当然であるが）（図）。

看護師は，「保健師又はこれに類似する名称を用いて」，上記「保健指導」を業として行ってはならない（違反には同法第43条の罰則がある）。ただし，保健師の業務は名称独占であって，業務独占ではないから，看護師は看護師として保健指導を業として行うことができるのである。

しかし，付言するならば，保健指導が看護師の主たる任務でないことはいうまでもない。

● 看護職・保健師・助産師になるには？

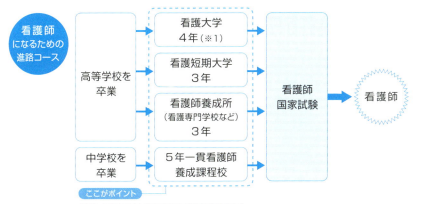

看護・医療の基本的な技術を学ぶだけでなく，
思考力や洞察力，コミュニケーション能力などを身につけることが大切です。

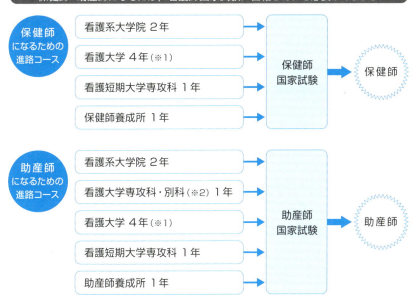

このほか，都道府県知事免許の「准看護師」があります。准看護師は看護師学校養成所（2年課程）を修業することにより，看護師国家試験受験資格を得ることができます。
※1：保健師・助産師の教育プログラムがある大学では，看護師に加えて保健師・助産師の国家試験受験資格を得ることができます。
※2：大学専攻科の入学資格は，大学卒業者です。

『やっぱり看護のシゴト』（日本看護協会，2016）より引用改変

❼ 医療従事者

Q120 看護師等のX線撮影

? 手，足，膝，腰などの単純X線撮影は，医師の指導の下であれば，看護師や准看護師が実施してもよいのでしょうか。また，看護師免許を持たない助手等が行うことはどうでしょうか。

A 「医師，歯科医師又は診療放射線技師でなければ」，「放射線を人体に対して照射〔撮影を含み，照射機器又は放射性同位元素（その化合物及び放射性同位元素又はその化合物の含有物を含む）を人体内にそう入して行なうものを除く〕することを業とする」ことは許されない（診療放射線技師法24条，2条第2項）。これに違反すると，1年以下の懲役，または50万円以下の罰金に処せられる（同法第31条）。

看護師は，保健師助産師看護師法31条，5条により（准看護師は略す），医師（歯科医師は略す）の「診療の補助」をなすことを業（反覆継続の意思をもって行うこと）とする者であるが，看護師は人体に対する放射線の照射を業とすることは許されない。すなわち，同照射は医師自ら行うべき医行為（絶対的医行為）（→Point）であり，医師のほか診療放射線技師にのみ許されている同技師の業務独占行為である。

したがって，看護師，准看護師は「医師の指導の下」でも，単純X線撮影を業として行うことは許されない。ましてや「看護師免許を持たない助手等」にあっては許されないのである。

なお，付言しておくと，「診療放射線技師は，医師又は歯科医師の具体的な指示を受けなければ，放射線を人体に対して照射してはならない」（診療放射線技師法26条第1項）としており，また，看護師，准看護師は，医師または歯科医師の指示を受けて，右撮影について単純な機械的労務の範囲内でのみ，医師，

歯科医師を補助できるにすぎない，ということである。

たとえば，レントゲン透視下で，整形外科医が骨折患者の骨折を整復する場合，照射が足踏みスイッチであろうと，手押しスイッチであろうと，スイッチを押すことは放射線の放射行為であるから，医師自らなすべきである。看護師は機器を患部に適応させるために，医師の指示により機器の移動操作のような単純な機械的作業をなす程度である。

相対的医行為と絶対的医行為の区別については，筆者が，『保健婦・助産婦・看護婦・准看護婦の業務と法的責任』（日本看護協会出版会，1962）において詳しく説いたところであるが，「(1) 医師又は歯科医師が自ら行うのでなければ衛生上危害を生ずる虞のある行為（仮に，絶対的医行為ということにする）は，看護婦らは絶対に行うことはできない。(2) 医師又は歯科医師が自ら行うのでなければ衛生上危害の生ずる虞のある行為（絶対的医行為）を除いた行為。仮に相対的医行為ということにする」としたのである。看護師らの業務範囲（限界）として医行為（医療行為）についてわかりやすく簡明に区別できるからである。医行為を各事例ごとに一義的に定義づける基準は上記の抽象的概念しかないが，日本看護協会診療補助業務検討小委員会報告書（平成5年）の別表7「医師の指示があっても看護婦の能力以上のことであるため実施できない」としたものが絶対的医行為に該当するものとして参考になろう。同表には病院規模別に，診療補助業務としては実施できないと回答があった上位10項目が以下の通り掲出されている（200床以上の一般病院は省略）。

199床以下の一般病院：①動脈血採取，②除細動実施，③気管内洗浄，④気管カニューレの交換，⑤血液培養採取，⑥動脈圧測定，⑦各種内圧測定，⑧肺動脈圧測定，⑨抗癌剤の静脈注射，⑩胃洗浄

大学病院：①気管カニューレの交換，②動脈血採取，③抗癌剤の動脈注射，④除細動実施，⑤気管内洗浄，⑥血液培養採取，⑦エピドラチューブからの薬液注入，⑧胃洗浄，⑨点滴注射の実施，⑩レスピレーター操作

相対的医行為については割愛した。

❼ 医療従事者

Q121 X線装置の遠隔操作等

1. 当院は19床規模の内科診療所であるが，消化管等のX線撮影はX線撮影室で医師が直接行っています。今後，胸部や関節，脊椎等のX線の撮影は，撮影の準備を助手に行わせ，診療放射線技師が不在の場合は，患者の全身がみえるモニターテレビをみながら，医師が15m離れた診察室内で，直接シャッターを切って撮影する方式を考えています。この方法は法的にみてどうでしょうか。違法性が強い場合，どうすれば離れた場所からのX線撮影が可能になるでしょうか。
2. MRIを使用する際，各種の条件設定等は看護師に任せ，医師はスタートボタンのみを押す，もしくは遠隔カメラで指示を出して操作を看護師等に任せるという手法は，法的に問題があるでしょうか。

A　1．ご質問の遠隔操作が法律上違法であるかどうか，違法であるとすればどうしたら許されるか，ということであるが，この問題は，医師法20条「無診察治療等の禁止」に抵触するかどうかの問題である。さらに，違法とすれば，どうしたら許されることになるかの問題も同様である。

法律上からいえば，医師法20条違反にならないようにするというしかないが，その核心は，そのような操作が人体に危険性（有害作用）を及ぼすかどうかにあるのであるから，この点の医学的検討が必要なことはいうまでもない。

さて，診療は医師と患者が直接対面して行われることが基本で，いわゆる遠隔診療はあくまで直接の対面診療を補足するものとして行うべきとされる。X線装置の遠隔操作も然りである。ご質問の検査が，人体に対する危険性がまったくなく，その目的を達成し得る方式であり，他に十分な直接対面の診療が行われているのなら，筆者はあえて違法とまではいえないのではないかと考える。

ただし，助手（おそらく事務員など無資格者をいわれているのであろうが）のな

す準備は医師の具体的指示通りに行われるもので，機械的労務による範囲内にあること（助手の指導監督の責任は医師にある）と，ご質問では施設・設備の具体的内容が不詳で的確にお答えできないが，あとで医療監視の対象とならないために，あらかじめ地元保健所で案を示して十分に相談されることが肝要である。

2．MRI使用は，医師法17条にいう「医業」（医行為）に当たり，建前として，医師でなければこれを業（反覆継続）として行うことが許されない。しかし，看護師，准看護師，診療放射線技師は，医師の指示を受けて，「診療の補助」業務としてこれを行うことが許される（保健師助産師看護師法5，6，31，32条。診療放射線技師法24条の2，同施行令17条。以下ご質問の看護師に絞る）。

そこで，ご質問の法的問題とは，法にいう「医師の指示」（指導，監視，管理，救急事態対応等）は，ご質問にあるように，医師がボタンを押すだけで，その他行為はすべて看護師に任せるということでよいのか，もしくは医師の遠隔カメラによる指示で，看護師にすべてを任せてよいのかということである。

ご承知の通り，「医行為とは医師の医学的判断および技術をもってするのでなければ人体に危害を及ぼすおそれのある行為である」と解されているが，MRIの人体への使用が，この基準からみて，ご質問のような指示の程度で，人体に危険のおそれはまったくないとは考えられず，看護師がすべてを行うということについては，筆者は消極的に解する。

看護師に対するこの場合の指示は，一般的・包括的な内容では足りず，受検者（患者）ごとに病態等，具体的事情を検討した具体的な内容でなければならず，これは医師の高度・専門的な判断を必要とするものであると思われる。

なお，情報通信機器を用いた診療（いわゆる「遠隔診療」）については行政通知（平成9・12・24健政発1075号）を参照されたい。

医師法20条〈無診察治療等の禁止〉「医師は，自ら診察しないで治療をし，若しくは診断書若しくは処方せんを交付し，自ら出産に立ち会わないで出生証明書若しくは死産証書を交付し，又は自ら検案をしないで検案書を交付してはならない。但し，診療中の患者が受診後24時間以内に死亡した場合に交付する死亡診断書については，この限りでない」

❼ 医療従事者

Q122 保健師の証言拒絶権

? 刑事訴訟法149条の業務上秘密に関する証言拒絶権を有する者に，保健師は含まれるのでしょうか。含まれないとすれば，保健師助産師看護師法に定める3職種のうち保健師のみが除外されるのは何故でしょうか。

A 刑事訴訟法149条の証言拒絶権の主体については，本条が刑事司法の目的を犠牲としても医師等の業務を保護しようとするものであるから，この列挙は制限的なものと解さなければならない，とされる（通説）。したがって，保健師は本条に含まれないと解すべきであろう。もっとも，本条の列挙は，必ずしも合理的なものとはいいがたく，少なくとも保健師・准看護師などは，助産師・看護師に準じて考えてよいとの学説もある。しかし，立法論はともかく，現行法の解釈としては限定的なものとならざるを得ないであろう。

周知の通り，刑法134条〈秘密漏示罪〉においては，主体から看護師・保健師は除かれている。しかし，保健師，看護師，准看護師については，平成13年7月16日施行の保健師助産師看護師法（平成13年法87号）の改正により，同法42条の2〈秘密保持義務〉が新設され，刑法134条と同様の守秘義務が課せられた。なお，民事の証言拒絶権（民事訴訟法197条第1項第2号）にあっては，その主体から保健師はもとより看護師も除かれている。

また，刑事証言拒絶権についても，通説は，医師はもとより看護師など本条主体が患者の秘密事項を証言しても，国の司法作用に協力するのであるから「正当な事由」になる，と解されているところであり，証言拒絶権は権利ではあるが義務ではないとされている。

Point！ 刑事訴訟法149条は，個人の秘密を打ち明けてもらわなければ行うことのできない業務で，社会生活上不可欠のものに従事する者に対し証言拒絶権を与えることによって，人をして安心してその業務に従事する者からの便益を得させようとする規定である。単なる業務自体の保護を目的とするものでもなく，また単に個人の秘密を保護するものでもない，とされる。

参照条文 刑事訴訟法149条〈業務上の秘密と証言拒絶権〉「医師，歯科医師，助産師，看護師，弁護士（外国法事務弁護士を含む），弁理士，公証人，宗教の職に在る者又はこれらの職に在つた者は，業務上委託を受けたため知り得た事実で他人の秘密に関するものについては，証言を拒むことができる。但し，本人が承諾した場合，証言の拒絶が被告人のためのみにする権利の濫用と認められる場合（被告人が本人である場合を除く）その他裁判所の規則で定める事由がある場合は，この限りでない」

刑法134条〈秘密漏示〉「医師，薬剤師，医薬品販売業者，助産師，弁護士，弁護人，公証人又はこれらの職にあった者が，正当な理由がないのに，その業務上取り扱ったことについて知り得た人の秘密を漏らしたときは，6月以下の懲役又は10万円以下の罰金に処する」

保健師助産師看護師法42条の2〈秘密保持義務〉「保健師，看護師又は准看護師は，正当な理由がなく，その業務上知り得た人の秘密を漏らしてはならない。保健師，看護師又は准看護師でなくなつた後においても，同様とする」

民事訴訟法197条〈職務秘密の証言拒絶権〉「① 次に掲げる場合には，証人は，証言を拒むことができる。(1) 第191条第1項の場合 (2) 医師，歯科医師，薬剤師，医薬品販売業者，助産師，弁護士（外国法事務弁護士を含む），弁理士，弁護人，公証人，宗教，祈祷若しくは祭祀の職にある者又はこれらの職にあった者が職務上知り得た事実で黙秘すべきものについて尋問を受ける場合 (3) 技術又は職業の秘密に関する事項について尋問を受ける場合 ② 前項の規定は，証人が黙秘の義務を免除された場合には，適用しない」

❼ 医療従事者

Q123 医業停止処分中の医師の臨床検査業務等の可否

病院あるいは診療所に勤務する医師が，医療事故等により医業停止6カ月等の処分となった場合，臨床検査技師や看護師が行う業務を行わせることはできるでしょうか。

A

臨床検査技師は，医師の指導監督の下で検体検査，および政令で定める生理学的検査を業とする者である。医業停止処分中の医師は，医師としてのこの指導監督を自らを含めて他の者（技師）に対してなし得ないのであるから，もとより自ら生理学的検査をなすことは行い得ないことになる。しかし，検体検査の場合には，臨床検査技師（名称独占）の名称を用いないのであれば，臨床検査技師の資格なく許されているので，検体検査は，法律上は可能である（臨床検査技師等に関する法律2条）ものの，望ましいことではない。

看護師の業務（診療の補助，療養上の世話）は，医師を除いて，看護師の業務独占となっている（保健師助産師看護師法5，31条）。医業停止中（➡ 参照条文）の医師には無資格看護業務となるので，許されないことになる。医業停止処分中（医業に不始末があり，いわば謹慎中）の医師は，直接的はもとより間接的にも医業および関連医療業務を行わないのが倫理上も望ましいことである。

Point !

平成18年6月に成立したいわゆる医療制度改革法により医師に対する行政処分等も改正された。改正の主なものは，行政処分（業務停止・免許の取消し）に戒告を加え，業務停止を3年以内としたこと，再免許は5年を経過しないと与えないこと，戒告，業務停止を受けた医師に再教育研修を命ずることができること，国民に，医師の資格の確認と選択に資するため医師の氏名その他政令で定める事項を公表することである。

参照条文

医師法7条「①医師が，第3条に該当するときは，厚生労働大臣は，その免許を取り消す　②医師が第4条各号のいずれかに該当し，又は医師としての品位を損するような行為のあつたときは，厚生労働大臣は，次に掲げる処分をすることができる　(1) 戒告　(2) 3年以内の医業の停止　(3) 免許の取消し　③前2項の規定による取消処分を受けた者（第4条第3号若しくは第4号に該当し，又は医師としての品位を損するような行為のあつた者として前項の規定による取消処分を受けた者にあつては，その処分の日から起算して5年を経過しない者を除く）であつても，その者がその取消しの理由となつた事項に該当しなくなつたとき，その他その後の事情により再び免許を与えるのが適当であると認められるに至つたときは，再免許を与えることができる。この場合においては，第6条第1項及び第2項の規定を準用する（以下略）」

第7条の2「厚生労働大臣は，前条第2項第1号若しくは第2号に掲げる処分を受けた医師又は同条第3項の規定により再免許を受けようとする者に対し，医師としての倫理の保持又は医師として具有すべき知識及び技能に関する研修として厚生労働省令で定めるもの（以下「再教育研修」という）を受けるよう命ずることができる（以下略）」

Column 43

看護助手の名称と業務範囲

看護助手という名称は，一般病院等で用いられているが，ご承知の通り，医療法や医師法，保健師助産師看護師法等の法律上では用いられていない。近似のものでは，医療法21条第2項第1号に「看護の補助…の従事者」がある。

一般には，行政上を含めて看護助手，介護職員を含めて看護補助者と呼称されているが，業務内容は，たとえば看護基準の承認要件によれば，「看護師長及び看護職員の指導の下に，原則として療養生活上の世話（食事，清潔，排泄，入浴，移動等）のほか，病室内の環境整備，ベッドメーキング，看護用品及び消耗品の整理整頓等の業務を行うこととする」とされている。

❼ 医療従事者

Q124 臨床検査技師の採血行為

？ 臨床検査技師は，医師の具体的指示を受ければ採血を行うことも可能であると考えられますが，具体的指示とはどのような指示をいうのでしょうか。

A 臨床検査技師は，臨床検査技師等に関する法律（昭和33年4月23日法律76）2条により，「医師又は歯科医師の指示の下に，微生物学的検査，血清学的検査，血液学的検査，病理学的検査，寄生虫学的検査，生化学的検査及び厚生労働省令で定める生理学的検査を行うことを業とする者」であり，同法20条の2により，保健師助産師看護師法の規定にかかわらず，「診療の補助として採血及び検体採取（医師又は歯科医師の具体的な指示を受けて行うものに限る）並びに第2条の厚生労働省令で定める生理学的検査を行うことを業とすることができる」のである。したがって，衛生検査技師は，生理学的検査や採血はできないが，臨床検査技師は，医師の指示の下に生理学的検査を行い，また，医師の具体的指示を受ければ採血も行うことができるのであるから，これら業務を行うことにより医師のなすべき診療に協力することになる。

次に，たとえば臨床検査技師は，医師の具体的な指示を受けて採血を行うことができるが，この具体的指示とは何であろうか。臨床検査技師の行う採血については，採血部位として「耳朶，指頭及び足蹠の毛細血管並びに肘静脈，手背及び足背の表在静脈その他の四肢の表在静脈」に限定されており（施行令8条），かつ，「採血行為は，生理学的検査と同様医行為の範疇に属するものであつて，臨床検査技師の行なう採血は，医師の診療の補助として医師の具体的な指示を受けて行なうものに限られ，また生理学的検査についてと同様，臨床検査技師が業として採血を行ない得る場所は，原則として病院，診療所等医業の

行なわれる場所に限られるものである」(昭和45・12・3医発1416通知)。

ところで,「法第2条の規定により臨床検査技師又は衛生検査技師の業務はすべて医師の指導監督の下に行なわれるものとされており,この指導監督は臨床検査技師又は衛生検査技師の行なう検査業務の個々について個別的,具体的な指示を行なうことではなく,一般的,包括的な業務の調整を行なうことを意味するものである」(前掲通知)。

しかし,「採血に関しては医師の具体的な指示を受けて行なわなければならないものであつて,採血の方法,部位,採血量その他についての医師の個別的,具体的指示の下においてのみ認められるものである」(前掲通知)。

「なお,採血に関しては,令第10条の規定により採血し得る部位が示されていること。また,医師の具体的な指示により臨床検査技師の行なう採血は,1回あたりの採血量が20ミリリットル以内であることを原則とする」(前掲通知)とされている。

臨床検査技師の採血の場合の医師の具体的指示とは,一般的には,患者を特定し,その患者ごとの採血方法,採血部位,採血量などについて具体的に指示することを指すのであろう。これは,診療放射線技師の照射の場合の医師の具体的指示が,私見によれば患者を特定し,その患者ごとに患者の体位,照射方向,線量などについて具体的に指示をすることを指すのと同様であろう。後者については,行政側の解釈はより厳しく,照射ごとに指示すべきだとする点,医師の立ち会いを必要とし,単独照射を認めないとされるようであるが,診療放射線技師の能力評価が低すぎるように思われる。前者についても,実情は医師の立ち会いがなく行われているのである。

 ▶ 生理学的検査 ☞ 〈p276〉 **Q128** 衛生検査所における病理組織診断と医療法

❼ 医療従事者

Q125 医業類似行為への事務職員の関与

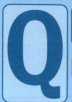

マイクロ波療法を診療に取り入れ，その実施に当たっては，診療所の事務職員を指導・訓練して従事させようと考えています。法的な問題があるでしょうか。

A 「医師でなければ，医業をなしてはならない」(医師法17条)のであり，看護師，准看護師でなければ，「傷病者…に対する療養上の世話又は診療の補助を行うことを業とする」ことは許されない(保健師助産師看護師法5，6，31，32条)。また，あん摩マッサージ指圧師，はり師，きゅう師等に関する法律1条によれば，医師のほかには，あん摩マッサージ指圧師，はり師，きゅう師でなければ，「あん摩，マッサージ若しくは指圧，はり又はきゅうを業」としてはならないのであり，さらに同法第12条本文によれば，医師のほか「何人も，第1条に掲げるものを除く外，医業類似行為を業としてはならない」とされているのである。

なお，同法第12条については，同法第12条の2による届出医業類似行為業者の例外があり，また，同条にいう医業類似行為は人の健康に害を及ぼすおそれのある業務行為に限局されるが，いずれも本件には直接関係がない事項である。

次に，医業類似行為の定義についてであるが，これは一義的にいえることではなく，具体的行為にあっては，患者の状態も考慮して医行為の場合もあり得るから，この区別は必ずしも明確にできないこともあろう。学説では，「いまだ医学上，一般的に，その効果が証明されるに至っていない，疾病もしくは負傷の治療または保健を目的とした施術行為とでも説明されるべきなのであろうか」とするものなどがある。

本件治療行為が，医業にいう医行為であろうと，あるいは医業類似行為と解するとしても，これを業として行うことのできる者は，医師のほかには，医師の

指導監督（指示）の下に行う看護師，准看護師の場合だけである。医師が事務職員に十分な指導訓練を行ったとしても，それによりその事務職員が看護師，准看護師の資格を得るに至るものではないから，事務職員の行為は保健師助産師看護師法（または，あん摩マツサージ指圧師，はり師，きゆう師等に関する法律）に違反することになろう。違反には罰則がついているから，事務職員は本犯，医師は共犯として処罰されるおそれが生じよう。

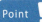
電波治療器を使用する療法について，「御照会の電波治療器を使用する療法は，体に異常のある者又は疾病を有する患者については，その異常状態，疾病の種類・程度の如何によっては，人体に危害を及ぼすおそれが全くないとはなし得ないと思料する」との行政通知（昭和48・2・20医事13）がある。

医業類似行為については，「疾病の治療又は保健の目的を以て光，熱，器械，器具その他の物を使用し若しくは応用し又は四肢若しくは精神作用を利用して施術する行為であって他の法令において認められた資格を有する者がその範囲内でなす診療又は施術でないもの」（仙台高等裁判所昭和29年6月29日判決）と判示されている。

▶ 医行為 ほか〈p10〉Q4 応招義務の内容
▶ 業 ほか〈p10〉Q4 応招義務の内容

Column 44

ナースキャップ着帽の法的根拠

看護師は勤務中，必ずナースキャップをつけなければならないという法律の定めはない。各医療施設における服務内部規定または慣行で統一されていると思われる。おそらくはユニフォームの着用として位置づけられているのではないかと思われる。ナースキャップの沿革は古く，欧米に由来し，わが国でも西南の役後に博愛社看護師が使用したと聞く。以来，看護師のシンボルとして社会にも広く知られているところであったが，最近では作業面，衛生面などから見直され，ほとんどの施設で使用されなくなってきている。

❼ 医療従事者

Q126 眼底写真検査を行える医療関係職種

1. 診察時や健診時に，医師以外に眼底カメラを扱うことができる医療関係職種はあるでしょうか。
2. 「臨床検査技師募集，内視鏡検査経験者優遇」という求人広告を見ましたが，臨床検査技師は内視鏡検査を実施することができるのでしょうか。

A

1. 眼底写真検査は生理学的検査であり，医師法17条にいう医行為とされるが，看護師，准看護師は診療の補助業務として，医師の指示の下にこれを行うことが許される（保健師助産師看護師法5，6，31，32，37条。以下，「保助看法」と略）。診療放射線技師は，診療放射線技師法24条の2により，保助看法31条第1項，32条の規定にかかわらず「診療の補助として，…磁気共鳴画像診断装置その他の画像による診断を行うための装置であつて政令で定めるものを用いた検査（医師又は歯科医師の指示の下に行うものに限る）を行うことを業とすることができる」とされ，同法施行令17条において「三　眼底写真撮影装置（散瞳薬を投与した者の眼底を撮影するためのものを除く）」と定めているので，これを実施することが許されている。臨床検査技師は，臨床検査技師等に関する法律2条により，「…及び厚生労働省令で定める生理学的検査を行うことを業とする者」であり，同法施行規則1条において，「十三　眼底写真検査（散瞳薬を投与して行うものを除く）」と定めているので，これを実施することが許されている。

なお，歯科医業の範囲内における歯科医師，歯科衛生士の場合については，医師，看護師の場合に準じて考えられたい。

2. 臨床検査技師の業務は微生物学的検査，血清学的検査，血液学的検査，病理学的検査，寄生虫学的検査，生化学的検査および厚生労働省令で定める生理学的検査であり（臨床検査技師等に関する法律2条），政令で定める生理学的検

査は心電図検査（体表誘導によるものに限る），心音図検査，脳波検査（頭皮誘導によるものに限る），筋電図検査（針電極による場合の穿刺を除く），基礎代謝検査，呼吸機能検査（マウスピースおよびノーズクリップ以外の装着器具によるものを除く），脈波検査，熱画像検査，眼振電図検査（冷水もしくは温水，電気または圧迫による刺激を加えて行うものを除く），重心動揺計検査，超音波検査，磁気共鳴画像検査，眼底写真検査（散瞳薬を投与して行うものを除く），毛細血管抵抗検査，経皮的血液ガス分圧検査，聴力検査（気導により行われる定性的な検査であつて次に掲げる周波数及び聴力レベルによるものを除いたものに限る。イ 周波数1000ヘルツ及び聴力レベル30デシベルのもの ロ 周波数4000ヘルツ及び聴力レベル25デシベルのもの ハ 周波数4000ヘルツ及び聴力レベル30デシベルのもの ニ 周波数4000ヘルツ及び聴力レベル40デシベルのもの）である（同法施行規則1条）。

ご質問の内視鏡検査はいうまでもなく生理学的検査であり，上記省令に含まれず，臨床検査技師には許されていない。したがって，臨床検査技師が内視鏡検査を業として行えば医師法17条違反になり，処罰の対象となるのである。

▶ 医行為 ほか 〈p10〉 Q4 応招義務の内容
▶ 診療の補助業務 ほか 〈p244〉 Q113 非医師による血圧測定

Column 45

眼鏡店店員による屈折検査

「店員（非医師）により調節麻酔薬点眼後の屈折検査が行われているが医師法に抵触するのではないか」との質問があった。これは，医師法17条「医師でなければ，医業をなしてはならない」に抵触し，同法31条により3年以下の懲役，または100万円以下の罰金の対象となる。医師法17条の「医業の内容をなす医行為とは…医師が行うのでなければ保健衛生上危害を生ずるおそれのある行為と理解するのが正当」（東京高等裁判所平成6年11月15日判決）と解され，業とは反覆継続の意思をもって行うこととされる。周知の通り，処方のために行われる検眼およびコンタクトレンズの着脱が問題にされているところである。

❼ 医療従事者

Q127 看護師の訪問先居宅での医行為

> 訪問看護ステーションや医療機関から出張する訪問看護師が，数日前に訪問診察・往診した主治医の指示に基づき，医師が同伴せず看護師のみで訪問し，静注や皮下筋肉注射，点滴注射，検査のための採血，心電図検査，褥瘡の処置等を行うことには，何ら違法性はないものでしょうか。

A　ご質問の各種医療行為は，医師法17条にいう医行為に当たるものであるが，これらの医行為は，医療施設においては現在一般に，看護師の診療の補助業務（保健師助産師看護師法5，6条）として行われている。しかし，静注については，医師自ら行うべき医行為であるとの見解（昭和26・9・15医収517）があり，筆者は，具体的に患者の病態，薬剤の種類，量，副作用，看護師の能力（知識，技術，経験），緊急事態発生時の対応体制等を総合して判断されるべきものと解してきた。ただしQ114で述べた通り，この行政通知は廃止された。もっとも，点滴中の患者の状態観察，同注射器の監視は看護師の業務範囲であった。

本問は医療施設の場合と異なり，人的，物的，機能的に医療体制の劣った患者居宅においての場合である。したがって，具体的事情を考慮せずに一義的に「何ら違法性はないもの」とは断定できない。医師自らなさなければならない場合もあるであろうし，医師の具体的指示の下に看護師が行ってもよい場合もあろう。一般論として述べれば，ご質問の医行為は，数日前の医師の診察患者に急変が認められず，かつ診察の範囲内のことであると認められるような場合で，医師の具体的指示に万全を期した上であれば，後者に考えてよいのではないかと筆者は解する。

なお，上記は医師法17条を中心にした違法性有無の検討であるが，実際上の

問題は，これら医行為の結果，患者が死亡したり，病状が悪化したりしたとき，患者側が医師に対して医療過誤の法的責任を追及してくる場合である（→判例）。したがって，医師は看護師に指示を出すに際して，患者の病態把握を十分に慎重にして正確を期さなければならないということになる。

医師が患者の自宅で点滴注射を行う場合の注意義務については，東京高等裁判所昭和57年4月28日判決（判例時報1050号82頁）がある。
「医学界においては，（中略）医師あるいは看護婦は点滴を行うに際しては，一定時間ごとに患者の状態を観察し，異常がないか，輸液の方法に誤りがないかなどに気を配り，状態によって必要であればいつでも輸液計画を変更することのできる体勢になければならないとされていることが認められる。

（中略）小児の域を出た未成年の患者の場合においても，医師が点滴を患家で行うことは医療設備及び監視体勢の両面から難点があるから，原則として避けるべきであるが，やむを得ずこれを行う場合には，施術にあたる医師は起り得る副作用の危険を避けるため注射の量，温度，速度を観察し，注射中重篤な副作用の前兆であるかも知れない患者の身体の微妙な変化をチェックするため，輸液完了までこれに立会い，又は看護婦などこれに準じた医学的知識を有する者をしてこれに立会わしめる義務があるものと解するのが相当である。ところで，幹大は当時満14歳であったから小児とはいえないにしても，成人にはなお数年を要する少年であり，輸液の注入には小児に準じた扱いを要し，患家における点滴の実施には右注意義務が要求されることも当然であるといわなければならない。

しかるに，控訴人は，すでに説示のとおり，被控訴人ら方において幹大に点滴を開始して間もなく，点滴中の幹大の症状の観察及び点滴方法の適否に対する監視を挙げて同人の母である被控訴人峯子（〈証拠略〉によれば，同被控訴人が看護婦に準ずる医学的知識を有する者でなかったことは明らかである）に委ねて，清水看護婦とともに帰院したものであるから，医師としての前記の注意義務を尽さなかった過失があるものといわなければならない」

❼ 医療従事者

Q128 衛生検査所における病理組織診断と医療法

> 厚生労働省は平成元年12月28日付医事第90号で「患者の組織診断は医行為か」という質問に対して「貴見の通り」と，回答しています。しかし，病理組織診断は，医療施設ではない衛生検査所で多数取り扱われています。医療は病院，診療所等の医療施設で行うものと考えていましたが，病理組織診断は，医療法の例外解釈とみてよいものでしょうか。

A

衛生検査所は「人体から排出され，又は採取された検体について第2条に規定する検査を業として行う場所（病院，診療所又は厚生労働大臣が定める施設内の場所を除く）をいう…」（臨床検査技師等に関する法律20条の3）と定められており，衛生検査所は，検体の検査（その結果の報告を含む）を行う場所である。

臨床検査技師は臨床検査技師の名称を用いて各種の検体の検査を行い，厚生労働省令で定める生理学的検査を行うことが許される。衛生検査技師は衛生検査技師の名称を用いて各種の検体の検査を行うが，生理学的検査は許されない。一般に，検査結果の信頼度を除けば，検体の検査はこれらの名称を用いないのであればこれらの資格のない者にでも行うことが許される。

病理学的検査は臨床検査技師の業務であるが（同法2条），病理組織診断は医師でなければ許されない。

医師法17条は「医師でなければ，医業をなしてはならない」と定め，この違反には罰則がある（同法31条）。業とは反覆継続の意思をもって行うことであり，医とは医行為のことであるが，医行為とは医師の医学的判断および技術をもってするのでなければ，人体に危害を及ぼすおそれのある行為と解されている。病理組織診断は，医行為であり，かつ医師が自ら行わなければならないほど高

度に危険な行為であり，いわゆる絶対的医行為である。

さて，病院，診療所は「医業…を行う場所」であり（医療法1条の5），「医療は…病院，診療所，介護老人保健施設，調剤を実施する薬局その他の医療を提供する施設（以下「医療提供施設」という），医療を受ける者の居宅等…において，医療提供施設の機能に応じ効率的に…提供されなければならない」（同法1条の2，第2項）とされ，医療の内容は包括的医療とされている（同条第1項）。

通例，医療といい，医行為といっても，法律上一義的に定義づけられているわけではなく，具体的には多様な場合が考えられる。たとえば，処方せん，診断書の発行（作成）も医行為と解されている。そして，医療施設でなされるべき医行為は，その中核は患者に対面してまたは患者の身体に直接しての行為（診察・治療）であるが，衛生検査所において，病理担当医が検体について病理組織診断を行い，それを検査報告書として発行することは現在の段階では医師法および医療法上許されていることと解される。

> **Point**
>
> 厚生労働省令で定める生理学的検査は，次に掲げる検査である。
> ①心電図検査（体表誘導によるものに限る），②心音図検査，③脳波検査（頭皮誘導によるものに限る），④筋電図検査（針電極による場合の穿刺を除く），⑤基礎代謝検査，⑥呼吸機能検査（マウスピース及びノーズクリップ以外の装着器具によるものを除く），⑦脈波検査，⑧熱画像検査，⑨眼振電図検査（冷水若しくは温水，電気又は圧迫による刺激を加えて行うものを除く），⑩重心動揺計検査，⑪超音波検査，⑫磁気共鳴画像検査，⑬眼底写真検査（散瞳薬を投与して行うものを除く），⑭毛細血管抵抗検査，⑮経皮的血液ガス分圧検査，⑯聴力検査（聴力検査の詳細はp273参照）

> **参照条文**
>
> 医師法31条〈罰則〉「①次の各号のいずれかに該当する者は，3年以下の懲役若しくは100万円以下の罰金に処し，又はこれを併科する。(1)第17条の規定に違反した者　(2)虚偽又は不正の事実に基づいて医師免許を受けた者　②前項第1号の罪を犯した者が，医師又はこれに類似した名称を用いたものであるときは，3年以下の懲役若しくは200万円以下の罰金に処し，又はこれを併科する」

❼ 医療従事者

Q129 無資格者による看護・介護の法的問題

? 「傷病者に対する療養上の世話」は看護師の業務であると思いますが，在宅において無資格者はどの程度まで看護等の行為が法律上許されるものなのでしょうか。

A 看護師，准看護師の業務は，「傷病者若しくはじょく婦に対する療養上の世話又は診療の補助を行うことを業とする」ことであり，これらの業務は看護師らの業務独占である（保健師助産師看護師法5，6，31，32条）。この違反には罰則がある（同法43条）。これらの業務は，医学・看護学の専門的知識や技能を有する者が行うのでなければ，人の生命，身体に対する危害を生ずるおそれがあるからである。したがって，無資格者が看護師の業務を行うことは許されない。

平成17年7月26日医政発0726005号により，以下の行為が原則として医師法17条，歯科医師法17条，保健師助産師看護師法31条に該当しないと行政解釈されるに至った。

1. 水銀体温計・電子体温計により腋下で体温を計測すること，および耳式電子体温計により外耳道で体温を測定すること。

2. 自動血圧測定器により血圧を測定すること。

3. 新生児以外の者であって入院加療の必要がないものに対して，動脈血酸素飽和度を測定するため，パルスオキシメーターを装着すること。

4. 軽微な切り傷，擦り傷，やけど等について，専門的な判断や技術を必要としない処置をすること（汚物で汚れたガーゼの交換を含む）。

5. 患者の状態が以下の3条件を満たしていることを医師，歯科医師または看護職員が確認し，これらの免許を有しない者による医薬品の使用の介助ができることを本人または家族に伝えている場合に，事前の本人または家族の具体的

な依頼に基づき，医師の処方を受け，あらかじめ薬袋等により患者ごとに区分し授与された医薬品について，医師または歯科医師の処方および薬剤師の服薬指導の上，看護職員の保健指導・助言を遵守した医薬品の使用を介助すること。具体的には，皮膚への軟膏の塗布（褥瘡の処置を除く），皮膚への湿布の貼付，点眼薬の点眼，一包化された内用薬の内服（舌下錠の使用も含む），肛門からの坐薬挿入または鼻腔粘膜への薬剤噴霧を介助すること。

　①患者が入院・入所して治療する必要がなく容態が安定していること。
　②副作用の危険性や投薬量の調整等のため，医師または看護職員による連続的な容態の経過観察が必要である場合ではないこと。
　③内用薬については誤嚥の可能性，坐薬については肛門からの出血の可能性など，当該医薬品の使用の方法そのものについて専門的な配慮が必要な場合ではないこと。

注）以下に掲げる行為も，原則として，医師法17条，歯科医師法17条および保健師助産師看護師法31条の規制の対象とする必要がないものであると考えられる。
　①爪そのものに異常がなく，爪の周囲の皮膚にも化膿や炎症がなく，かつ，糖尿病等の疾患に伴う専門的な管理が必要でない場合に，その爪を爪切りで切ること，および爪ヤスリでやすりがけすること。
　②重度の歯周病等がない場合の日常的な口腔内の刷掃・清拭において，歯ブラシや綿棒または巻き綿子などを用いて，歯，口腔粘膜，舌に付着している汚れを取り除き，清潔にすること。
　③耳垢を除去すること（耳垢塞栓の除去を除く）。
　④ストマ装具のパウチにたまった排泄物を捨てること（肌に接着したパウチの取り替えを除く）。
　⑤自己導尿を補助するため，カテーテルの準備，体位の保持などを行うこと。
　⑥市販のディスポーザブルグリセリン浣腸器を用いて浣腸すること。

また，平成16年10月20日医政発1020008号により，盲・聾・養護学校における標準的手順によるたんの吸引，経管栄養（胃ろう，腸ろうを含む），導尿が非該当とされた。

8 倫理

　人が，個として自ら尊厳ある存在であることを自覚するならば，当然他の人についても人としての尊厳を認めざるを得ないはずである。したがって，個として自らの生命を大事にし，自らの人格を重んじるのであれば，当然また他の人の生命・人格を尊ぶべきものとするのである。この自己愛が他に対しては思いやりとなり，人間愛に転化するのであり，そして人間愛こそが人の社会生活の根本的不変な倫理である。

　医師の患者に対する専門性は，医学，技術にあることはいうまでもないが，臨床にあっては同時に人間愛によって実践されるべきことになるのである。

　人の生命は絶対であり平等である。法律の保護する生命は生物学的生命であり，各人平等にその対象となり，基本的には人格・業績などの個人的・社会的評価による差別はない。診療の対象である人間もまたこの生物学的生命である。医師の使命は生命を救い維持することにあり，それはそれ以外の選択を許さない絶対的使命である。

　人は，この生物学的生命を基盤にして人格を形成し，文化的に生活する自律的存在であるから，身体（生命）の維持，管理，存亡について最優先の決定権を持つのであり，これが，医療の場では，患者の自己決定権といわれるものである。

　したがって，医師はその使命にもかかわらず患者の同意なくして患者の身体に対して侵襲を加えることは許されないのである。患者は自らの価値判断により自らの人生の生き方，その消長を決するのであり，医師は業務遂行上見解を異にする場合には十分な説明を尽くすものではあるが，終極には，患者の意思に道をゆずらなければならない。

　近年，患者の自己決定権，すなわち患者の同意が重視され，それとともにそのための医師の説明義務が強調されるに至り，今や従前主流であった医師のパターナリズムが批判されるようになった。しかし，医師には倫理上，診療契約の存否にかかわらず，患者を診る以上患者の危険管理責任がある。医師は，「病者を保護する責任のある者」（刑法218条）であり，治療，そのための説明義務を負うのであるから，程度に問題があるにせよ本質的にはパターナリズムが評価されてしかるべきであると筆者には思われる。

　この章では，生と死に関する倫理を中心に解説し，全章の締めくくりとしたい。

❽ 倫理

Q130 死体からのペースメーカー摘出の適法性

? ペースメーカーを装着した患者が死亡した場合，そのまま火葬するとペースメーカーの内蔵電池が爆発する可能性があるとのことで，取り外してほしいとの要請が家族からなされることがあります。死体損壊罪には当たらないのでしょうか。

A 刑法190条〈死体損壊罪〉は「死体…を損壊…した者は，3年以下の懲役に処する」と定める。同罪の保護法益は死者に対する社会的風俗としての宗教的感情である。そして同罪にいう損壊とは物理的に損傷・破壊することをいい，死体の解剖を含む。また，一部の場合でも損壊になる，とされている。

類似した問題として刑法学者の説くところによれば，「ある地方では，妊婦の死体から死胎を分離して葬らなければ，その妊婦の成仏は覚つかないとの迷信が行われているために，死体の一部にメスを加え，胎児を分離しても，死体損壊罪は成立しないと解する。迷信に端を発しているが，本質的に保護法益は害されていないからである」とある（団藤重光編『注釈刑法(4)』360頁，有斐閣，1965）。本件事実関係を前提にすれば，同器の摘出行為が同罪の保護法益を侵害するとは到底考えられない。

特に医師が行う場合はむしろ社会生活上許された範囲内の行為であり，可罰的違法性ありとはいえないと解する。

また，上記摘出行為が死体解剖保存法22条の無許可解剖に当たる疑念が起こらないわけではないが，かかる摘出行為は同法にいう解剖には該当しないと解されよう。このような摘出行為は，死体解剖保存法の予定する病理解剖，司法解剖，行政解剖を目的とする検査のために人体内部を切り開くということではなく，摘出行為の目的の正当性，医師による方法・手段の妥当性，遺族の要請によるもの等から，死体解剖保存法の規定は適用されないものと解する。

死体解剖保存法22条「第2条第1項，第14条又は第15条の規定に違反した者は，6月以下の懲役又は3万円以下の罰金に処する」

東京高等裁判所昭和29年6月8日判決（高刑集7巻5号784頁）によれば，「死体解剖保存法にいわゆる死体の解剖とは，医学上の目的で死体の局所又は全身に刃器等を以て損傷を加え，死体の内部構造を観察することをいうと解すべきであることは，鑑定人中館久平の鑑定の結果に徴しても明らかなところであるから，死体に刃器等を以て損傷を加えた場合でも，その目的及び行為の如何によっては，死体損壊と認められる場合もあり，死体解剖と認められる場合もあるのであって，単に死体を解剖したと判示しただけで被告人が具体的に如何なる行為をしたことを以て死体を解剖したと認定したかを判示しなければ，被告人の所為が果して死体解剖保存法にいわゆる死体の解剖に該当するかどうかを判定することができない。故に死体解剖保存法違反事件の有罪判決に示すべき罪となるべき事実としては，被告人が如何なる目的で，死体の如何なる部分に，如何なる損傷を加え，如何なることをしたかを判示しなければ，罪となるべき事実としての刑罰法令各本条における犯罪の構成要件に該当する具体的事実の判示を欠くものといわなければならない」としている。

なお，参考として行政通知をあげておく。

「死体の一部を摘出することは，刑法第190条の死体損壊罪を構成するものであるが，医師が患者の重大な疾病の治療を目的とし，死亡を確認した後死体の一部を摘出してこれを生体に移植する場合において，あらかじめそのことに関する本人の承諾又は遺族の承諾を得たときに限り，刑法第35条にいう「正当ノ業務ニ因リ為シタル行為」として違法性を阻却するものと思料する。なお，本件に関しては，死体解剖保存法の規定は適用されないものと解する」（昭和29・8・12医収304）

また，ペースメーカー埋込術後の患者が死亡し，死後処理としてペースメーカーを摘出した場合，その経費は保険請求はできない。死後の処置は保険診療の対象とならない。摘出ペースメーカーの処理は廃棄物処理法に従うことになる。

❽倫理

Q131 植物状態患者に対する栄養補給中断

植物状態となり，経管栄養等で延命治療がなされている患者に対し，次の行為が行われた場合，病院や家族の法的責任（民事，刑事）はどうなるでしょうか。
1. 家族の強い希望により，病院側が栄養補給チューブを抜去し，数日後に患者が死亡した場合
2. 家族が患者を退院させて自宅へ連れ帰り，栄養補給チューブを抜去したため，数日後に患者が自宅で死亡した場合

医師の使命は，患者の救命であり，延命であり，そのために治療が行われる。医師には，患者を引き受けた以上，当時の医療水準に基づく最善の医療措置を行うべき法的義務がある。患者の生命とは，生物学的生命であり，意識の有無，人格の高下などによる質的差はなく，刑法など法が保護する生命はこの意味での生命である。したがって，医師に，この法的義務違反の医療措置（作為または不作為）があり，そのために生命が傷害されると，法的責任（民事，刑事）が問題になる。

すなわち，この法的義務（治療義務，延命措置義務）に違反した措置により患者が死亡した場合には，民法415条〈債務不履行〉，同法709条〈不法行為〉の民事責任が問題になろうし，刑法218条〈保護責任者遺棄〉，同法219条〈遺棄致死傷〉が問題となろう。同法205条〈傷害致死〉は「身体を傷害し，よって人を死亡させた者は，3年以上の有期懲役に処する」と定めている。

患者本人（家族ではない）には，医療上の自己決定権があり，医療措置を拒否する権利がある，とされる。しかし，この権利行使は公序良俗に反することは許されず，社会倫理的秩序の枠内になければならない。したがって，死を容認する医療措置拒否については，患者に生物学的生命維持の可能性がある限り，医師の使命を第一義的に考え，延命措置を維持すべきであると解する。

1．患者本人が意識不明であり，本件のごとく医療措置を拒否する意思が不明の場合はもとより，拒否する意思が推定される場合においても，医師には延命措置義務があるから，人工栄養補給を中止して患者をして死に至らしめれば，刑法上前述の保護責任者遺棄罪に問われるおそれがあろう。

民事上は，家族（相続人）の強い希望によるものであるから実際上は問題にはならないであろう。

また，患者が死の末期状態にあり，既に死の経過をとりはじめた場合における補給中止であっても上記同様に解すべきであるが，学説では，この場合は，いかなる刑事責任も生じないとする有力説がある。

2．通例であれば，人工栄養補給器具を装着のまま退院し，在宅ケアに移行することになるのであろうが，この場合，在宅において家族が中断したため死に至ったのであれば，家族について前述の刑法上の問題が生ずるであろうが，病院は無関係である。病院に無断で退院した場合も同様である。

しかし，病院が退院当時において取り外し，その後補給がなされないことを承知の上で退院させたような場合には，前記遺棄罪の共犯責任の問題のおそれがあり得よう。

刑法218条〈保護責任者遺棄〉「老年者，幼年者，身体障害者又は病者を保護する責任のある者がこれらの者を遺棄し，又はその生存に必要な保護をしなかったときは，3月以上5年以下の懲役に処する」

刑法219条〈遺棄等致死傷〉「前2条の罪を犯し，よって人を死傷させた者は，傷害の罪と比較して，重い刑により処断する」

横浜地方裁判所平成7年3月28日判決，福岡高等裁判所平成14年5月9日判決，横浜地方裁判所平成17年3月25日言渡（275頁参照）

▶民事責任☞〈p80〉Q38損害賠償の対象となる過失とは何か

▶医療措置拒否☞〈p286〉Q132安楽死への対応

⑧倫理

Q132 安楽死への対応

1. 家族から，いわゆる安楽死を求められた場合の医師の対応を。
2. リビングウイル（生前遺言）があり，本人が延命治療の中止を希望していたことが明らかな場合はどうすべきでしょうか。

A

1. 安楽死は，安死術ともいわれ，病者の死苦を緩和して安楽に死なせることをいう。積極的な行為によって患者の生命を断ち患者を死苦から解放する行為，すなわち，積極的安楽死（本来の安楽死）は違法とされる。

安楽死を刑法的にどう処理するかについては，次の3つの立場がある。①生命の短縮が伴う以上，いかなる善き動機をもってしても，正当化されないとする立場，②この場合を，さらに動機に基づいて2つに分かち，苦痛を除くために殺す，つまり，生命の短縮を直接目的とすることによって，苦しみの時間を早く終結する場合と，あくまで，苦痛の除去の治療行為を行うのであるが，その条件では，治療行為が同時に生命の短縮を伴う場合に分け，後者のみを，主観的な目的や手段性の相当を根拠に正当な安楽死と認める立場，③苦痛の除去という目的，動機の価値が結果の招来を正当化するとする立場，などである。安楽死の現在の議論の中心は，苦痛の除去が，必然的に生命の短縮を伴うときに絞られており，短縮を伴うことのない場合には，刑法的には，殺人の実行行為がそもそも存しないから問題とならないし，また，苦痛のない，しかし，生存に値しない生命の毀滅を適法化しようとする議論は，今日では問題にならない。

2. 尊厳死については，本人は既に完全に意識を失っていて，本人には苦しみも激痛も全くない，ただ，近親者達が回復不能と判断し，やせ衰えて見苦しくなる前に厳かに死なせたい，と希望して死亡させるもの，たとえば，植物状態になっている患者から生命維持装置をはずすといったことであるとされている。この場合は，患者が植物状態にあり意識がないから苦痛の除去は問題ではなく，医療器械による生命維持状態自体が人間の尊厳性を犯すものであるとし

て，処置をやめ自然死に導く患者の治療拒否が問題になる。きわめて困難な問題であると思われるが，末期状態患者については，生前の本人の意思（リビングウイル），それがない場合，本人の最大の利益を考えての親権者，後見人その他身近にいる家族などの意思は尊重されるべきであろう。

判例　名古屋高等裁判所昭和37年12月22日判決（高刑集15巻9号674頁）が示した安楽死要件は，①病者が現代医学の知識と技術からみて，不治の病に冒され，しかもその死が目前に迫っていること，②病者の苦痛が甚だしく，何人も真にこれをみるに忍びない程度のものなること，③もっぱら病者の死苦の緩和の目的でなされること，④病者の意識がなお明瞭であって意思を表明できる場合には，本人の真摯な嘱託または承諾のあること，⑤医師の手によることを本則とし，これにより得ない場合には，医師により得ないと首肯するに足る特別な事情があること，⑥その方法が倫理的にも妥当なものとして認容し得るものなること，であり，横浜地方裁判所平成7年3月28日判決（判例時報1530号28頁）は，①耐えがたい肉体的苦痛があること，②死が避けられずその死期が迫っていること，③肉体的苦痛を除去・緩和するために方法を尽くし他に代替的手段がないこと，④生命短縮を承諾する明示の意思表示があること，であるとした。横浜地方裁判所判決が積極的安楽死を認めたことについては多くの議論がある。なお，同判決は尊厳死（治療行為中止が許容される要件）について次の通り判示している。①患者が治癒不可能な病気に冒され，回復の見込みがなく死が避けられない末期状態にあること，②治療行為の中止を求める患者の意思表示が存在し，それは治療行為の中止を行う時点で存在すること（患者のリビングウイル。これなき場合，家族による患者の推定的意思），③治療行為の対象となる措置は，薬物投与，化学療法，人工透析，人工呼吸器…生命維持のための治療措置など，すべてが対象となってよいと考えられる。しかし，どのような措置を何時どの時点で中止するかは，死期の切迫の程度，当該措置の中止による死期への影響の程度を考慮して，医学的にもはや無意味であるとの適正さを判断し，自然の死を迎えさせるという目的に沿って決定されるべきである。

なお，スティーブンス・ジョンソン症候群で入院中，緑膿菌感染症を併発し死亡した患者の準安楽死的治療拒否を認めなかった福岡高等裁判所平成14年5月9日判決（判例時報1835号36頁）があり，気管支喘息重積発作に伴う低酸素性脳損傷により危篤状態となった患者に対する抜管治療中止殺人被告事件の有罪判決（横浜地方裁判所平成17年3月25日言渡・判例時報1909号130頁）がある。

❽ 倫理

Q133 認知症患者の家族による終末期医療の事前指示書の効力

認知症患者が終末期医療について意思表明できず，家族が事前指示書に記入した場合，法的効力はあるのでしょうか。また，そういう患者の意思を確認する場合，どういう手順を踏むべきでしょうか。

A 本人の意思によって「延命治療を受けない」ということを尊重することは，死期が間近に迫っていて延命治療がもはや無益と判断された場合，本人が最期の瞬間まで尊厳を持って生きるために必要なことであり，本人の自己決定権尊重の趣旨から認められるべきである。これに対し，本人が認知症・意識障害などでその意思を表明できない場合，家族に「事前指示書」を記入してもらう場合が医療現場では往々にしてある。家族が「事前指示書」に延命治療はしないと記載していたのでそれを尊重して終末期医療を行ったところ，本人の死後に別の家族（本人と離れて暮らしていた人が多い）から，延命治療をして少しでも長く生きていてほしかったという苦情が出るケースがあり，時に訴訟にまで発展する場合すらある。

「事前指示書」とは，意思能力のある人が，将来，意思能力を失った場合に備えて，治療に関する指示を事前に与えるための書類であり，これは自己決定権を尊重する趣旨から尊重されなければならないが，家族の「事前指示書」というのは，これとはまったく性質が異なるものである。すなわち，家族の「事前指示書」というのは，あくまで家族が治療内容の希望を記したもので，本人の自己決定権を尊重する趣旨の本人の「事前指示書」とは異なるものであり，法的な効力はない。

厚生労働省医政局長通知による「終末期医療の決定プロセスに関するガイドライン」によると，患者の意思の確認ができない場合には，次のような手順によ

り，医療・ケアチームの中で慎重な判断を行う必要があるとされている。

「①家族が患者の意思を推定できる場合には，その推定意思を尊重し，患者にとっての最善の治療方針をとることを基本とする。②家族が患者の意思を推定できない場合には，患者にとって何が最善であるかについて家族と十分に話し合い，患者にとっての最善の治療方針をとることを基本とする。③家族がいない場合及び家族が判断を医療・ケアチームに委ねる場合には，患者にとって最善の治療方針をとることを基本とする」

同ガイドラインをとりまとめた「終末期医療の決定プロセスのあり方に関する検討会」での，議論の内容をまとめた「終末期医療の決定プロセスに関するガイドライン解説編」によると，上記の家族とは，「患者が信頼を寄せ，終末期の患者を支える存在であるという趣旨ですから，法的な意味での親族関係のみを意味せず，より広い範囲の人を含みます（このガイドラインの他の箇所で使われている意味も同様です）」とされている。また，「患者の意思決定が確認できない場合には家族の役割がいっそう重要になります。その場合にも，患者が何を望むかを基本とし，それがどうしてもわからない場合には，患者の最善の利益が何であるかについて，家族と医療・ケアチームが十分に話し合い，合意を形成することが必要です」とされ，「家族がいない場合及び家族が判断せず，決定を医療・ケアチームに委ねる場合には，医療・ケアチームが医療の妥当性・適切性を判断して，その患者にとって最善の医療を実施する必要があります。なお家族が判断を委ねる場合にも，その決定内容を説明し十分に理解してもらうよう努める必要があります」とされている。

❽ 倫理

Q134 法律上の死の定義

？ 法律上の死の定義とはどのようなものなのでしょうか。脳死，臓器移植との関係についても併せて。

A 人の終期は死である。民法上人は死亡により権利能力を失い，相続が開始するし，刑法上，たとえば，死体は殺人罪の対象でなくなり，死体損壊になる。医師の治療義務もなくなる。

それでは人の死とは何か。死の時期はいつか。法律は正面切ってこれを規定していない。成文法としては，「死産の届出に関する規程」（昭和21・9・30厚令42）2条「死児とは出産後において心臓膊動，随意筋の運動及び呼吸のいづれをも認めないものをいふ」が唯一のものとされる。従来より医師の慣行において死とは呼吸の停止，心臓停止，瞳孔の散大によって表され（3徴候説・心臓死説），社会もこれを容認してきて，何ら問題は起きなかったのである。もちろん，3徴候説によるも脳の機能を廃絶するのであるが，医療の進歩は，臓器移植を可能にし，当然のことながら新鮮な移植臓器が要望されること，他方において，人工呼吸器の発達は脳機能が停止しても人工的に心臓が動いているという状態を出現させた。そこで，人工呼吸器により心臓を動かしていても脳の機能が脳全体として完全に停止した，すなわち脳死の時期において，人の死，すなわち個体死と認めようという考えが出てきたのである。

脳死を認める説でも，脳波停止説，全脳脳死説，脳幹脳死説，大脳脳死説に分かれるが，全脳脳死説が多数説になっている。厚生労働省「脳死に関する研究班」の「脳死の判定指針および判定基準」（昭和61年12月6日）は，「脳死とは脳幹を含む全脳髄の不可逆的な機能喪失の状態である」と定義し，「全脳髄の機能喪失は決して全脳髄のすべての細胞が同時に死んだことを意味しない。それ

は，ちょうど従来の心停止による死の判定がからだ全体のすべての細胞が同時に死んだことを意味しないのと同様である。脳死はあくまで臨床的概念である」としている。

「臓器の移植に関する法律」(平成9・7・16法律104)6条1項で「医師は，次の各号のいずれかに該当する場合には，移植術に使用されるための臓器を，死体(脳死した者の身体を含む。以下同じ)から摘出することができる」，同条2項で「前項に規定する「脳死した者の身体」とは，脳幹を含む全脳の機能が不可逆的に停止するに至ったと判定された者の身体をいう」と定め，脳死判定については，同法施行規則(平成9・10・8厚令78)および指針(ガイドライン)(平成9・10・8健医発1329)がある(この施行規則およびガイドラインはその後新しい内容に変更されてきている)。

さて，民法上相続の開始時期，刑法上の殺人罪の成否など法的問題点としては，死亡時期が重要である。夫婦間に未婚の少年を持つ家族にあって，父子が交通事故で重傷を負った場合，父子の死亡時期によって妻の相続分が違ってくる。父が先に死亡すれば妻と子が相続し，子が死亡した時点で子の相続人にも母がなるし，また子が先に死亡すれば父の死亡のときには妻と父方の直系尊属(父母)，これを欠くときはその兄弟姉妹にまで相続が及ぶことになる。

▶ 死体損壊ほか〈p282〉**Q130**死体からのペースメーカー摘出の適法性
▶ 死産の届出に関する規程ほか〈p292〉**Q135**胎児組織の取扱い

⑧ 倫理

Q135 胎児組織の取扱い

? 流産した胎児組織を研究用として用いるには，死体解剖保存法以外に法的な取り決めがあるのでしょうか。また，週数による差異はあるのでしょうか。

A 死体解剖保存法でいう「死体」には，妊娠4月以上の死胎を含むとされる。言い換えれば，同法の死体には妊娠4月未満の胎児は含まれないということである。刑法190条〈死体遺棄損壊罪〉でいう「死体」には，学説では，妊娠4月未満の死胎であっても，それが既に人の形体を具え，宗教的記念・崇敬の対象となり得るものであれば，同条の死体に含まれると解されている。したがって，死胎の妊娠週数によって法の取扱いに差異が出ることがあることがわかる。

さて，本件のように，医師が通例の場合で「流産した胎児組織を研究用として用いる」という場合であるならば，特段の事情のある場合のほか，刑法190条には当たらないであろう。妊娠4月以上の死胎の場合には，当然，死体解剖保存法の適用を受ける。また，妊娠4月未満の死胎の場合には，「流産した4月未満の死胎等の保存その他の処理に関しては，現行法上特別の規定がなされていないので，一般の社会通念に反しないように処置されれば差し支えないと考える」（厚生労働省行政解釈；昭和25・2・2医収67）と解されている。

しかし，胎児の臓器・組織の研究，移植等に関しては，昨今医界において多くの議論のあるところである。わが国では，日本産科婦人科学会が作成したガイドライン（昭和62年1月）があり，また，AMA（米国医師会）では，「政府に代わって倫理規定を制定し，①胎児の組織の売買は一切禁止する，としている。また，②妊娠中の婦人本人が中絶を自分で決意するまでは，移植や胎児組織利用の話を持ち出してはならない，③中絶した胎児が現在の最高技術をもっ

てしても生存不可能であることを確認しなければならない ―― 等を決めている」(廣瀬輝夫「生体臓器部分移植と胎児組織移植の倫理」日本医事新報3447号103頁)という。

医師が所属する学会の見解を尊重するということは、医師としての社会通念であろう。

死産証書(死胎検案書)の作成についても、満12週以後(妊娠4月以上)の死産が該当することとなっている。これは、「死産の届出に関する規程」(昭和21・9・30厚令42)2条「この規程で、死産とは妊娠第4月以後における死児の出産をいい、死児とは出産後において心臓膊動、随意筋の運動及び呼吸のいづれをも認めないものをいふ」に基づくものである。

▶死体解剖保存法 ☞ 〈p282〉**Q130** 死体からのペースメーカー摘出の適法性

▶死体 ☞ 〈p290〉**Q134** 法律上の死の定義

Column 46

死体からの組織採取

「遺体から表在リンパ節を一部摘出したり、切開あるいは穿刺針により内臓の組織の一部採取を行う場合、家族の了解を得ればよいか」との質問を受けた。質問の所為はもとより医師による場合と思われるが、それにしても原則論からいえば、死体からのこのような穿刺、組織採取は、正当な事由がない限り、刑法190条の死体損壊罪に当たり、違法である。しかし、死体解剖保存法によりなされる場合は当然、適法である。刑事訴訟法等による検視等の場合は議論のあるところであるが、遺族の承諾の下では許されるとする説が多いようである。その理由は、刑法190条の意義は、死者に対する宗教的崇敬感情の保護を目的とするとして規定されたものであるから、犯罪捜査上の検視の際、立ち会い医師をして、その死因究明のため、この程度の採取行為は同罪に該当しないと解するのである。

実際的に後の紛争を回避する立場からすれば、このような採取の必要性があると考える場合は、死体解剖保存法によるか、司法検視等を求めるかなど、法に定める手続きによることが望ましいと筆者は解する。

❽ 倫理

Q136 入院保証金の上限

1. 医療機関に入院する場合の，いわゆる「入院保証金」には，法的な制限があるのでしょうか。
2. 入院保証金が高額になることに問題はないのでしょうか。

A 患者の入院に際しては，医療機関（の開設者）と患者（本人または家族など）との間に入院を内容とする診療契約が締結されるのであり，相互に債権債務を負うことになる。すなわち，通例，医療機関側は患者に対して当時の医療水準による診療を行う債務を負うとともに，入院治療費，診療報酬などの請求権を得るし，患者側は診療を求める権利を得るとともに，診療協力債務，入院治療費，報酬の支払債務を負うことになる。保険診療にあっては，診療報酬は保険者の負担であるが，患者側には一部負担金，差額ベッド料，債務不履行による損害賠償債務などの諸債務があり得る。入院保証金は，これらの債務の担保として患者側から医療機関側へ交付される金銭であるが，診療を目的とする診療契約と一体をなすものであるから，医師法19条1項〈応招義務〉「診療に従事する医師は，診察治療の求があつた場合には，正当な事由がなければ，これを拒んではならない」の公的義務かつ民法90条〈公序良俗〉「公の秩序又は善良の風俗に反する事項を目的とする法律行為は，無効とする」の制約を受けることはいうまでもない。

1. 入院保証金に法的な制限，すなわち上限についての取締規制がなされているかどうか，であるが，たとえば暴利取締のような法的制限はないようである。しかし，高額な保証金を提供するのでなければ入院を認めないとすることは，応招義務違反になるおそれがあり，医師法7条第2項〈医師免許の取消，業務停止など〉「医師としての品位を損するような行為」に当たるおそれがある。また，公序良俗違反になるおそれも起こり得る。

2. 入院保証金が高額になることに問題はないかという点であるが，前述の枠を超すことはできない。患者側の無知，窮迫に乗ずるようなことは許されない。それにもかかわらず高額な入院保証金を受けた場合，公序良俗違反を理由として返還を求められたときには返還しなければならないことも起こり得よう。

さて，それでは入院保証金の適正額はいくらかということになるが，ケース・バイ・ケースで，上述の枠の中で社会常識によって決めることになると思われる。

Point !
保証金とは，一般的には，何らかの事柄や行為を担保するために交付される金銭のことであり，一定の債務の担保とされる金銭とされることが多い。入院保証金は，患者側が負うべき入院諸費用の支払い担保であり，その主なものは手術等諸治療費，報酬等になろう。したがって，保証金の上限も自ずから予想される諸費用の何割ということになろう。通例，患者が引き起こすであろう契約違反や不法行為による損害賠償額までも予想・計算することはないから，保険診療の現在，特別の場合を除いて，それほど高額にはならないのではなかろうかと思われる。いずれにしても，入院に際して医療機関側から患者側に対して十分な説明がなされることが望ましい。

Reference ▶応招義務違反 ※お 〈p14〉 **Q6** 時間外診療拒否の法的責任

❽ 倫理

Q137 患者からの金品の贈与

?
1. 病院に勤務する医師ですが，受け持った患者が手術の後や退院時に「感謝の気持ち」として，金品を贈り物として届けてくることがあります。金品を授受した場合，医師に対して法的側面から問題は生じないものでしょうか。
2. 法人経営の病院が，一口5,000円（利息付き）で患者から病院建設資金を募集することは，法的に問題となるでしょうか。

A
1. 医の倫理については十分ご承知のことなのであえて述べないが，医業は患者により差別されることなく公正に行われ，信頼されなければならない。弱者とされる患者の経済力は様々であり，気持ちはあっても贈り物のできない者もあろうが，いずれにしても，医業の対価は，保険診療であれば健康保険法その他保険法の定める額であり，自由診療であれば診療契約の定める額であって，それ以上の金品の提供は求めるべきではなく，受け取るべきものでもない。外面上，患者は任意提供のようにみえても，心理的強制を感じた結果もあり得よう。

病院および医師を含めて従業者は，病院の信用，公正な医業への信頼を求め，それを維持・確保するためには，患者よりの金品の贈与は一般的対応として丁重に謝絶することが，結局はその目的に沿うことになろう。

法的問題としては，国公立病院であれば，医師は公務員であるから国家公務員法，地方公務員法上の服務規律違反の問題が起こるおそれがあり，私立病院では，就業規則に定めがあれば，同規則違反の問題が生ずるおそれがあろう。また，公務員の場合，金品の程度がいわゆる社会的儀礼の範囲を超え，特別の治療の謝礼であれば，刑法197条〈収賄罪〉の問題が起こるおそれもあろう。

この種の問題は，その病院の管理上の問題であり，医の倫理の問題である。一般論としては，患者よりの金品の贈与は遠慮すべきであり，これを病院，医師

の方針とすべきであろう。

2．医療法人、または特例社団法人等が病院建設のための資金を多数の患者より、利息付きで公募して借り入れる行為が適法か違法かの問題については、原則としてその患者が判断能力のある成人であり、真摯・任意にこれに応じたものなのかどうか（病院と患者間の力関係、信頼関係、実際上強制力が働かなかったかどうか、詐欺的行為がなかったかどうか等）、借入れに際して特別の利益供与の約束があったかどうか、借入れに応じた患者とこれに応じなかった患者間の診療、待遇上の差異があるのかどうか、募集方法が医療法第4章に触れていないか等が検討されなければならない。

法律上は、出資の受入れ、預り金および金利等の取締りに関する法律、医療法、刑法上の諸問題の検討が必要である。

一般的には、病院の建設資金の借入れは、周知のように、独立行政法人福祉医療機構法による融資か、医師会あっせん銀行融資によるようであるが、あえて患者よりの公募によるのは、返済保証、担保問題を含めて以上の諸法律上の諸問題に目が向けられがちになり、望ましい資金調達手段とも考えられないように筆者には思われる。

なお、医療機関債発行については、同ガイドライン行政通知（平成16・10・25医政発1025003）を確認する必要がある。

> **Point !**
>
> 医師は医業に当たって営利を目的としない。
>
> 医業は営利を目的とするものではないが、医師に課せられた社会的責任の重大さに鑑み、その責任に見合う報酬と、健全な医業経営のための適当な医療報酬は必要である。この場合、何が適正な報酬であるかを決めることは必ずしも容易ではない。そのためには、医師が社会の人たちから信頼され、また医師の責任の重大さやその診療内容に見合った評価がなされることが前提となる。医療内容を疎かにしたり、誇大広告や不当な手段による患者集めなど、社会常識に反して利益追求に走ることがあってはならない（日本医師会・医の倫理綱領6、平成12年4月2日）。

資料編

医師法

第一章 総　則
第一条　医師は、医療及び保健指導を掌ることによつて公衆衛生の向上及び増進に寄与し、もつて国民の健康な生活を確保するものとする。

第二章 免　許
第二条　医師になろうとする者は、医師国家試験に合格し、厚生労働大臣の免許を受けなければならない。

第三条　未成年者、成年被後見人又は被保佐人には、免許を与えない。

第四条　次の各号のいずれかに該当する者には、免許を与えないことがある。
一　心身の障害により医師の業務を適正に行うことができない者として厚生労働省令で定めるもの
二　麻薬、大麻又はあへんの中毒者
三　罰金以上の刑に処せられた者
四　前号に該当する者を除くほか、医事に関し犯罪又は不正の行為のあつた者

第五条　厚生労働省に医籍を備え、登録年月日、第七条第一項又は第二項の規定による処分に関する事項その他の医師免許に関する事項を登録する。

第六条　免許は、医師国家試験に合格した者の申請により、医籍に登録することによつて行う。
2　厚生労働大臣は、免許を与えたときは、医師免許証を交付する。
3　医師は、厚生労働省令で定める二年ごとの年の十二月三十一日現在における氏名、住所（医業に従事する者については、更にその場所）その他厚生労働省令で定める事項を、当該年の翌年一月十五日までに、その住所地の都道府県知事を経由して厚生労働大臣に届け出なければならない。

第六条の二　厚生労働大臣は、医師免許を申請した者について、第四条第一号に掲げる者に該当すると認め、同条の規定により免許を与えないこととするときは、あらかじめ、当該申請者にその旨を通知し、その求めがあつたときは、厚生労働大臣の指定する職員にその意見を聴取させなければならない。

第七条　医師が、第三条に該当するときは、厚生労働大臣は、その免許を取り消す。

２　医師が第四条各号のいずれかに該当し、又は医師としての品位を損するような行為のあつたときは、厚生労働大臣は、次に掲げる処分をすることができる。
　　一　戒告
　　二　三年以内の医業の停止
　　三　免許の取消し

３　前二項の規定による取消処分を受けた者（第四条第三号若しくは第四号に該当し、又は医師としての品位を損するような行為のあつた者として前項の規定による取消処分を受けた者にあつては、その処分の日から起算して五年を経過しない者を除く。）であつても、その者がその取消しの理由となつた事項に該当しなくなつたとき、その他その後の事情により再び免許を与えるのが適当であると認められるに至つたときは、再免許を与えることができる。この場合においては、第六条第一項及び第二項の規定を準用する。

４　厚生労働大臣は、前三項に規定する処分をなすに当つては、あらかじめ、医道審議会の意見を聴かなければならない。

５　厚生労働大臣は、第一項又は第二項の規定による免許の取消処分をしようとするときは、都道府県知事に対し、当該処分に係る者に対する意見の聴取を行うことを求め、当該意見の聴取をもつて、厚生労働大臣による聴聞に代えることができる。

６　行政手続法（平成五年法律第八十八号）第三章第二節（第二十五条、第二十六条及び第二十八条を除く。）の規定は、都道府県知事が前項の規定により意見の聴取を行う場合について準用する。この場合において、同節中「聴聞」とあるのは「意見の聴取」と、同法第十五条第一項中「行政庁」とあるのは「都道府県知事」と、同条第三項（同法第二十二条第三項において準用する場合を含む。）中「行政庁は」とあるのは「都道府県知事は」と、「当該行政庁が」とあるのは「当該都道府県知事が」と、「当該行政庁の」とあるのは「当該都道府県の」と、同法第十六条第四項並びに第十八条第一項及び第三項中「行政庁」とあるのは「都道府県知事」と、同法第十九条第一項中「行政庁が指名する職員その他政令で定める者」とあるのは「都道府県知事が指名する職員」と、同法第二十条第一項、第二項及び第四項中「行政庁」とあるのは「都道府県」と、同条第六項及び同法第二十四条第三項中「行政庁」とあるのは「都道府県知事」と読み替えるものとする。

７　厚生労働大臣は、都道府県知事から当該処分の原因となる事実を証する書類その他意見の聴取を行う上で必要となる書類を求められた場合には、速やかにそれら

を当該都道府県知事あて送付しなければならない。

8 都道府県知事は、第五項の規定により意見の聴取を行う場合において、第六項において読み替えて準用する行政手続法第二十四条第三項の規定により同条第一項の調書及び同条第三項の報告書の提出を受けたときは、これらを保存するとともに、当該調書及び報告書の写しを厚生労働大臣に提出しなければならない。この場合において、当該処分の決定についての意見があるときは、当該写しのほか当該意見を記載した意見書を提出しなければならない。

9 厚生労働大臣は、意見の聴取の終結後に生じた事情に鑑み必要があると認めるときは、都道府県知事に対し、前項前段の規定により提出された調書及び報告書の写し並びに同項後段の規定により提出された意見書を返戻して主宰者に意見の聴取の再開を命ずるよう求めることができる。行政手続法第二十二条第二項本文及び第三項の規定は、この場合について準用する。

10 厚生労働大臣は、当該処分の決定をするときは、第八項の規定により提出された意見書並びに調書及び報告書の写しの内容を十分参酌してこれをしなければならない。

11 厚生労働大臣は、第二項の規定による医業の停止の命令をしようとするときは、都道府県知事に対し、当該処分に係る者に対する弁明の聴取を行うことを求め、当該弁明の聴取をもつて、厚生労働大臣による弁明の機会の付与に代えることができる。

12 前項の規定により弁明の聴取を行う場合において、都道府県知事は、弁明の聴取を行うべき日時までに相当な期間をおいて、当該処分に係る者に対し、次に掲げる事項を書面により通知しなければならない。

　一　第二項の規定を根拠として当該処分をしようとする旨及びその内容
　二　当該処分の原因となる事実
　三　弁明の聴取の日時及び場所

13 厚生労働大臣は、第十一項に規定する場合のほか、厚生労働大臣による弁明の機会の付与に代えて、医道審議会の委員に、当該処分に係る者に対する弁明の聴取を行わせることができる。この場合においては、前項中「前項」とあるのは「次項」と、「都道府県知事」とあるのは「厚生労働大臣」と読み替えて、同項の規定を適用する。

14 第十二項(前項後段の規定により読み替えて適用する場合を含む。)の通知を受けた者は、代理人を出頭させ、かつ、証拠書類又は証拠物を提出することができる。

15　都道府県知事又は医道審議会の委員は、第十一項又は第十三項前段の規定により弁明の聴取を行つたときは、聴取書を作り、これを保存するとともに、報告書を作成し、厚生労働大臣に提出しなければならない。この場合において、当該処分の決定についての意見があるときは、当該意見を報告書に記載しなければならない。
16　厚生労働大臣は、第五項又は第十一項の規定により都道府県知事が意見の聴取又は弁明の聴取を行う場合においては、都道府県知事に対し、あらかじめ、次に掲げる事項を通知しなければならない。
　一　当該処分に係る者の氏名及び住所
　二　当該処分の内容及び根拠となる条項
　三　当該処分の原因となる事実
17　第五項の規定により意見の聴取を行う場合における第六項において読み替えて準用する行政手続法第十五条第一項の通知又は第十一項の規定により弁明の聴取を行う場合における第十二項の通知は、それぞれ、前項の規定により通知された内容に基づいたものでなければならない。
18　第五項若しくは第十一項の規定により都道府県知事が意見の聴取若しくは弁明の聴取を行う場合又は第十三項前段の規定により医道審議会の委員が弁明の聴取を行う場合における当該処分については、行政手続法第三章（第十二条及び第十四条を除く。）の規定は、適用しない。

第七条の二　厚生労働大臣は、前条第二項第一号若しくは第二号に掲げる処分を受けた医師又は同条第三項の規定により再免許を受けようとする者に対し、医師としての倫理の保持又は医師として具有すべき知識及び技能に関する研修として厚生労働省令で定めるもの（以下「再教育研修」という。）を受けるよう命ずることができる。
2　厚生労働大臣は、前項の規定による再教育研修を修了した者について、その申請により、再教育研修を修了した旨を医籍に登録する。
3　厚生労働大臣は、前項の登録をしたときは、再教育研修修了登録証を交付する。
4　第二項の登録を受けようとする者及び再教育研修修了登録証の書換交付又は再交付を受けようとする者は、実費を勘案して政令で定める額の手数料を納めなければならない。
5　前条第十一項から第十八項まで（第十三項を除く。）の規定は、第一項の規定による命令をしようとする場合について準用する。この場合において、必要な技術的読替えは、政令で定める。

第七条の三　厚生労働大臣は、医師について第七条第二項の規定による処分をすべき

か否かを調査する必要があると認めるときは、当該事案に関係する者若しくは参考人から意見若しくは報告を徴し、診療録その他の物件の所有者に対し、当該物件の提出を命じ、又は当該職員をして当該事案に関係のある病院その他の場所に立ち入り、診療録その他の物件を検査させることができる。

2　前項の規定により立入検査をしようとする職員は、その身分を示す証明書を携帯し、関係人の請求があつたときは、これを提示しなければならない。

3　第一項の規定による立入検査の権限は、犯罪捜査のために認められたものと解してはならない。

第八条　この章に規定するもののほか、免許の申請、医籍の登録、訂正及び抹消、免許証の交付、書換交付、再交付、返納及び提出並びに住所の届出に関して必要な事項は政令で、第七条の二第一項の再教育研修の実施、同条第二項の医籍の登録並びに同条第三項の再教育研修修了登録証の交付、書換交付及び再交付に関して必要な事項は厚生労働省令で定める。

第三章　試　験

第九条　医師国家試験は、臨床上必要な医学及び公衆衛生に関して、医師として具有すべき知識及び技能について、これを行う。

第十条　医師国家試験及び医師国家試験予備試験は、毎年少くとも一回、厚生労働大臣が、これを行う。

2　厚生労働大臣は、医師国家試験又は医師国家試験予備試験の科目又は実施若しくは合格者の決定の方法を定めようとするときは、あらかじめ、医道審議会の意見を聴かなければならない。

第十一条　医師国家試験は、左の各号の一に該当する者でなければ、これを受けることができない。

　一　学校教育法（昭和二十二年法律第二十六号）に基づく大学（以下単に「大学」という。）において、医学の正規の課程を修めて卒業した者
　二　医師国家試験予備試験に合格した者で、合格した後一年以上の診療及び公衆衛生に関する実地修練を経たもの
　三　外国の医学校を卒業し、又は外国で医師免許を得た者で、厚生労働大臣が前二号に掲げる者と同等以上の学力及び技能を有し、且つ、適当と認定したもの

第十二条　医師国家試験予備試験は、外国の医学校を卒業し、又は外国で医師免許を得た者のうち、前条第三号に該当しない者であつて、厚生労働大臣が適当と認定し

たものでなければ、これを受けることができない。

第十三条及び第十四条　削除

第十五条　医師国家試験又は医師国家試験予備試験に関して不正の行為があつた場合には、当該不正行為に関係のある者について、その受験を停止させ、又はその試験を無効とすることができる。この場合においては、なお、その者について、期間を定めて試験を受けることを許さないことができる。

第十六条　この章に規定するものの外、試験の科目、受験手続その他試験に関して必要な事項及び実地修練に関して必要な事項は、厚生労働省令でこれを定める。

第三章の二 ● 臨床研修

第十六条の二　診療に従事しようとする医師は、二年以上、医学を履修する課程を置く大学に附属する病院又は厚生労働大臣の指定する病院において、臨床研修を受けなければならない。

2　厚生労働大臣は、前項の規定により指定した病院が臨床研修を行うについて不適当であると認めるに至つたときは、その指定を取り消すことができる。

3　厚生労働大臣は、第一項の指定又は前項の指定の取消しをしようとするときは、あらかじめ、医道審議会の意見を聴かなければならない。

4　第一項の規定の適用については、外国の病院で、厚生労働大臣が適当と認めたものは、同項の厚生労働大臣の指定する病院とみなす。

第十六条の三　臨床研修を受けている医師は、臨床研修に専念し、その資質の向上を図るように努めなければならない。

第十六条の四　厚生労働大臣は、第十六条の二第一項の規定による臨床研修を修了した者について、その申請により、臨床研修を修了した旨を医籍に登録する。

2　厚生労働大臣は、前項の登録をしたときは、臨床研修修了登録証を交付する。

第十六条の五　前条第一項の登録を受けようとする者及び臨床研修修了登録証の書換交付又は再交付を受けようとする者は、実費を勘案して政令で定める額の手数料を納めなければならない。

第十六条の六　この章に規定するもののほか、第十六条の二第一項の指定、第十六条の四第一項の医籍の登録並びに同条第二項の臨床研修修了登録証の交付、書換交付及び再交付に関して必要な事項は、厚生労働省令で定める。

第四章 ● 業　務

第十七条　医師でなければ、医業をなしてはならない。

第十八条　医師でなければ、医師又はこれに紛らわしい名称を用いてはならない。

第十九条　診療に従事する医師は、診察治療の求があつた場合には、正当な事由がなければ、これを拒んではならない。

2　診察若しくは検案をし、又は出産に立ち会つた医師は、診断書若しくは検案書又は出生証明書若しくは死産証書の交付の求があつた場合には、正当な事由がなければ、これを拒んではならない。

第二十条　医師は、自ら診察しないで治療をし、若しくは診断書若しくは処方せんを交付し、自ら出産に立ち会わないで出生証明書若しくは死産証書を交付し、又は自ら検案をしないで検案書を交付してはならない。但し、診療中の患者が受診後二十四時間以内に死亡した場合に交付する死亡診断書については、この限りでない。

第二十一条　医師は、死体又は妊娠四月以上の死産児を検案して異状があると認めたときは、二十四時間以内に所轄警察署に届け出なければならない。

第二十二条　医師は、患者に対し治療上薬剤を調剤して投与する必要があると認めた場合には、患者又は現にその看護に当つている者に対して処方せんを交付しなければならない。ただし、患者又は現にその看護に当つている者が処方せんの交付を必要としない旨を申し出た場合及び次の各号の一に該当する場合においては、この限りでない。

　一　暗示的効果を期待する場合において、処方せんを交付することがその目的の達成を妨げるおそれがある場合

　二　処方せんを交付することが診療又は疾病の予後について患者に不安を与え、その疾病の治療を困難にするおそれがある場合

　三　病状の短時間ごとの変化に即応して薬剤を投与する場合

　四　診断又は治療方法の決定していない場合

　五　治療上必要な応急の措置として薬剤を投与する場合

　六　安静を要する患者以外に薬剤の交付を受けることができる者がいない場合

　七　覚せい剤を投与する場合

　八　薬剤師が乗り組んでいない船舶内において薬剤を投与する場合

第二十三条　医師は、診療をしたときは、本人又はその保護者に対し、療養の方法その他保健の向上に必要な事項の指導をしなければならない。

第二十四条　医師は、診療をしたときは、遅滞なく診療に関する事項を診療録に記載しなければならない。

2　前項の診療録であつて、病院又は診療所に勤務する医師のした診療に関するも

のは、その病院又は診療所の管理者において、その他の診療に関するものは、その医師において、五年間これを保存しなければならない。

第二十四条の二　厚生労働大臣は、公衆衛生上重大な危害を生ずる虞がある場合において、その危害を防止するため特に必要があると認めるときは、医師に対して、医療又は保健指導に関し必要な指示をすることができる。

2　厚生労働大臣は、前項の規定による指示をするに当つては、あらかじめ、医道審議会の意見を聴かなければならない。

第五章　医師試験委員

第二十五条及び第二十六条　削除

第二十七条　医師国家試験及び医師国家試験予備試験に関する事務をつかさどらせるため、厚生労働省に医師試験委員を置く。

2　医師試験委員に関し必要な事項は、政令で定める。

第二十八条及び第二十九条　削除

第三十条　医師試験委員その他医師国家試験又は医師国家試験予備試験に関する事務をつかさどる者は、その事務の施行に当たつて厳正を保持し、不正の行為のないようにしなければならない。

第三十条の二　厚生労働大臣は、医療を受ける者その他国民による医師の資格の確認及び医療に関する適切な選択に資するよう、医師の氏名その他の政令で定める事項を公表するものとする。

第五章の二　雑　則

第三十条の三　第六条第三項、第七条第五項及び第九項前段、同条第十一項及び第十二項（これらの規定を第七条の二第五項において準用する場合を含む。）、第七条第六項において準用する行政手続法第十五条第一項及び第三項（同法第二十二条第三項において準用する場合を含む。）、第十六条第四項、第十八条第一項及び第三項、第十九条第一項、第二十条第六項並びに第二十四条第三項並びに第七条第九項後段において準用する同法第二十二条第三項において準用する同法第十五条第三項の規定により都道府県が処理することとされている事務は、地方自治法（昭和二十二年法律第六十七号）第二条第九項第一号に規定する第一号法定受託事務とする。

第六章　罰　則

第三十一条　次の各号のいずれかに該当する者は、三年以下の懲役若しくは百万円以下の罰金に処し、又はこれを併科する。
　　一　第十七条の規定に違反した者
　　二　虚偽又は不正の事実に基づいて医師免許を受けた者
　2　前項第一号の罪を犯した者が、医師又はこれに類似した名称を用いたものであるときは、三年以下の懲役若しくは二百万円以下の罰金に処し、又はこれを併科する。

第三十二条　第七条第二項の規定により医業の停止を命ぜられた者で、当該停止を命ぜられた期間中に、医業を行つたものは、一年以下の懲役若しくは五十万円以下の罰金に処し、又はこれを併科する。

第三十三条　第三十条の規定に違反して故意若しくは重大な過失により事前に試験問題を漏らし、又は故意に不正の採点をした者は、一年以下の懲役又は五十万円以下の罰金に処する。

第三十三条の二　次の各号のいずれかに該当する者は、五十万円以下の罰金に処する。
　　一　第六条第三項、第十八条、第二十条から第二十二条まで又は第二十四条の規定に違反した者
　　二　第七条の二第一項の規定による命令に違反して再教育研修を受けなかつた者
　　三　第七条の三第一項の規定による陳述をせず、報告をせず、若しくは虚偽の陳述若しくは報告をし、物件を提出せず、又は検査を拒み、妨げ、若しくは忌避した者

第三十三条の三　法人の代表者又は法人若しくは人の代理人、使用人その他の従業者が、その法人又は人の業務に関して前条第三号の違反行為をしたときは、行為者を罰するほか、その法人又は人に対しても同条の罰金刑を科する。

附　則（略）

保健師助産師看護師法

第一章 ● 総　則

第一条　この法律は、保健師、助産師及び看護師の資質を向上し、もつて医療及び公衆衛生の普及向上を図ることを目的とする。

第二条　この法律において「保健師」とは、厚生労働大臣の免許を受けて、保健師の名称を用いて、保健指導に従事することを業とする者をいう。

第三条　この法律において「助産師」とは、厚生労働大臣の免許を受けて、助産又は妊婦、じよく婦若しくは新生児の保健指導を行うことを業とする女子をいう。

第四条　削除

第五条　この法律において「看護師」とは、厚生労働大臣の免許を受けて、傷病者若しくはじよく婦に対する療養上の世話又は診療の補助を行うことを業とする者をいう。

第六条　この法律において「准看護師」とは、都道府県知事の免許を受けて、医師、歯科医師又は看護師の指示を受けて、前条に規定することを行うことを業とする者をいう。

第二章 ● 免　許

第七条　保健師になろうとする者は、保健師国家試験及び看護師国家試験に合格し、厚生労働大臣の免許を受けなければならない。

　2　助産師になろうとする者は、助産師国家試験及び看護師国家試験に合格し、厚生労働大臣の免許を受けなければならない。

　3　看護師になろうとする者は、看護師国家試験に合格し、厚生労働大臣の免許を受けなければならない。

第八条　准看護師になろうとする者は、准看護師試験に合格し、都道府県知事の免許を受けなければならない。

第九条　次の各号のいずれかに該当する者には、前二条の規定による免許(以下「免許」という。)を与えないことがある。

　　一　罰金以上の刑に処せられた者
　　二　前号に該当する者を除くほか、保健師、助産師、看護師又は准看護師の業務に関し犯罪又は不正の行為があつた者
　　三　心身の障害により保健師、助産師、看護師又は准看護師の業務を適正に行うことができない者として厚生労働省令で定めるもの

四　麻薬、大麻又はあへんの中毒者

第十条　厚生労働省に保健師籍、助産師籍及び看護師籍を備え、登録年月日、第十四条第一項の規定による処分に関する事項その他の保健師免許、助産師免許及び看護師免許に関する事項を登録する。

第十一条　都道府県に准看護師籍を備え、登録年月日、第十四条第二項の規定による処分に関する事項その他の准看護師免許に関する事項を登録する。

第十二条　保健師免許は、保健師国家試験及び看護師国家試験に合格した者の申請により、保健師籍に登録することによつて行う。

2　助産師免許は、助産師国家試験及び看護師国家試験に合格した者の申請により、助産師籍に登録することによつて行う。

3　看護師免許は、看護師国家試験に合格した者の申請により、看護師籍に登録することによつて行う。

4　准看護師免許は、准看護師試験に合格した者の申請により、准看護師籍に登録することによつて行う。

5　厚生労働大臣又は都道府県知事は、免許を与えたときは、それぞれ保健師免許証、助産師免許証若しくは看護師免許証又は准看護師免許証を交付する。

第十三条　厚生労働大臣は、保健師免許、助産師免許又は看護師免許を申請した者について、第九条第三号に掲げる者に該当すると認め、同条の規定により当該申請に係る免許を与えないこととするときは、あらかじめ、当該申請者にその旨を通知し、その求めがあつたときは、厚生労働大臣の指定する職員にその意見を聴取させなければならない。

2　都道府県知事は、准看護師免許を申請した者について、第九条第三号に掲げる者に該当すると認め、同条の規定により准看護師免許を与えないこととするときは、あらかじめ、当該申請者にその旨を通知し、その求めがあつたときは、当該都道府県知事の指定する職員にその意見を聴取させなければならない。

第十四条　保健師、助産師若しくは看護師が第九条各号のいずれかに該当するに至つたとき、又は保健師、助産師若しくは看護師としての品位を損するような行為のあつたときは、厚生労働大臣は、次に掲げる処分をすることができる。

　一　戒告
　二　三年以内の業務の停止
　三　免許の取消し

2　准看護師が第九条各号のいずれかに該当するに至つたとき、又は准看護師としての品位を損するような行為のあつたときは、都道府県知事は、次に掲げる処分を

することができる。
　一　戒告
　二　三年以内の業務の停止
　三　免許の取消し

3　前二項の規定による取消処分を受けた者（第九条第一号若しくは第二号に該当し、又は保健師、助産師、看護師若しくは准看護師としての品位を損するような行為のあつた者として前二項の規定による取消処分を受けた者にあつては、その処分の日から起算して五年を経過しない者を除く。）であつても、その者がその取消しの理由となつた事項に該当しなくなつたとき、その他その後の事情により再び免許を与えるのが適当であると認められるに至つたときは、再免許を与えることができる。この場合においては、第十二条の規定を準用する。

第十五条　厚生労働大臣は、前条第一項又は第三項に規定する処分をしようとするときは、あらかじめ医道審議会の意見を聴かなければならない。

2　都道府県知事は、前条第二項又は第三項に規定する処分をしようとするときは、あらかじめ准看護師試験委員の意見を聴かなければならない。

3　厚生労働大臣は、前条第一項の規定による免許の取消処分をしようとするときは、都道府県知事に対し、当該処分に係る者に対する意見の聴取を行うことを求め、当該意見の聴取をもつて、厚生労働大臣による聴聞に代えることができる。

4　行政手続法（平成五年法律第八十八号）第三章第二節（第二十五条、第二十六条及び第二十八条を除く。）の規定は、都道府県知事が前項の規定により意見の聴取を行う場合について準用する。この場合において、同節中「聴聞」とあるのは「意見の聴取」と、同法第十五条第一項中「行政庁」とあるのは「都道府県知事」と、同条第三項（同法第二十二条第三項において準用する場合を含む。）中「行政庁は」とあるのは「都道府県知事は」と、「当該行政庁が」とあるのは「当該都道府県知事が」と、「当該行政庁の」とあるのは「当該都道府県の」と、同法第十六条第四項並びに第十八条第一項及び第三項中「行政庁」とあるのは「都道府県知事」と、同法第十九条第一項中「行政庁が指名する職員その他政令で定める者」とあるのは「都道府県知事が指名する職員」と、同法第二十条第一項、第二項及び第四項中「行政庁」とあるのは「都道府県」と、同条第六項及び同法第二十四条第三項中「行政庁」とあるのは「都道府県知事」と読み替えるものとする。

5　厚生労働大臣は、都道府県知事から当該処分の原因となる事実を証する書類その他意見の聴取を行う上で必要となる書類を求められた場合には、速やかにそれらを当該都道府県知事あて送付しなければならない。

6　都道府県知事は、第三項の規定により意見の聴取を行う場合において、第四項において読み替えて準用する行政手続法第二十四条第三項の規定により同条第一項の調書及び同条第三項の報告書の提出を受けたときは、これらを保存するとともに、当該調書及び報告書の写しを厚生労働大臣に提出しなければならない。この場合において、当該処分の決定についての意見があるときは、当該写しのほか当該意見を記載した意見書を提出しなければならない。

7　厚生労働大臣は、意見の聴取の終結後に生じた事情に鑑み必要があると認めるときは、都道府県知事に対し、前項前段の規定により提出された調書及び報告書の写し並びに同項後段の規定により提出された意見書を返戻して主宰者に意見の聴取の再開を命ずるよう求めることができる。行政手続法第二十二条第二項本文及び第三項の規定は、この場合について準用する。

8　厚生労働大臣は、当該処分の決定をするときは、第六項の規定により提出された意見書並びに調書及び報告書の写しの内容を十分参酌してこれをしなければならない。

9　厚生労働大臣は、前条第一項の規定による業務の停止の命令をしようとするときは、都道府県知事に対し、当該処分に係る者に対する弁明の聴取を行うことを求め、当該弁明の聴取をもつて、厚生労働大臣による弁明の機会の付与に代えることができる。

10　前項の規定により弁明の聴取を行う場合において、都道府県知事は、弁明の聴取を行うべき日時までに相当な期間をおいて、当該処分に係る者に対し、次に掲げる事項を書面により通知しなければならない。
　一　前条第一項の規定を根拠として当該処分をしようとする旨及びその内容
　二　当該処分の原因となる事実
　三　弁明の聴取の日時及び場所

11　厚生労働大臣は、第九項に規定する場合のほか、厚生労働大臣による弁明の機会の付与に代えて、医道審議会の委員に、当該処分に係る者に対する弁明の聴取を行わせることができる。この場合においては、前項中「前項」とあるのは「次項」と、「都道府県知事」とあるのは「厚生労働大臣」と読み替えて、同項の規定を適用する。

12　第十項（前項後段の規定により読み替えて適用する場合を含む。）の通知を受けた者は、代理人を出頭させ、かつ、証拠書類又は証拠物を提出することができる。

13　都道府県知事又は医道審議会の委員は、第九項又は第十一項前段の規定により弁明の聴取を行つたときは、聴取書を作り、これを保存するとともに、報告書を

作成し、厚生労働大臣に提出しなければならない。この場合において、当該処分の決定についての意見があるときは、当該意見を報告書に記載しなければならない。
14　厚生労働大臣は、第三項又は第九項の規定により都道府県知事が意見の聴取又は弁明の聴取を行う場合においては、都道府県知事に対し、あらかじめ、次に掲げる事項を通知しなければならない。
　一　当該処分に係る者の氏名及び住所
　二　当該処分の内容及び根拠となる条項
　三　当該処分の原因となる事実
15　第三項の規定により意見の聴取を行う場合における第四項において読み替えて準用する行政手続法第十五条第一項の通知又は第九項の規定により弁明の聴取を行う場合における第十項の通知は、それぞれ、前項の規定により通知された内容に基づいたものでなければならない。
16　都道府県知事は、前条第二項の規定による業務の停止の命令をしようとするときは、都道府県知事による弁明の機会の付与に代えて、准看護師試験委員に、当該処分に係る者に対する弁明の聴取を行わせることができる。
17　第十項、第十二項及び第十三項の規定は、准看護師試験委員が前項の規定により弁明の聴取を行う場合について準用する。この場合において、第十項中「前項」とあるのは「第十六項」と、「前条第一項」とあるのは「前条第二項」と、第十二項中「第十項(前項後段の規定により読み替えて適用する場合を含む。)」とあるのは「第十七項において準用する第十項」と、第十三項中「都道府県知事又は医道審議会の委員」とあるのは「准看護師試験委員」と、「第九項又は第十一項前段」とあるのは「第十六項」と、「厚生労働大臣」とあるのは「都道府県知事」と読み替えるものとする。
18　第三項若しくは第九項の規定により都道府県知事が意見の聴取若しくは弁明の聴取を行う場合、第十一項前段の規定により医道審議会の委員が弁明の聴取を行う場合又は第十六項の規定により准看護師試験委員が弁明の聴取を行う場合における当該処分については、行政手続法第三章(第十二条及び第十四条を除く。)の規定は、適用しない。

第十五条の二　厚生労働大臣は、第十四条第一項第一号若しくは第二号に掲げる処分を受けた保健師、助産師若しくは看護師又は同条第三項の規定により保健師、助産師若しくは看護師に係る再免許を受けようとする者に対し、保健師、助産師若しくは看護師としての倫理の保持又は保健師、助産師若しくは看護師として必要な知識及び技能に関する研修として厚生労働省令で定めるもの(以下「保健師等再教育研

修」という。）を受けるよう命ずることができる。

2　都道府県知事は、第十四条第二項第一号若しくは第二号に掲げる処分を受けた准看護師又は同条第三項の規定により准看護師に係る再免許を受けようとする者に対し、准看護師としての倫理の保持又は准看護師として必要な知識及び技能に関する研修として厚生労働省令で定めるもの（以下「准看護師再教育研修」という。）を受けるよう命ずることができる。

3　厚生労働大臣は、第一項の規定による保健師等再教育研修を修了した者について、その申請により、保健師等再教育研修を修了した旨を保健師籍、助産師籍又は看護師籍に登録する。

4　都道府県知事は、第二項の規定による准看護師再教育研修を修了した者について、その申請により、准看護師再教育研修を修了した旨を准看護師籍に登録する。

5　厚生労働大臣又は都道府県知事は、前二項の登録をしたときは、再教育研修修了登録証を交付する。

6　第三項の登録を受けようとする者及び保健師、助産師又は看護師に係る再教育研修修了登録証の書換交付又は再交付を受けようとする者は、実費を勘案して政令で定める額の手数料を納めなければならない。

7　前条第九項から第十五項まで（第十一項を除く。）及び第十八項の規定は、第一項の規定による命令をしようとする場合について準用する。この場合において、必要な技術的読替えは、政令で定める。

第十六条　この章に規定するもののほか、免許の申請、保健師籍、助産師籍、看護師籍及び准看護師籍の登録、訂正及び抹消、免許証の交付、書換交付、再交付、返納及び提出並びに住所の届出に関して必要な事項は政令で、前条第一項の保健師等再教育研修及び同条第二項の准看護師再教育研修の実施、同条第三項の保健師籍、助産師籍及び看護師籍の登録並びに同条第四項の准看護師籍の登録並びに同条第五項の再教育研修修了登録証の交付、書換交付及び再交付に関して必要な事項は厚生労働省令で定める。

第三章　試　験

第十七条　保健師国家試験、助産師国家試験、看護師国家試験又は准看護師試験は、それぞれ保健師、助産師、看護師又は准看護師として必要な知識及び技能について、これを行う。

第十八条　保健師国家試験、助産師国家試験及び看護師国家試験は、厚生労働大臣が、准看護師試験は、都道府県知事が、厚生労働大臣の定める基準に従い、毎年少なく

とも一回これを行う。

第十九条 保健師国家試験は、次の各号のいずれかに該当する者でなければ、これを受けることができない。

　一　文部科学省令・厚生労働省令で定める基準に適合するものとして、文部科学大臣の指定した学校において一年以上保健師になるのに必要な学科を修めた者

　二　文部科学省令・厚生労働省令で定める基準に適合するものとして、都道府県知事の指定した保健師養成所を卒業した者

　三　外国の第二条に規定する業務に関する学校若しくは養成所を卒業し、又は外国において保健師免許に相当する免許を受けた者で、厚生労働大臣が前二号に掲げる者と同等以上の知識及び技能を有すると認めたもの

第二十条 助産師国家試験は、次の各号のいずれかに該当する者でなければ、これを受けることができない。

　一　文部科学省令・厚生労働省令で定める基準に適合するものとして、文部科学大臣の指定した学校において一年以上助産に関する学科を修めた者

　二　文部科学省令・厚生労働省令で定める基準に適合するものとして、都道府県知事の指定した助産師養成所を卒業した者

　三　外国の第三条に規定する業務に関する学校若しくは養成所を卒業し、又は外国において助産師免許に相当する免許を受けた者で、厚生労働大臣が前二号に掲げる者と同等以上の知識及び技能を有すると認めたもの

第二十一条 看護師国家試験は、次の各号のいずれかに該当する者でなければ、これを受けることができない。

　一　文部科学省令・厚生労働省令で定める基準に適合するものとして、文部科学大臣の指定した学校教育法（昭和二十二年法律第二十六号）に基づく大学（短期大学を除く。第四号において同じ。）において看護師になるのに必要な学科を修めて卒業した者

　二　文部科学省令・厚生労働省令で定める基準に適合するものとして、文部科学大臣の指定した学校において三年以上看護師になるのに必要な学科を修めた者

　三　文部科学省令・厚生労働省令で定める基準に適合するものとして、都道府県知事の指定した看護師養成所を卒業した者

　四　免許を得た後三年以上業務に従事している准看護師又は学校教育法に基づく高等学校若しくは中等教育学校を卒業している准看護師で前三号に規定

する大学、学校又は養成所において二年以上修業したもの
　　五　外国の第五条に規定する業務に関する学校若しくは養成所を卒業し、又は外国において看護師免許に相当する免許を受けた者で、厚生労働大臣が第一号から第三号までに掲げる者と同等以上の知識及び技能を有すると認めたもの

第二十二条　准看護師試験は、次の各号のいずれかに該当する者でなければ、これを受けることができない。
　　一　文部科学省令・厚生労働省令で定める基準に適合するものとして、文部科学大臣の指定した学校において二年の看護に関する学科を修めた者
　　二　文部科学省令・厚生労働省令で定める基準に従い、都道府県知事の指定した准看護師養成所を卒業した者
　　三　前条第一号から第三号まで又は第五号に該当する者
　　四　外国の第五条に規定する業務に関する学校若しくは養成所を卒業し、又は外国において看護師免許に相当する免許を受けた者のうち、前条第五号に該当しない者で、厚生労働大臣の定める基準に従い、都道府県知事が適当と認めたもの

第二十二条の二　厚生労働大臣は、保健師国家試験、助産師国家試験若しくは看護師国家試験の科目若しくは実施若しくは合格者の決定の方法又は第十八条に規定する基準を定めようとするときは、あらかじめ、医道審議会の意見を聴かなければならない。
　2　文部科学大臣又は厚生労働大臣は、第十九条第一号若しくは第二号、第二十条第一号若しくは第二号、第二十一条第一号から第三号まで又は前条第一号若しくは第二号に規定する基準を定めようとするときは、あらかじめ、医道審議会の意見を聴かなければならない。

第二十三条　保健師国家試験、助産師国家試験及び看護師国家試験の実施に関する事務をつかさどらせるため、厚生労働省に保健師助産師看護師試験委員を置く。
　2　保健師助産師看護師試験委員に関し必要な事項は、政令で定める。

第二十四条　削除

第二十五条　准看護師試験の実施に関する事務をつかさどらせるために、都道府県に准看護師試験委員を置く。
　2　准看護師試験委員に関し必要な事項は、都道府県の条例で定める。

第二十六条　削除

第二十七条　保健師助産師看護師試験委員、准看護師試験委員その他保健師国家試

験、助産師国家試験、看護師国家試験又は准看護師試験の実施に関する事務をつかさどる者は、その事務の施行に当たつては厳正を保持し、不正の行為のないようにしなければならない。

第二十八条　この章に規定するもののほか、第十九条から第二十二条までの規定による学校の指定又は養成所に関して必要な事項は政令で、保健師国家試験、助産師国家試験、看護師国家試験又は准看護師試験の試験科目、受験手続その他試験に関して必要な事項は厚生労働省令で定める。

第二十八条の二　保健師、助産師、看護師及び准看護師は、免許を受けた後も、臨床研修その他の研修（保健師等再教育研修及び准看護師再教育研修を除く。）を受け、その資質の向上を図るように努めなければならない。

第四章● 業　務

第二十九条　保健師でない者は、保健師又はこれに類似する名称を用いて、第二条に規定する業をしてはならない。

第三十条　助産師でない者は、第三条に規定する業をしてはならない。ただし、医師法（昭和二十三年法律第二百一号）の規定に基づいて行う場合は、この限りでない。

第三十一条　看護師でない者は、第五条に規定する業をしてはならない。ただし、医師法又は歯科医師法（昭和二十三年法律第二百二号）の規定に基づいて行う場合は、この限りでない。

２　保健師及び助産師は、前項の規定にかかわらず、第五条に規定する業を行うことができる。

第三十二条　准看護師でない者は、第六条に規定する業をしてはならない。ただし、医師法又は歯科医師法の規定に基づいて行う場合は、この限りでない。

第三十三条　業務に従事する保健師、助産師、看護師又は准看護師は、厚生労働省令で定める二年ごとの年の十二月三十一日現在における氏名、住所その他厚生労働省令で定める事項を、当該年の翌年一月十五日までに、その就業地の都道府県知事に届け出なければならない。

第三十四条　削除

第三十五条　保健師は、傷病者の療養上の指導を行うに当たつて主治の医師又は歯科医師があるときは、その指示を受けなければならない。

第三十六条　保健師は、その業務に関して就業地を管轄する保健所の長の指示を受けたときは、これに従わなければならない。ただし、前条の規定の適用を妨げない。

第三十七条　保健師、助産師、看護師又は准看護師は、主治の医師又は歯科医師の指

示があつた場合を除くほか、診療機械を使用し、医薬品を授与し、医薬品について指示をしその他医師又は歯科医師が行うのでなければ衛生上危害を生ずるおそれのある行為をしてはならない。ただし、臨時応急の手当をし、又は助産師がへその緒を切り、浣腸を施しその他助産師の業務に当然に付随する行為をする場合は、この限りでない。

第三十七条の二　特定行為を手順書により行う看護師は、指定研修機関において、当該特定行為の特定行為区分に係る特定行為研修を受けなければならない。

2　この条、次条及び第四十二条の四において、次の各号に掲げる用語の意義は、当該各号に定めるところによる。

　一　特定行為　診療の補助であつて、看護師が手順書により行う場合には、実践的な理解力、思考力及び判断力並びに高度かつ専門的な知識及び技能が特に必要とされるものとして厚生労働省令で定めるものをいう。

　二　手順書　医師又は歯科医師が看護師に診療の補助を行わせるためにその指示として厚生労働省令で定めるところにより作成する文書又は電磁的記録（電子的方式、磁気的方式その他人の知覚によつては認識することができない方式で作られる記録であつて、電子計算機による情報処理の用に供されるものをいう。）であつて、看護師に診療の補助を行わせる患者の病状の範囲及び診療の補助の内容その他の厚生労働省令で定める事項が定められているものをいう。

　三　特定行為区分　特定行為の区分であつて、厚生労働省令で定めるものをいう。

　四　特定行為研修　看護師が手順書により特定行為を行う場合に特に必要とされる実践的な理解力、思考力及び判断力並びに高度かつ専門的な知識及び技能の向上を図るための研修であつて、特定行為区分ごとに厚生労働省令で定める基準に適合するものをいう。

　五　指定研修機関　一又は二以上の特定行為区分に係る特定行為研修を行う学校、病院その他の者であつて、厚生労働大臣が指定するものをいう。

3　厚生労働大臣は、前項第一号及び第四号の厚生労働省令を定め、又はこれを変更しようとするときは、あらかじめ、医道審議会の意見を聴かなければならない。

第三十七条の三　前条第二項第五号の規定による指定（以下この条及び次条において単に「指定」という。）は、特定行為研修を行おうとする者の申請により行う。

2　厚生労働大臣は、前項の申請が、特定行為研修の業務を適正かつ確実に実施するために必要なものとして厚生労働省令で定める基準に適合していると認めると

きでなければ、指定をしてはならない。

3　厚生労働大臣は、指定研修機関が前項の厚生労働省令で定める基準に適合しなくなつたと認めるとき、その他の厚生労働省令で定める場合に該当するときは、指定を取り消すことができる。

4　厚生労働大臣は、指定又は前項の規定による指定の取消しをしようとするときは、あらかじめ、医道審議会の意見を聴かなければならない。

第三十七条の四　前二条に規定するもののほか、指定に関して必要な事項は、厚生労働省令で定める。

第三十八条　助産師は、妊婦、産婦、じよく婦、胎児又は新生児に異常があると認めたときは、医師の診療を求めさせることを要し、自らこれらの者に対して処置をしてはならない。ただし、臨時応急の手当については、この限りでない。

第三十九条　業務に従事する助産師は、助産又は妊婦、じよく婦若しくは新生児の保健指導の求めがあつた場合は、正当な事由がなければ、これを拒んではならない。

2　分べんの介助又は死胎の検案をした助産師は、出生証明書、死産証書又は死胎検案書の交付の求めがあつた場合は、正当な事由がなければ、これを拒んではならない。

第四十条　助産師は、自ら分べんの介助又は死胎の検案をしないで、出生証明書、死産証書又は死胎検案書を交付してはならない。

第四十一条　助産師は、妊娠四月以上の死産児を検案して異常があると認めたときは、二十四時間以内に所轄警察署にその旨を届け出なければならない。

第四十二条　助産師が分べんの介助をしたときは、助産に関する事項を遅滞なく助産録に記載しなければならない。

2　前項の助産録であつて病院、診療所又は助産所に勤務する助産師が行つた助産に関するものは、その病院、診療所又は助産所の管理者において、その他の助産に関するものは、その助産師において、五年間これを保存しなければならない。

3　第一項の規定による助産録の記載事項に関しては、厚生労働省令でこれを定める。

第四十二条の二　保健師、看護師又は准看護師は、正当な理由がなく、その業務上知り得た人の秘密を漏らしてはならない。保健師、看護師又は准看護師でなくなつた後においても、同様とする。

第四十二条の三　保健師でない者は、保健師又はこれに紛らわしい名称を使用してはならない。

2　助産師でない者は、助産師又はこれに紛らわしい名称を使用してはならない。

3　看護師でない者は、看護師又はこれに紛らわしい名称を使用してはならない。

4　准看護師でない者は、准看護師又はこれに紛らわしい名称を使用してはならない。

第四章の二　雑　則

第四十二条の四　厚生労働大臣は、特定行為研修の業務の適正な実施を確保するため必要があると認めるときは、指定研修機関に対し、その業務の状況に関し報告させ、又は当該職員に、指定研修機関に立ち入り、帳簿書類その他の物件を検査させることができる。

2　前項の規定により立入検査をする職員は、その身分を示す証明書を携帯し、かつ、関係人にこれを提示しなければならない。

3　第一項の規定による権限は、犯罪捜査のために認められたものと解釈してはならない。

第四十二条の五　第十五条第三項及び第七項前段、同条第九項及び第十項（これらの規定を第十五条の二第七項において準用する場合を含む。）、第十五条第四項において準用する行政手続法第十五条第一項及び第三項（同法第二十二条第三項において準用する場合を含む。）、第十六条第四項、第十八条第一項及び第三項、第十九条第一項、第二十条第六項並びに第二十四条第三項並びに第十五条第七項後段において準用する同法第二十二条第三項において準用する同法第十五条第三項の規定により都道府県が処理することとされている事務は、地方自治法（昭和二十二年法律第六十七号）第二条第九項第一号に規定する第一号法定受託事務とする。

第四十二条の六　この法律に規定する厚生労働大臣の権限は、厚生労働省令で定めるところにより、地方厚生局長に委任することができる。

2　前項の規定により地方厚生局長に委任された権限は、厚生労働省令で定めるところにより、地方厚生支局長に委任することができる。

第五章　罰　則

第四十三条　次の各号のいずれかに該当する者は、二年以下の懲役若しくは五十万円以下の罰金に処し、又はこれを併科する。

　　一　第二十九条から第三十二条までの規定に違反した者
　　二　虚偽又は不正の事実に基づいて免許を受けた者

2　前項第一号の罪を犯した者が、助産師、看護師、准看護師又はこれに類似した名称を用いたものであるときは、二年以下の懲役若しくは百万円以下の罰金に処

し、又はこれを併科する。

第四十四条　第二十七条の規定に違反して故意若しくは重大な過失により事前に試験問題を漏らし、又は故意に不正の採点をした者は、一年以下の懲役又は五十万円以下の罰金に処する。

第四十四条の二　次の各号のいずれかに該当する者は、六月以下の懲役若しくは五十万円以下の罰金に処し、又はこれを併科する。
　　一　第十四条第一項又は第二項の規定により業務の停止を命ぜられた者で、当該停止を命ぜられた期間中に、業務を行つたもの
　　二　第三十五条から第三十七条まで及び第三十八条の規定に違反した者

第四十四条の三　第四十二条の二の規定に違反して、業務上知り得た人の秘密を漏らした者は、六月以下の懲役又は十万円以下の罰金に処する。
2　前項の罪は、告訴がなければ公訴を提起することができない。

第四十五条　次の各号のいずれかに該当する者は、五十万円以下の罰金に処する。
　　一　第十五条の二第一項又は第二項の規定による命令に違反して保健師等再教育研修又は准看護師再教育研修を受けなかつた者
　　二　第三十三条又は第四十条から第四十二条までの規定に違反した者

第四十五条の二　次の各号のいずれかに該当する者は、三十万円以下の罰金に処する。
　　一　第四十二条の三の規定に違反した者
　　二　第四十二条の四第一項の規定による報告をせず、若しくは虚偽の報告をし、又は同項の規定による検査を拒み、妨げ、若しくは忌避した者

附　則（略）

産科医療補償制度標準補償約款第3条1項　別表第一
（2009年1月1日～2014年12月31日に出生した児）

出生した児が次の一又は二に掲げるいずれかの状態であること
1　出生体重が2,000グラム以上であり、かつ、在胎週数が33週以上であること
2　在胎週数が28週以上であり、かつ、次の(1)又は(2)に該当すること
　(1) 低酸素状況が持続して臍帯動脈血中の代謝性アシドーシス（酸性血症）の所見が認められる場合（pH値が7.1未満）
　(2) 胎児心拍数モニターにおいて特に異常のなかった症例で、通常、前兆となるような低酸素状況が前置胎盤、常位胎盤早期剝離、子宮破裂、子癇、臍帯脱出等によって起こり、引き続き、次のイからハまでのいずれかの胎児心拍数パターンが認められ、かつ、心拍数基線細変動の消失が認められる場合
　　イ　突発性で持続する徐脈
　　ロ　子宮収縮の50％以上に出現する遅発一過性徐脈
　　ハ　子宮収縮の50％以上に出現する変動一過性徐脈
　　（注）在胎週数の週数は、妊娠週数の週数と同じです。

児童虐待の防止等に関する法律（抄）

第二条　この法律において、「児童虐待」とは、保護者（親権を行う者、未成年後見人その他の者で、児童を現に監護するものをいう。以下同じ。）がその監護する児童（十八歳に満たない者をいう。以下同じ。）について次に掲げる行為をいう。

　一　児童の身体に外傷が生じ、又は生じるおそれのある暴行を加えること。
　二　児童にわいせつな行為をすること又は児童をしてわいせつな行為をさせること。
　三　児童の心身の正常な発達を妨げるような著しい減食又は長時間の放置、保護者以外の同居人による前二号又は次号に掲げる行為と同様の行為の放置その他の保護者としての監護を著しく怠ること。
　四　児童に対する著しい暴言又は著しく拒絶的な対応、児童が同居する家庭における配偶者に対する暴力（配偶者（婚姻の届出をしていないが、事実上婚姻関係と同様の事情にある者を含む。）の身体に対する不法な攻撃であって生命又は身体に危害を及ぼすもの及びこれに準ずる心身に有害な影響を及ぼす言動をいう。）その他の児童に著しい心理的外傷を与える言動を行うこと。

第六条　児童虐待を受けたと思われる児童を発見した者は、速やかに、これを市町村、都道府県の設置する福祉事務所若しくは児童相談所又は児童委員を介して市町村、都道府県の設置する福祉事務所若しくは児童相談所に通告しなければならない。

児童福祉法（抄）

第二十五条　要保護児童を発見した者は、これを市町村、都道府県の設置する福祉事務所若しくは児童相談所又は児童委員を介して市町村、都道府県の設置する福祉事務所若しくは児童相談所に通告しなければならない。ただし、罪を犯した満十四歳以上の児童については、この限りでない。この場合においては、これを家庭裁判所に通告しなければならない。

高齢者虐待の防止、高齢者の養護者に対する支援等に関する法律（抄）

第二条
　4　この法律において「養護者による高齢者虐待」とは、次のいずれかに該当する行為をいう。
　一　養護者がその養護する高齢者について行う次に掲げる行為
　　イ　高齢者の身体に外傷が生じ、又は生じるおそれのある暴行を加えること。
　　ロ　高齢者を衰弱させるような著しい減食又は長時間の放置、養護者以外の同居人によるイ、ハ又はニに掲げる行為と同様の行為の放置等養護を著しく怠ること。
　　ハ　高齢者に対する著しい暴言又は著しく拒絶的な対応その他の高齢者に著しい心理的外傷を与える言動を行うこと。
　　ニ　高齢者にわいせつな行為をすること又は高齢者をしてわいせつな行為をさせること。
　二　養護者又は高齢者の親族が当該高齢者の財産を不当に処分することその他当該高齢者から不当に財産上の権利を得ること。

第七条　養護者による高齢者虐待を受けたと思われる高齢者を発見した者は、当該高齢者の生命又は身体に重大な危険が生じている場合は、速やかに、これを市町村に通報しなければならない。

救急救命処置の範囲等について

(平成4年3月13日付 指発第17号 厚生省健康政策局指導課長通知)(平成26年1月31日改正)

1 (略)
2 法第四十四条第一項及び救急救命士法施行規則第二十一条の規定により、別紙1に掲げる救急救命処置のうち心肺機能停止状態の重度傷病者に対する(2)、(3)及び(4、心肺機能停止状態でない重度傷病者に対する(5)及び(6)は、医師の具体的指示を受けなければ、行ってはならないものであること。
なお、これらの救急救命処置の具体的内容及び医師の具体的指示の例については、**別紙2**〈p327〜328〉を参照されたい。

(別紙1) 救急救命処置の範囲

(1) 自動体外式除細動器による除細動
- 処置の対象となる患者が心臓機能停止の状態であること。

(2) 乳酸リンゲル液を用いた静脈路確保のための輸液(**別紙2参照**〈p327〜328〉)

(3) 食道閉鎖式エアウェイ、ラリンゲアルマスク又は気管内チューブによる気道確保(**別紙2参照**〈p327〜328〉)
- 気管内チューブによる気道確保については、その処置の対象となる患者が心臓機能停止の状態及び呼吸機能停止の状態であること。

(4) エピネフリンの投与((10)の場合を除く。)(**別紙2参照**〈p327〜328〉)
- エピネフリンの投与((10)の場合を除く。)については、その処置の対象となる患者が心臓機能停止の状態であること。

(5) 乳酸リンゲル液を用いた静脈路確保及び輸液(**別紙2参照**〈p327〜328〉)

(6) ブドウ糖溶液の投与(**別紙2参照**〈p327〜328〉)
- ブドウ糖溶液の投与については、その処置の対象となる患者が血糖測定により低血糖状態であると確認された状態であること。

(7) 精神科領域の処置
- 精神障害者で身体的疾患を伴う者及び身体的疾患に伴い精神的不穏状態に陥っている者に対しては、必要な救急救命処置を実施するとともに、適切な対応をする必要がある。

(8) 小児科領域の処置
- 基本的には成人に準ずる。

- 新生児については、専門医の同乗を原則とする。

(9) 産婦人科領域の処置
- 墜落産時の処置……臍帯処置(臍帯結紮・切断)
  　　　　　　　　　胎盤処理
  　　　　　　　　　新生児の蘇生(口腔内吸引、酸素投与、保温)
- 子宮復古不全(弛緩出血時)……子宮輪状マッサージ

(10) 自己注射が可能なエピネフリン製剤によるエピネフリンの投与
- 処置の対象となる重度傷病者があらかじめ自己注射が可能なエピネフリン製剤を交付されていること

(11) 血糖測定器(自己検査用グルコース測定器)を用いた血糖測定
(12) 聴診器の使用による心音・呼吸音の聴取
(13) 血圧計の使用による血圧の測定
(14) 心電計の使用による心拍動の観察及び心電図伝送
(15) 鉗子・吸引器による咽頭・声門上部の異物の除去
(16) 経鼻エアウェイによる気道確保
(17) パルスオキシメーターによる血中酸素飽和度の測定
(18) ショックパンツの使用による血圧の保持及び下肢の固定
(19) 自動式心マッサージ器の使用による体外式胸骨圧迫心マッサージ
(20) 特定在宅療法継続中の傷病者の処置の維持
(21) 口腔内の吸引
(22) 経口エアウェイによる気道確保
(23) バッグマスクによる人工呼吸
(24) 酸素吸入器による酸素投与
(25) 気管内チューブを通じた気管吸引
(26) 用手法による気道確保
(27) 胸骨圧迫
(28) 呼気吹込み法による人工呼吸
(29) 圧迫止血
(30) 骨折の固定
(31) ハイムリック法及び背部叩打法による異物の除去
(32) 体温・脈拍・呼吸数・意識状態・顔色の観察
(33) 必要な体位の維持、安静の維持、保温

(別紙2)医師の具体的指示を必要とする救急救命処置

項目	処置の具体的内容	医師の具体的指示の例
(1) 乳酸リンゲル液を用いた静脈路確保のための輸液	・留置針を利用して、上肢においては①手背静脈、②橈側皮静脈、③尺側皮静脈、④肘正中皮静脈、下肢においては①大伏在静脈、②足背静脈を穿刺し、乳酸リンゲル液を用い、静脈路を確保するために輸液を行う。	・静脈路確保の適否、静脈路確保の方法、輸液速度等
(2) 食道閉鎖式エアウェイ、ラリンゲアルマスク又は気管内チューブによる気道確保	・食道閉鎖式エアウェイ、ラリンゲアルマスク又は気管内チューブを用い、気道確保を行う。	・気道確保の方法の選定、(酸素投与を含む)呼吸管理の方法等
(3) エピネフリンの投与(**別紙1** 〈p325〉の(10)の場合を除く)	・エピネフリンの投与(**別紙1** 〈p325〉の(10)の場合を除く)を行う。	・薬剤の投与量、回数等
(4) 乳酸リンゲル液を用いた静脈路確保及び輸液	・留置針を利用して、上肢においては①手背静脈、②橈側皮静脈、③尺側皮静脈、④肘正中皮静脈、下肢においては①大伏在静脈、②足背静脈を穿刺し、乳酸リンゲル液を用い、静脈路を確保し、輸液を行う。	・静脈路確保の適否、静脈路確保の方法、輸液速度等
(5) ブドウ糖溶液の投与	・低血糖発作が疑われる患者に対し血糖測定を行い、低血糖が確認された場合、静脈路を確保し、ブドウ糖溶液の投与を行う。	・薬剤の投与の適否、薬剤の投与量等

〔留意事項〕
① 処置の対象の状態については下記の表に示す。(○が対象となるもの)

項目		心臓機能停止及び呼吸機能停止の状態	心臓機能停止又は呼吸機能停止の状態	心肺機能停止前
(1)	乳酸リンゲル液を用いた静脈路確保のための輸液	○	○	
(2)	食道閉鎖式エアウェイ、ラリンゲアルマスクによる気道確保	○	○	
	気管内チューブによる気道確保	○		
(3)	エピネフリンの投与(**別紙1**〈p325〉の(10)の場合を除く)	○	心臓機能停止の場合のみ○	
(4)	乳酸リンゲル液を用いた静脈路確保及び輸液			○
(5)	ブドウ糖溶液の投与			○

② 医師が具体的指示を救急救命士に与えるためには、指示を与えるために必要な医療情報が医師に伝わっていること及び医師と救急救命士が常に連携を保っていることが必要である。
なお、医師が必要とする医療情報としては、全身状態(血圧、体温を含む。)、心電図、聴診器による呼吸の状況などが考えられる。
③ 心肺機能停止状態の判定は、原則として、医師が心臓機能停止又は呼吸機能停止の状態を踏まえて行わなければならない。
・心臓機能停止の状態とは、心電図において、心室細動、心静止、無脈性電気活動、無脈性心室頻拍の場合又は臨床上、意識がなく、頸動脈、大腿動脈(乳児の場合は上腕動脈)の拍動が触れない場合である。
・呼吸機能停止の状態とは、観察、聴診器等により、自発呼吸をしていないことが確認された場合である。

医療法施行令(抄)

第三条の二 法第六条の六第一項に規定する政令で定める診療科名は、次のとおりとする。
 一 医業については、次に掲げるとおりとする。
  イ 内科
  ロ 外科
  ハ 内科又は外科と次に定める事項とを厚生労働省令で定めるところにより組み合わせた名称(医学的知見及び社会通念に照らし不合理な組み合わせとなるものとして厚生労働省令で定めるものを除く。)
  (1) 頭頸部、胸部、腹部、呼吸器、消化器、循環器、気管食道、肛門、血管、心臓血管、腎臓、脳神経、神経、血液、乳腺、内分泌若しくは代謝又はこれらを構成する人体の部位、器官、臓器若しくは組織若しくはこれら人体の器官、臓器若しくは組織の果たす機能の一部であつて、厚生労働省令で定めるもの
  (2) 男性、女性、小児若しくは老人又は患者の性別若しくは年齢を示す名称であつて、これらに類するものとして厚生労働省令で定めるもの
  (3) 整形、形成、美容、心療、薬物療法、透析、移植、光学医療、生殖医療若しくは疼痛緩和又はこれらの分野に属する医学的処置のうち、医学的知見及び社会通念に照らし特定の領域を表す用語として厚生労働省令で定めるもの
  (4) 感染症、腫瘍、糖尿病若しくはアレルギー疾患又はこれらの疾病若しくは病態に分類される特定の疾病若しくは病態であつて、厚生労働省令で定めるもの
 二 イからハまでに掲げる診療科名のほか、次に掲げるもの
  (1) 精神科、アレルギー科、リウマチ科、小児科、皮膚科、泌尿器科、産婦人科、眼科、耳鼻いんこう科、リハビリテーション科、放射線科、病理診断科、臨床検査科又は救急科
  (2) (1)に掲げる診療科名とハ(1)から(4)までに定める事項とを厚生労働省令で定めるところにより組み合わせた名称(医学的知見及び社会通念に照らし不合理な組み合わせとなるものとして厚生労働省令で定めるものを除く。)
 二 歯科医業については、次に掲げるとおりとする。

イ　歯科
　　ロ　歯科と次に定める事項とを厚生労働省令で定めるところにより組み合わせた名称（歯科医学的知見及び社会通念に照らし不合理な組み合わせとなるものとして厚生労働省令で定めるものを除く。）
　　　（1）　小児又は患者の年齢を示す名称であつて、これに類するものとして厚生労働省令で定めるもの
　　　（2）　矯正若しくは口腔外科又はこれらの分野に属する歯科医学的処置のうち、歯科医学的知見及び社会通念に照らし特定の領域を表す用語として厚生労働省令で定めるもの
２　前項第一号ニ（1）に掲げる診療科名のうち、次の各号に掲げるものについては、それぞれ当該各号に掲げる診療科名に代えることができる。
　一　産婦人科　産科又は婦人科
　二　放射線科　放射線診断科又は放射線治療科

※第一号ハ（1）～（4）以外の部分の「厚生労働省令で定めるところ」については医療法施行規則第一条の九の二第1項に、第一号ハの「厚生労働省令で定めるもの」については同規則第一条の九の四第1項に、第一号ハ（1）の「厚生労働省令」については同規則第一条の九の三第1項に、第一号ハ（2）の「厚生労働省令」については同規則第一条の九の三第2項に、第一号ハ（3）の「厚生労働省令」については同規則第一条の九の三第3項に、第一号ハ（4）の「厚生労働省令」については同規則第一条の九の三第4項に、第一号ニ（2）の「厚生労働省令で定めるところ」については同規則第一条の九の二第2項に、第一号ニ（2）の「厚生労働省令で定めるもの」については同規則第一条の九の四第2項に、第二号ロ（1）（2）以外の部分の「厚生労働省令で定めるところ」については同規則第一条の九の五に規定されている。

裁判員の参加する刑事裁判に関する法律(抄)

第十六条 次の各号のいずれかに該当する者は、裁判員となることについて辞退の申立てをすることができる。
一 年齢七十年以上の者
二 地方公共団体の議会の議員(会期中の者に限る。)
三 学校教育法第一条、第百二十四条又は第百三十四条の学校の学生又は生徒(常時通学を要する課程に在学する者に限る。)
四 過去五年以内に裁判員又は補充裁判員の職にあった者
五 過去三年以内に選任予定裁判員であった者
六 過去一年以内に裁判員候補者として第二十七条第一項に規定する裁判員等選任手続の期日に出頭したことがある者(第三十四条第七項(第三十八条第二項(第四十六条第二項において準用する場合を含む。)、第四十七条第二項及び第九十二条第二項において準用する場合を含む。第二十六条第三項において同じ。)の規定による不選任の決定があった者を除く。)
七 過去五年以内に検察審査会法(昭和二十三年法律第百四十七号)の規定による検察審査員又は補充員の職にあった者
八 次に掲げる事由その他政令で定めるやむを得ない事由があり、裁判員の職務を行うこと又は裁判員候補者として第二十七条第一項に規定する裁判員等選任手続の期日に出頭することが困難な者
　イ 重い疾病又は傷害により裁判所に出頭することが困難であること。
　ロ 介護又は養育が行われなければ日常生活を営むのに支障がある同居の親族の介護又は養育を行う必要があること。
　ハ その従事する事業における重要な用務であって自らがこれを処理しなければ当該事業に著しい損害が生じるおそれがあるものがあること。
　ニ 父母の葬式への出席その他の社会生活上の重要な用務であって他の期日に行うことができないものがあること。
　ホ 重大な災害により生活基盤に著しい被害を受け、その生活の再建のための用務を行う必要があること。

索 引

● 欧文

CAPD 104
IVH 104
X線写真の貸し出し 166
X線装置の遠隔操作等 262

● あ

アナフィラキシーショック 102
安楽死 286

● い

インスリン自己注射の代行 66
インターネット 236
　——上の症例開示と守秘義務 236
　——による無料医療相談・医業情報 237
インフォームド・コンセント 116, 125, 127, 134, 138, 194
　——に関する最高裁判決 138
医業 6, 38, 244
　——停止処分中の医師の臨床検査業務等の可否 266
　——類似行為への事務職員の関与 270
医行為 60
医師の過失・因果関係の認定 78
医師の責任 58
医師賠償責任保険の被保険者の範囲 49
医師法7条 267
医師法17条 11
医師法19条1項＜応招義務等＞ 10, 14
医師法20条＜無診察治療の禁止＞ 4
医師法21条 196
　——における異状死届出 90
医師法22条＜処方せんの交付義務＞ 172
医師法第24条に規定する診療録等の取扱いについて 168
医事紛争 54
医薬品事故と医師の注意義務 52
医療ADR（Alternative Dispute Resolution） 148
医療過誤訴訟 78
　——における過失の推定 86
医療過誤における損害賠償金の算定基準 82
医療過誤の消滅時効 88
医療過誤賠償責任の分担 31
医療事故調査・支援センター 92, 94
医療事故調査制度 92
医療情報開示 233
医療措置拒否 284
医療法1条の5の2項 68
医療法5条＜往診医師等＞ 60
医療法8条＜診療所等開設の届出＞ 60
医療法10条＜病院等の管理者＞ 42
医療法12条＜開設者の管理等＞ 42
医療法15条＜管理者の監督義務＞ 42
医療法施行規則第10条 19
医療法施行令3条の2 118
遺骨の自宅保管 129
意思表示不能な患者 20
意識不明患者手術時の手術同意書 128
異状死 196
委任 32

一応の推定 86
因果関係の認定 89
院長名義の診断書 192

●え
エイズ・プライバシー事件 229
エピネフリン 102, 107
エピペン® 102
衛生検査所における病理組織診断 276

●お
応招義務 10, 14
応諾義務 8
往診専門医師 38, 40
大野病院事件 91

●か
カルテの不正使用 160
過失 56, 78, 80, 249
家族による乳幼児へのエピネフリン注射 102
開業医の裁判員辞退 150
開設者 42
回診 34
看護記録の作成・記載内容の法的根拠 164
看護師 240, 250
　——等のX線撮影 260
　——による静脈注射 248
　——による動脈注射 246
　——による予防接種 255
　——の特定行為 250
　——の訪問先居宅での医行為 274
看護部長・総看護師長の職制 242
患者からの金品の贈与 296
患者家族による退院拒否 20

患者側の暴力・いやがらせ 54
患者の自己決定権 126
患者の事情・素因と医療事故責任 56
感染症の予防及び感染症の患者に対する医療に関する法律 72, 235
管理者 42
　——の債務保証責任 33
　——の事故責任 48
　——の職務権限と開設者の責任 46
癌告知 194
癌の告知と家族の同意 134
眼底写真検査を行える医療関係職種 272

●き
気管カニューレ 104
気管内チューブ 107
救急外来の入院受入れ拒否 18
救急患者 16
救急救命士が行える救急救命処置 106
救急救命士法 106
救急車 24
　——による死者搬送 112
求償権 60
吸痰器使用 104
競技参加と健康診断 188
強制採尿令状 8
強制退院の可否 140
禁煙違反者への対応 13
禁忌 52
緊急手術 128

●く
クロス・マッチテスト 62, 108
　——の省略 62
　——の判定ミスと医師の責任 108

● け

経管栄養法 104
刑事訴訟法149条＜業務上の秘密と証言拒絶権＞ 226, 264
刑法37条＜緊急避難＞ 67
刑法130条＜住居侵入等＞ 55
刑法134条＜秘密漏示罪＞ 264
　——以外の守秘義務 234
刑法156条＜虚偽公文書作成＞ 194
刑法157条＜公正証書原本不実記載等＞ 204
刑法160条＜医師の虚偽診断書等作成＞ 195, 204
刑法190条＜死体損壊罪＞ 282
刑法208条＜暴行＞ 55
刑法211条＜業務上過失致死傷等＞ 35, 51, 60, 108
刑法218条＜保護責任者遺棄等＞ 35
刑法219条＜遺棄等致死傷＞ 35
刑法222条＜脅迫＞ 55
刑法223条＜強要＞ 55
刑法230条＜名誉毀損＞ 55
刑法231条＜侮辱＞ 55
刑法234条＜威力業務妨害＞ 55
結核予防法の廃止 72
検案 22
健康診断と守秘義務 230
健康保険法74条2項 147
健診・検診過誤の賠償責任者 100

● こ

コンタクトレンズの着脱 70, 110
コンタクトレンズの取扱について 111
コンタクトレンズ販売 110
コンピューターに入力された個人の医療情報の保護 232
個人情報保護法 181, 212
　——に配慮した外来での患者呼び出し 218
校医 188
後見人による認知症患者等の手術承諾 130
高額の損害賠償 80
高齢者虐待の防止，高齢者の養護者に対する支援等に関する法律第7条第1項 96
交差適合試験 クロス・マッチテスト
交通事故診断書の交付拒否 200
交通事故における損害賠償金の算定基準 84
公文書偽造 194
公法上の義務 12
行旅病人及び行旅死亡人取扱法 178
国民健康保険法 235
国立鯖江病院誤薬静注死亡事件 249
混合診療 120

● さ

採血 68
裁判員の参加する刑事裁判に関する法律16条 150
債務不履行 60
在宅医療・訪問看護の事故責任 50
在宅酸素療法 104
在宅における家族の医行為 104
産科医療補償制度 98

● し

死産の届出に関する規程 290

死者のプライバシー 228
死体からの組織採取 293
死体からのペースメーカー摘出の適法性 282
死体解剖保存法22条 282
死体検案書 9, 23, 196
死亡診断書 22, 196
私法上の義務 12
使用者 46
　——責任 60
時間外診療拒否 14
自己診療 36
自己注射法 104
自宅での診療 6
自費診療 40
事前指示書 288
児童虐待の防止等に関する法律6条第1項 96
児童福祉法25条 96
社会保険診療報酬支払基金法 235
主治医意見書 208
手術同意書 124, 126, 134
守秘義務違反とプライバシーの侵害 221
守秘義務と警察への通報 226
終末期医療 288
　——の決定プロセスに関するガイドライン 288
宿直医の事故責任 59
出生証明書の虚偽記載 204
処方せん 172
助産師による医療行為 256
証言拒絶権 226
食道閉鎖式エアウェイ 107

植物状態患者に対する栄養補給中断 284
褥瘡処置 104
白木四原則 74
新医薬制度の実施について 172
診察の有効期間と投薬量 30
診察治療の求 10
診断書 22, 36, 84, 190
　——交付と秘密漏示 220
　——手数料 198, 203
　——等への署名・捺印 175
　——有効期間 206
診療記録類の開示請求 180
診療記録類の保存期間 158
診療契約 48
診療諸記録の証拠保全 156
診療所廃止後の学校医等の継続 39
診療所閉院に伴う診療録等の保存と事後対応 170
診療に関する諸記録 162
診療に従事する医師 10
診療の可否 116
診療の補助業務 4, 255
診療報酬請求書 186
　——の記載要領 175
　——の請求者捺印の印章 174
診療報酬明細書 186
診療録 154, 186
　——, 診療報酬請求書, 明細書等の記載事項の訂正加除 186
　——閲覧請求権 166
身体拘束 142
人工呼吸装置 104

●せ

精神保健及び精神障害者福祉に関する法律 142, 234
性同一性障害 65
性転換手術 64
正当な事由 10
成年後見制度 145
生命保険会社の社医 68
生理学的検査 268
絶対的医行為 4, 244, 260

●そ

相対的医行為 4, 244, 261
相当因果関係 81, 85
臓器の移植に関する法律 291
　――の運用に関する指針（ガイドライン）97
損害賠償責任 48
損害賠償の対象となる過失 80
損保会社からの電話照会 224

●た

胎児組織の取扱い 292

●ち

治療法選択における患者の判断能力 144
超音波検査 256

●て

適応 52
転医勧告義務 25
点滴 162
　――等指示のカルテ不記載と責任 162
電話による無診察治療 4

●と

都立広尾病院事件 90

●な

ナースキャップ 271

●に

日本医師会医師損害賠償責任保険 61
入・通院状況申告書 202, 224
入院保証金の上限 294
乳酸リンゲル液 107
任意後見人 181
妊娠中絶における配偶者の承諾 137
認知症患者の家族による終末期医療の事前指示書の効力 288

●ぬ

ヌペルカイン 249

●は

廃院時の診療記録類の取扱い 168
犯罪捜査権行使 226
反覆継続の意思 6

●ひ

非医師による血圧測定 244
非医師の院長 44
被虐待児・高齢者 96
被用者 46
秘密漏示 228
引取人のいない患者遺体の埋葬 178
標榜可能診療科名 118
病院長の解任 42
病状説明の対象となる親族 136
病名虚偽記載 194

●ふ

プライバシー 221, 228, 229
不応招と医療過誤 7
不正診療報酬請求 182
副作用 52

●へ

弁護士による病歴照会 222
弁護士法23条の2＜報告の請求＞ 223

●ほ

ボスミン® 102
保険医療機関及び保険医療養担当規則 28
保険医療機関及び保険医療養担当規則6条＜証明書等の交付＞ 203
保険医療機関及び保険医療養担当規則20条第2項 30
保険金請求のための書類に対する文書料の請求 202
保険証不携行 176
保健師助産師看護師法31条＜非看護師の業務禁止＞ 107
保健師助産師看護師法32条＜非准看護師の業務禁止＞ 107
保健師助産師看護師法37条 4
保健師助産師看護師法42条の2＜秘密保持義務＞ 235, 265
保健師による保健指導 258
保健師の証言拒絶権 264
保護者の付添いがない小学生への診療の可否 116
母体保護法 234
法定健診項目外の異常値の報告 114
法的証拠としての診療録 154
法律上の死の定義 290
膀胱カテーテル 104

●ま

麻酔事故 60
満床 16, 18

●み

未収金と残置物の処理 146
未成年者 144
民事訴訟法197条＜職務秘密の証言拒絶権＞ 264
民法147条 146
民法415条＜債務不履行＞ 35, 100, 108
民法643条＜委任＞ 32
民法645条＜受任者による報告義務＞ 202
民法656条＜準委任＞ 32
民法697条＜事務管理＞ 21
民法698条＜緊急事務管理＞ 129
民法709条＜不法行為＞ 23, 35, 60, 96, 108
民法715条＜使用者等の責任＞ 46, 96, 108
民法725条＜親族の範囲＞ 136
民法858条＜成年後見人の配慮義務＞ 130
民法958条の3＜特別縁故者への財産分与＞ 179
民法959条＜相続財産の国庫帰属＞ 179

●む

無資格者 67
——による看護・介護の法的問題 278
無免許医業 70

●や

薬剤師 29

●ゆ

輸血療法の実施に関する指針 62

●よ

予防接種 74, 76
　——禍九州訴訟控訴審判決 74
予約診療と応招義務 12
用法，用量 52

●ら

ラリンゲアルマスク 107, 257

●り

リビングウイル 286
臨時応急の手当 256
臨床検査技師 108
臨床検査技師の採血行為 268

●れ

レセプト 182

著者紹介

高田利廣

大正 8 年	富山県八尾町に生まれる
昭和 17 年	早稲田大学法学部卒業
昭和 19 年	陸軍省法務局局員
昭和 21 年	弁護士登録
	日本赤十字社本社嘱託
昭和 40 年	医療事故法律問題研究所所長

〈著書〉

「赤十字記章の使用とその取締」日本赤十字社,「保健婦・助産婦・看護婦・准看護婦の業務と法的責任」日本看護協会出版会,「看護業務と法律」医歯薬出版,「医師と患者の法律知識・医療事故」酒井書店,「診療事故紛争解決の手引」医歯薬出版,「医家法律大事典」医歯薬出版,「診療事故紛争のはなし」メジカルビュー社,「医師の注意義務と免責の条件」メジカルビュー社,「判例・診療事故の法律知識」アサヒ興業社,「新・医事紛争のすべて」メジカルビュー社,「業種別法律相談 病院・医院」ぎょうせい,「医家のための診療事故の法律知識と判例解説」アサヒ興業社,「看護の安全性と法的責任 第1集～第12集」日本看護協会出版会,「医家のための医事紛争（鑑定・剖検）」朝倉書店,「新版 病院・医院の法律相談」ぎょうせい,「医家のための診療事故判例解説」アサヒ興業社,「看護業務における責任論」医学通信社,「判例から学ぶ―医療事故」アサヒ興業社,「看護過誤判例集」日本看護協会出版会,「看護婦と医療行為」日本看護協会出版会

小海正勝

昭和 38 年 3 月	中央大学法学部法律学科 卒業
昭和 38 年 4 月～昭和 40 年 4 月	最高裁判所司法修習生
昭和 40 年 4 月	弁護士登録
昭和 62 年 4 月～平成 2 年 4 月	最高裁判所司法研修所教官
平成 元 年 4 月～平成 10 年 3 月	社団法人日本看護協会看護研修学校非常勤講師
平成 5 年 4 月～平成 10 年 3 月	中央大学法学部兼任講師
平成 5 年 4 月～平成 11 年 3 月	東京大学大学院医学系研究科非常勤講師
平成 13 年 4 月～平成 16 年 3 月	東京女子医科大学看護学部兼任講師
平成 13 年 4 月～平成 16 年 3 月	中央大学大学院法学研究科兼任講師
平成 16 年 4 月～平成 21 年 3 月	中央大学法科大学院特任教授
平成 16 年 4 月～平成 21 年 3 月	東京女子医科大学大学院看護学研究科非常勤講師
現　　在	日本看護協会顧問弁護士
	東京都医師会顧問弁護士

〈著書〉

「医家法律大事典」医歯薬出版（共著）
「看護業務と法律」医歯薬出版（共著）
「業種別法律相談病院・医院」ぎょうせい（高田利廣・小海正勝著）
「病院・医院の法律相談」ぎょうせい（高田利廣・小海正勝著）
「助産師業務要覧」日本看護協会出版会（共著）
「看護婦業務指針」日本看護協会出版会（共著）
「IC　自己決定を支える看護」㈱日本看護協会出版会（共著）
「医療事故と法律実務」日本経営実務センター
「看護と法律」南山堂

| 事例別 医事法Q&A | 定価（本体 4,800 円＋税） |

1995 年 9 月 25 日　第 1 版	著　者　高田利廣，小海正勝
1996 年 3 月 25 日　第 1 版 2 刷	発行者　梅澤俊彦
1997 年 9 月 25 日　第 1 版 3 刷	発行所　日本医事新報社
1998 年 4 月 10 日　第 1 版 4 刷	www.jmedj.co.jp
2000 年 11 月 10 日　第 2 版	〒101-8718
2001 年 9 月 20 日　第 2 版 2 刷	東京都千代田区神田駿河台 2-9
2004 年 3 月 15 日　第 3 版	☎ 03-3292-1555（販売），1557（編集）
2006 年 8 月 10 日　第 4 版	振替口座　00100-3-25171
2011 年 12 月 10 日　第 5 版	
2016 年 10 月 25 日　第 6 版	印　刷　ラン印刷社

©Toshihiro Takada　2016　Printed in Japan
ISBN 978-4-7849-7044-5　C3047　¥4800E

・本書の複製権・翻訳権・上映権・譲渡権・公衆送信権（送信可能化権を含む）は㈱日本医事新報社が保有します。
・**JCOPY** <(社)出版者著作権管理機構　委託出版物>
本書の無断複写は著作権法上での例外を除き禁じられています。複写される場合は，そのつど事前に（社）出版者著作権管理機構（電話 03-3513-6969，FAX03-3513-6979，e-mail：info@jcopy.or.jp）の許諾を得てください。